Dr. med. Paula Baillie-Hamilton
DIE DETOX-DIÄT

Dr. med. Paula Baillie-Hamilton

DIE DETOX-DIÄT

Das sensationelle Entgiftungsprogramm

*Wie Sie chemische Kalorien abbauen
und zu Ihrer natürlichen Schlankheit finden*

Aus dem Englischen von
Barbara Schaden und Helga Migura

Ehrenwirth

Ehrenwirth ist ein Imprint
der Verlagsgruppe Lübbe
Übersetzung aus dem Englischen von
Barbara Schaden und Helga Migura
Titel der Originalausgabe:
*The Detox Diet. Eliminate Chemical
Calories and Restore Your Body's
Natural Slimming System*

Für die deutschsprachige Ausgabe:
Copyright © 2002 by Dr. Paula Baillie-Hamilton
Published by arrangement with Michael Joseph
an imprint of Penguin Books Ltd, 80 Strand,
London WC2R ORI, England

Für die deutschsprachige Ausgabe:
Copyright © 2003 by Verlagsgruppe Lübbe
GmbH & Co. KG, Bergisch Gladbach
Textredaktion: Dr. Elke Sander
Umschlaggestaltung: www.coverdesign.net
Umschlagfoto: Mauritius AGE
Satz: Bosbach Kommunikation &
Design GmbH, Köln
Gesetzt aus der Rotis Serif und der
Rotis Semi Sans von Linotype
Druck und Einband: Friedrich Pustet, Regensburg

Printed in Germany

ISBN 3-431-03442-X

Sie finden uns im Internet unter:
http://www.luebbe.de

5 4 3 2

*Dieses Buch ist den vielen tausenden Wissenschaftlern auf
der ganzen Welt gewidmet, deren Forschungsergebnisse
das eindrucksvolle Fundament bilden, auf dem dieses Buch
entstand. Ich danke ihnen, dass sie die Wahrheit auch
dann unverfälscht wiedergaben, wenn sie von der »Wahrheit«,
nach der sie eigentlich suchten, abwich.*

Inhalt

Anhang

Einführung: Wie ich darauf kam

Ich denke oft daran zurück, wie alles anfing. Wenn ich mich sehr konzentriere, kann ich gerade noch einen undeutlichen Eindruck von mir einfangen, wie ich nach der Geburt meines zweiten Sohnes aus einem dicken Nebel auftauchte: Während er schlief, hatte ich den freien Moment genutzt, um mich in einen bequemen Sessel fallen zu lassen und zu einer Zeitung zu greifen. Der Grund, weshalb ich mich so sehr bemühe, diesen flüchtigen Augenblick zu fassen zu bekommen, ist der Umstand, dass ich, wie ich so dasaß, über die Antwort auf eines der wohl größten Rätsel der Medizin stolperte. Im Nachhinein erkenne ich, dass dieser Augenblick einer der Wendepunkte meines Lebens war.

Jetzt fragen Sie sich natürlich, was um alles in der Welt in dieser Zeitung stand: Es war ein Artikel über die ausgeprägte sexualhormonähnliche Wirkung von Pestiziden, einer breit gefächerten Gruppe hochgiftiger Chemikalien, die in der Nahrungsmittelindustrie zur Vernichtung von Schädlingen aller Art verwendet wird. Was mich allerdings alarmierte, war die geringe Menge an Pestiziden, die erforderlich ist, um unsere Sexualhormone durcheinander zu bringen – kaum größer als die winzigen Mengen chemischer Substanzen, denen wir alle im täglichen Leben ständig ausgesetzt sind.

Wie es der Zufall wollte, hatte ich damals das dringende Bedürfnis, abzunehmen, was mir ziemlich schwer fiel. Als ich den Artikel gelesen hatte, kam mir folgende Idee: Wenn sich Pestizide derart massiv auf unsere Hormone auswirken, müssen sie zwangsläufig auf die eine oder andere Weise auch unser Gewicht beeinflussen. Sofort nahm ich mir eines meiner wichtigsten medizinischen Lehrbücher vor und fing an zu blättern. Da stand es Schwarz auf Weiß: »Veränderungen in der Zusammensetzung der Sexualhormone können eine Gewichtszunahme bewirken.« Ich war fasziniert und begann der Sache auf den Grund zu gehen. Drei Jahre Arbeit und eine endlose Reihe erstaunlicher Ergebnisse führten schließlich zu diesem Buch. Selbst in meinen kühnsten Träumen hätte ich mir nie vorgestellt, welche Materialfülle bereits vorlag, allgemein zugänglich, und nur darauf wartete, entdeckt zu werden.

Nachdem ich den Zusammenhang zwischen toxischen Substanzen und Gewichtszunahme erst einmal hergestellt hatte, gab es kein Zurück mehr. Ich kann nicht erklären, woher meine Gewissheit kam, dass ich dem Thema nachgehen musste, doch ich war schon damals von der Richtigkeit meiner Intuition felsenfest überzeugt. Mit jedem Tag wurde mir klarer, dass ich nicht einfach ein gewöhnliches Forschungsergebnis erzielt hatte, sondern auf eine Entdeckung gestoßen war, wie man sie nur einmal im Leben macht – von einer Tragweite, von der die meisten Menschen nur träumen können. Allerdings wurde mir auch klar, dass die notwendige Forschung zum Beweis meiner Annahme nicht einfach durchzuführen wäre.

Aus früherer Erfahrung wusste ich, dass die wissenschaftliche Recherche viel Zeit und Mühe kostet und den mühelosen Zugang zu Forschungseinrichtungen voraussetzt. Nun hatte sich mein Leben seit meinem Studium am Christ Church College in Oxford und der Arbeit an meiner Dissertation erheblich verändert. An der Universität war selbstverständlich alles auf Forschung ausgerichtet, und mir standen ausgezeichnete Bibliotheken zur Verfügung. Inzwischen aber lebte ich in einer anderen Welt, war in einen ländlichen Teil Schottlands gezogen, Gattin eines Gutsbesitzers und Mutter zweier Söhne geworden. Ich war vollkommen zufrieden mit meinem neuen Leben, doch das wissenschaftliche Arbeiten war um einiges schwieriger geworden.

Ich konnte nicht einfach über die Straße in eine der weltweit größten wissenschaftlichen Bibliotheken spazieren, um beispielsweise medizinische Unterlagen zu Rate ziehen, sondern musste erst einen Babysitter organisieren, die dreistündige Fahrt nach Edinburgh auf mich nehmen, im Computer der Bibliothek nach vorhandenen Fachpublikationen suchen und mehrere Stunden damit verbringen, schwere Bände treppauf und treppab zu schleppen, um die Artikel, die ich brauchte, zu kopieren, und danach schnellstens nach Hause fahren, um das Material zu studieren. Diese technischen Probleme bremsten mich natürlich, und ich kam nur mühsam voran.

So war ich in einer schwierigen Situation. Einerseits wollte ich wissenschaftlich einwandfreie Forschung betreiben, andererseits stand ich wegen meiner Familie und wegen der Abgeschiedenheit, in der wir lebten, unter erheblichen zeitlichen Zwängen. Trotzdem war ich von dem Gedanken besessen, dass ich die Ursache der Gewichtszunahme gefunden hatte und meine Entdeckung Millionen Menschen helfen würde. Und als sich die Beweise für meine Annahme häuften, dachte ich nicht mehr daran, aufzugeben.

Glücklicherweise beschleunigte sich das qualvoll langsame Recherchieren bald durch den Besuch einer Verwandten meines Mannes, Belinda Jobst. Weder Mike noch ich waren vorher mit ihr zusammengekommen, doch wie sich zeigte, hatte ich mit ihrem Mann, Professor Kim Jobst, eine Menge gemeinsam. Durch einen merkwürdigen Zufall war er ebenfalls Arzt, hatte ebenfalls in Oxford promoviert und sogar in Oxford gearbeitet, während ich dort studierte!

Es folgten weitere Fügungen. Er interessierte sich ebenfalls sehr für pestizidfreie Lebensmittel und alternative Heilverfahren – er ist Herausgeber des *Journal of Alternative and Comple-*

mentary Medicine. So hatte ich auf dem richtigen Gebiet einen Experten mit ähnlichem schulmedizinischen und wissenschaftlichen Werdegang gefunden.

Die Begegnung kam genau zur rechten Zeit, ich hatte bereits das Bedürfnis, mit jemandem über meine Entdeckung zu sprechen: Jeder Hinweis, auf den ich in den vorangegangen Monaten gestoßen war, ließ die Schlussfolgerung zu, dass toxische Chemikalien dick machen. Allerdings hatte ich lange Zeit isoliert gearbeitet und brauchte dringend die Bestätigung, dass ich auf dem richtigen Weg war. So erzählte ich ihm eines Tages von meinen Gedanken und wartete gespannt auf seinen Kommentar. Er überlegte eine Weile, dann lächelte er und meinte: »Paula, darüber musst du ein Buch schreiben.« Genau diese Stimulans brauchte ich: Jetzt konnte mich nichts mehr aufhalten!

Bald nach dieser ermutigenden Reaktion kam das Internet – und die Erkenntnis, dass es fortan möglich war, mühelos Zugang zu allen benötigten wissenschaftlichen Informationen zu erhalten. Die staatlichen Bibliotheken in Amerika stellten die so genannte Medline ins Netz, eine Datenbank mit allen weltweit veröffentlichten medizinischen Fachpublikationen. Das war der Durchbruch, den ich brauchte. Statt zeitraubend nach Edinburgh zu fahren, konnte ich nun von zu Hause aus, über meinen Computer, hunderttausende wissenschaftliche Untersuchungen abrufen, die während der letzten vierzig Jahre publiziert worden waren.

Die erstaunlichen Ergebnisse meiner Recherchen, die ich in diesem Buch vorstelle, werden endlich ans Licht bringen, was hinter der sprunghaft angestiegenen Übergewichtigkeit steckt, von der rund 30 Millionen Bürger Großbritanniens und weltweit insgesamt 1,2 Milliarden Menschen betroffen sind.[1] Sie werden lesen, womit ich praktisch die letzten drei Jahre meines Lebens ausgefüllt habe, und damit nicht nur die Hauptursachen der Gewichtszunahme, sondern auch die definitive Antwort auf das bislang ungelöste Problem der dauerhaften Gewichtsreduktion erfahren.

Der Inhalt des Buches gliedert sich in vier Teile. Teil 1, »Unser verseuchter Körper«, befasst sich mit den Gründen, weshalb so viele Menschen heute unter Gewichtsproblemen leiden. Die entsprechenden Kapitel sind teilweise sehr ausführlich, bilden jedoch die Grundlage für den Rest des Buches. Sie finden darin eine Fülle wichtiger Informationen und Ratschläge zur Gewichtsreduktion, die unerlässlich für jeden sind, der das Problem in seiner Gänze verstehen will.

Teil 2, »Chemische Kalorien«, listet die am meisten dick machenden chemischen Substanzen auf und erklärt, wo sie in Nahrung und Umwelt vorhanden sind und wie man ihnen aus dem Weg gehen kann. Schon wenn Sie sich an die hier genannten Empfehlungen halten, werden Sie nach und nach abnehmen – völlig mühelos, ohne auf Essen zu verzichten.

In Teil 3, »Entgiftung und Gewichtsreduktion«, erfahren Sie, wie Sie die vielen dick machenden chemischen Substanzen oder chemischen Kalorien, die sich derzeit in Ihrem Körper befinden, zuverlässig ausscheiden. Dies intensiviert und beschleunigt den Prozess und ist ideal für alle, die schneller abnehmen wollen.

Teil 4, »Ein Leben mit wenig chemischen Kalorien«, zeigt Ihnen, wie Sie Ihre neue, schlankere Figur erhalten und verbessern. Hier erfahren Sie auch, wie sich das vorgestellte Programm zum Vorteil Ihrer Gesundheit und Ihres allgemeinen Wohlbefindens auswirken wird.

Wenn Sie also wissen wollen, wie Sie an dieser wichtigen neuen Entdeckung teilhaben können – einem völlig neuartigen Weg zur Beseitigung von Übergewicht, den wir nun alle gehen sollten –, dann lesen Sie weiter. Dieses Buch wird Ihnen helfen, vielleicht zum ersten Mal, Ihren Traum von einem lebenslang schlanken Körper, einer besseren Figur und strahlender Gesundheit zu verwirklichen, und dies praktisch ohne Mühe. Ein wunderbarer Traum geht jetzt tatsächlich in Erfüllung.

Das Programm hat schon vielen beim Abnehmen geholfen – lassen auch Sie sich helfen. Sie werden von den Ergebnissen vollkommen verblüfft sein. Sagen Sie Ihren überflüssigen Fettpolstern Lebewohl und stellen Sie sich auf ein neues, schlankeres und gesünderes Leben ein.

Erster Teil

Unser verseuchter Körper

1.
Die Fett-Epidemie

Warum wir immer dicker werden,
auch wenn wir weniger essen

Die Menschheit hat die Geheimnisse der Chromosomen enträtselt und Atome gespalten, ist zum Mond geflogen und hat die noch entlegensten Sterne des Universums fotografiert, doch bisher hatten wir keine Ahnung, weshalb so viele von uns beunruhigend übergewichtig oder gar gefährlich dick sind. Selbst viele Ärzte haben öffentlich ihre Niederlage eingeräumt und im Kampf gegen das Fett die Waffen gestreckt.[2]

Die Situation ist so schlimm geworden, dass führende Ärzte bereits vermuteten, ein großer Teil der Welt sei von einer regelrechten »Fett-Epidemie« erfasst. William Dietz, Leiter der ernährungswissenschaftlichen Abteilung an einem der amerikanischen Centers for Disease Control (»Zentren für Gesundheitskontrolle«), nahm kein Blatt vor den Mund, als er 1999 sagte: »Die Übergewichtigkeit hat in Vereinigten Staaten epidemische Ausmaße angenommen, wie wir sie unter den chronischen Krankheiten noch nie hatten.«[3] Ein anderer führender Wissenschaftler ging sogar so weit, zu behaupten, wenn man diese Epidemie nicht eindämmte, wären binnen weniger Generationen praktisch alle Amerikaner übergewichtig.[4]

Besonders schlimm ist, dass offensichtlich unsere Kinder zunehmend gefährdet sind. In Kanada sind bereits bemerkenswerte 25 Prozent der Kinder übergewichtig.[5] Hinzu kommt, dass überschüssiges Gewicht in immer jüngerem Lebensalter zu einem Problem zu werden beginnt, was alarmierend ist: Schließlich ist allgemein bekannt, dass dicke Kinder ihr Übergewicht mit großer Wahrscheinlichkeit auch als Erwachsene beibehalten.

Bei den Erwachsenen wiederum besteht, wie wir wissen, die deprimierende Tendenz, dass die Übergewichtigkeit mit zunehmendem Alter sogar noch zunimmt. Aktuellen Schätzungen zufolge nehmen Frauen im Schnitt jährlich um 450 Gramm zu, Männer um 225 Gramm.[6]

Es fällt nicht allzu schwer, diesen beängstigenden Zahlen Glauben zu schenken – man braucht sich ja nur umzusehen. Heutzutage sind mehr Menschen übergewichtig als je zuvor. An öffentlichen Orten reicht die Sitzbreite nicht mehr aus, Bestuhlungen müssen ausgetauscht werden.

Auch unsere Körperform ändert sich

Und das Gewicht ist noch nicht alles: Immer deutlicher wird sichtbar, dass auch die Form unseres Körpers sich verändert. Frauen nehmen besonders um Bauch und Hüften zu und entwickeln größere Brüste.[7] Männer werden vor allem um die Taille rundlicher. Die ständige Gewichtszunahme und die anschwellenden Körperformen haben ein Ausmaß angenommen, dass die in den letzten fünfzig Jahren gängigen Konfektionsgrößen inzwischen völlig neu gestaltet werden mussten.[8]

Das bestätigte mir eine erfahrene Unterwäscheherstellerin, mit der ich kürzlich sprach. Vor vierzig Jahren, zu Beginn ihrer beruflichen Laufbahn, erzählte sie, seien Büstenhalter mit Körbchengröße DD die Ausnahme gewesen, die Körbchengröße E habe es gar nicht gegeben. Inzwischen aber gehörten die Größen DD und E zu den meistverkauften.

Diäten helfen einfach nicht!

Unverständlicherweise kämpfen wir anscheinend immer mehr mit unserem Gewicht, obwohl wir uns größte Mühe geben, die

Flut einzudämmen. Schätzungen zufolge befolgt in den Vereinigten Staaten mehr als die Hälfte der erwachsenen Frauen zu jeder Zeit des Jahres aktiv eine Diät.[9] Und nicht nur die tatsächlich Übergewichtigen haben das Gefühl, einer Gewichtszunahme vorbeugen zu müssen – so ergab beispielsweise eine Studie, dass mehr als 33 Prozent der normalgewichtigen heranwachsenden Mädchen zu jedem beliebigen Zeitpunkt auf Diät waren.[10]

Doch je mehr wir uns bemühen, desto wirkungsloser scheinen unsere Anstrengungen zu sein. Wenn traditionelle Methoden des Abnehmens wirklich funktionierten, sollte dann die epidemische Fettleibigkeit nicht schon längst ausgerottet sein? Zugegeben, kurzfristig nehmen viele ab, so lange sie sich an eine bestimmte Ernährungsweise oder Diät halten. Doch kaum kehren sie zum »normalen Leben« zurück, zeigt sich überdeutlich, dass sämtliche verlorenen Kilos sehr bald wieder zurückkehren und sogar noch mehr werden.[11]

Das ist noch keineswegs alles. Darüber hinaus lässt eine Diät den Anteil des mageren Muskelgewebes dramatisch zurückgehen, während der Körperfettanteil stark ansteigt, was die erwähnten verhängnisvollen Auswirkungen auf die Körperform hat.[12] Wenn dann das bei der Diät verlorene Gewicht wieder zurückkehrt, setzt der Körper nicht mageres Muskelfleisch, sondern vorzugsweise Fett an, und am Ende hat man mehr Körperfett als zuvor.

So besteht für viele der Lohn für Wochen und Monate des Darbens darin, dass sie letztendlich schwerer und dicker sind und mehr aus der Form geraten, als wenn sie einfach nur konstant zu viel gegessen hätten! Und zu allem Überfluss wird es bei der nächsten Diät – die zwangsläufig früher oder später fällig ist – umso schwieriger, überschüssiges Gewicht loszuwerden.

Diäten helfen also nicht nur nicht, sondern es deutet immer mehr darauf hin, dass sie uns sogar noch dicker machen!

Übergewicht beschädigt die Selbstachtung

Die traurige Wahrheit lautet, dass die meisten Menschen, solange das weit verbreitete Vorurteil gegen Übergewichtigkeit besteht, alle Fakten ignorieren und weiterhin eine Diät nach der anderen ausprobieren werden, um vielleicht irgendwann ihr Idealgewicht zu erreichen. Schlankheit ist ein höchst erstrebenswertes Ziel, und die Motivation, abzunehmen, sollte nicht unterschätzt werden.

Zeitschriften, Film und Fernsehen überschwemmen uns mit Bildern von unrealistisch dürren Menschen. Wegen des beträchtlichen Einflusses der Medien auf die Gesellschaft entnehmen die meisten daraus die Botschaft, dies sei die ideale Körperform, um als attraktiv zu gelten und geliebt zu werden.

Die Kehrseite der Botschaft ist darum umso negativer: Wer dicker ist, wird gleich als faul oder gefräßig abgestempelt. Und da Maßlosigkeit und Faulheit in unserer Gesellschaft als Zeichen von Schwäche gelten, stellt erhebliches Übergewicht ein massives soziales Stigma dar, ein selbst verschuldetes, hässliches Problem, mit dem man auf wenig Sympathie und Verständnis stößt.

Ob es uns gefällt oder nicht, die äußere Erscheinung spielt bei unseren Beziehungen zu anderen und deren Reaktion auf uns tatsächlich eine sehr wichtige Rolle. Die Gesellschaft behandelt Übergewichtige anders als Schlanke. In der Schule sind übergewichtige Kinder häufig eine Zielscheibe für Sticheleien bis hin zur Schikane, sie ziehen sich in der Folge in sich selbst zurück, und ihre sozialen Fertigkeiten entwickeln sich nur rudimentär. Bei den Erwachsenen sind die Auswirkungen subtiler: Sie sind bei Bewerbungen benachteiligt oder finden schwerer einen Partner. Dies kann dazu führen, dass man bestimmten Situationen, in denen man beispielsweise im Rampenlicht steht oder überhaupt dem Blick ausgesetzt ist, wie in der Intimität mit einem anderen Menschen, von vornherein aus dem Weg geht.

Während viele einfach nur ein paar Kilo abnehmen möchten,

um ihr Idealgewicht zu erreichen, fordert Übergewichtigkeit von anderen möglicherweise einen sehr hohen persönlichen Preis und lässt sie immer verzweifelter nach Wegen suchen, um das verhasste Fett loszuwerden. Manche sind zu allem bereit, um ihr Ziel zu erreichen, und gehen so weit, sich sogar massiven Operationen und ebenso schmerzhaften wie risikoreichen Behandlungen zu unterziehen, nur um schlanker zu werden.

Der größte Feind der öffentlichen Gesundheit

Es geht natürlich nicht nur um das äußere Erscheinungsbild. In engem Zusammenhang mit Übergewicht stehen lebensbedrohliche Krankheiten wie Herz-Kreislauf-Erkrankungen, Krebs und Schlaganfall, und sie treten immer häufiger auf. Übergewicht ist auf dem besten Weg, zum größten Feind der öffentlichen Gesundheit zu werden, nicht nur wegen der Probleme, die es an sich schon verursacht, sondern auch wegen der damit verbundenen Sekundärerkrankungen.[13]

Das Übergewicht als solches ist nicht die einzige Ursache des wachsenden Krankheitsrisikos dicker Menschen. Wie wir aus Studien wissen, weisen Menschen, deren Gewicht infolge des so genannten Jojo-Effekts von einem Extrem zum anderen schwankt, im Vergleich zu jenen mit stabilem Gewicht bei sämtlichen untersuchten Erkrankungen, insbesondere bei Diabetes und Herzkrankheiten, eine doppelt so hohe Todesrate auf.[14] Wer also versucht, sein Gewicht und seine gesundheitlichen Probleme mit herkömmlichen Diäten in den Griff zu bekommen, setzt womöglich ahnungslos seine Gesundheit aufs Spiel.

Ehe ich mich von diesem ernsten Thema abwende, möchte ich noch auf einen weiteren Aspekt der Fett-Epidemie eingehen, der Mediziner und Politiker schaudern lässt: die staatlichen Kosten für die Behandlung von Problemen, die mit Übergewicht und Fett zusammenhängen. In Großbritannien werden die Kosten gegenwärtig auf über drei Milliarden Dollar geschätzt, in den Vereinigten Staaten gar auf beachtliche 68 Milliarden.[15] Und diese Zahlen werden im Laufe der Jahre weiter steigen. Um die wachsende Flut von Krankheiten auch nur halbwegs in Angriff zu nehmen, sind die Regierungen nun gezwungen, sich mit diesen Fragen zu befassen und die epidemische Zunahme des Übergewichts als nationales Gesundheitsproblem und Herausforderung für Millionen Menschen zu begreifen.

Bedauerlicherweise sind die Behörden im Moment hilflos: So lange sie die Ursachen übermäßiger Gewichtszunahme nicht verstehen, können sie uns keine neuen Lösungen anbieten. Ihre beste Empfehlung lautet, wir sollten weniger essen und uns mehr bewegen.

Und was hat der Großteil von uns all die Jahre über versucht?

Die epidemische Zunahme der Fettleibigkeit ist ein modernes Phänomen

Weshalb werden wir trotz allem immer dicker? Wir geben riesige Summen aus, um abzunehmen, und dass das alles sinnlos sei, ist das Letzte, was wir hören wollen. Obwohl unser Problembewusstsein geschärft ist, obwohl wir weniger essen, kalorienreduzierte Lebensmittel kaufen und in die Fitnessstudios strömen, sind wir auf dem besten Wege, dicker denn je zu werden. Was um alles in der Welt geht hier vor?

Um die Situation zu verstehen, müssen wir zurückblicken auf die Zeit, bevor unser Gewicht zu einem so großen Problem wurde. Sehen Sie sich Abbildung 1 an, die Darstellung der Gewichtszunahme im Lauf des letzten Jahrhunderts. Sie sehen, dass die Zahl der Übergewichtigen anfangs sehr langsam stieg, in den sechziger und siebziger Jahren konstant blieb und in den achtziger und neunziger Jahren plötzlich raketenartig in die Höhe schnellte.[16] Das Diagramm zeigt, dass wir es nicht mit einer allmählichen Zunahme zu tun haben, sondern vor einem völlig neuen Phänomen stehen.

Um die missliche Lage noch besser zu verstehen und uns klar zu machen, welche Faktoren hinter dem momentanen Problem stecken könnten, müssen wir einen Blick zurück auf unsere bisherige Diätpraxis werfen.

Eine kurze Geschichte der Diäten

Wenn Sie sich wieder einmal einen alten Schwarzweißfilm ansehen oder im Familienalbum blättern, zählen Sie nach, wie viele Menschen übergewichtig sind. Natürlich werden Sie den einen oder anderen finden, doch das Problem hatte weitaus weniger Tragweite als heute. Tatsächlich gab es die Form des Diäthaltens, wie wir es heute kennen, bis zur Mitte des zwanzigsten Jahrhunderts überhaupt nicht. Übergewicht wurde damals durch Fasten kuriert oder mit durchaus nicht gesundheits-

Abbildung 1: Prozentsatz der übergewichtigen Erwachsenen in den Vereinigten Staaten im Lauf der Jahre

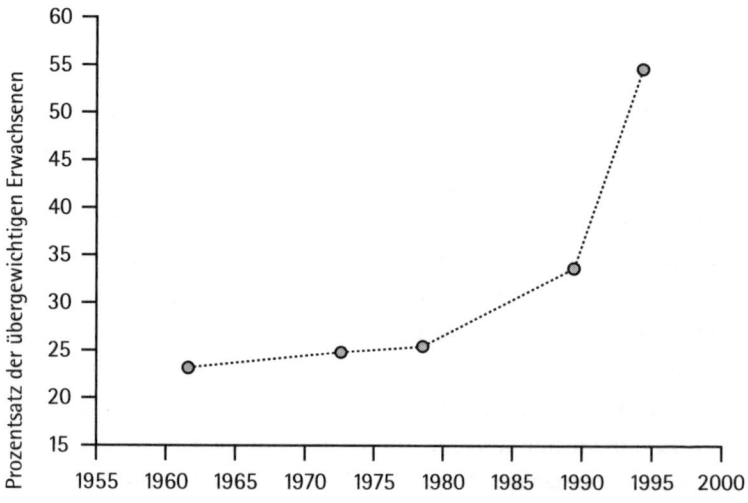

fördernden Methoden wie Seifeessen oder der Einnahme von Abführmitteln.

Das änderte sich, als Dr. Johnston und Dr. Newburgh von der Universität Michigan in den dreißiger Jahren des zwanzigsten Jahrhunderts das Konzept der Diät, sprich der eingeschränkten Kalorienzufuhr entwickelten. Die Theorie der beiden, im Volksmund auch »F. d. H« genannt, war einfach und ist heute allgemein bekannt: Werden dem Körper weniger Kalorien zugeführt, als er verbrennt, wird er seine Fettdepots angreifen, um den Energiemangel auszugleichen. Diese simple Theorie lieferte die Grundlage für die meisten seither verfassten Diätbücher, die sich im Wesentlichen nur durch den jeweils erlaubten Anteil an Fett, Kohlenhydraten und Proteinen unterscheiden.

Als die Zahl der Übergewichtigen in den vierziger und fünfziger Jahren weiter stieg, suchten immer mehr Menschen fachmännischen Rat. Die natürlichen Kontroll- und Ausgleichsmechanismen, die uns jahrhundertelang gute Dienste geleistet hatten, funktionierten anscheinend nicht mehr.

Eine der ersten Diät-»Bibeln« war das 1958 veröffentlichte Buch *The Slimming Business* des Ernährungswissenschaftlers Professor John Yudkin. Er empfahl eine Ernährung mit sehr wenig Kohlenhydraten und einem höheren Anteil fettreicher Kost, die den heutzutage so beliebten kohlenhydratarmen Diäten sehr ähnelt. Es stellte sich jedoch heraus, dass eine Ernährung mit sehr wenig Kohlenhydraten zu einem anomalen Stoffwechselzustand führt, der Ketose genannt wird,[17] desgleichen zu Stimmungsschwankungen, Gereiztheit und Heißhunger auf Kohlenhydrate. Die Anhänger dieser Diät waren zwar auf die Gefahr dieser Nebenwirkungen vorbereitet, doch es half nichts: Sobald sie sich wieder auf eine normale Ernährung umstellten, machte sich die Nachwirkung der kohlenhydratarmen Nahrung bemerkbar, und der Körper setzte schneller Fett an als zuvor.

In den siebziger Jahren kamen Diäten mit stark eingeschränkter Kalorienzufuhr (um 1000 Kalorien täglich), die so genannten »Crash-Diäten«, in Mode. Eiweiß in Pulverform, zu einer trinkbaren Mischung angerührt, wurde als »wissenschaftlich ausgewogener« Ersatz für zwei oder drei Mahlzeiten täglich angepriesen. Diese Diät verlor jedoch bald wieder an Ansehen, denn sie führte nicht nur zu Fett-, sondern auch zu Muskelverlust, schmeckte ziemlich abscheulich und trug nichts dazu bei, langjährige falsche Essgewohnheiten zu ändern. Die verlorenen Pfunde kehrten also sehr rasch wieder zurück.

Das womöglich meistverkaufte Diätbuch war 1978 *Die Scarsdale-Diät* von Dr. Herman Tarnower.[18] Es war die erste Diät, die ich je befolgte, und sie ist mir in schmerzlicher Erinnerung geblieben – gelinde gesagt. Im Wesentlichen war sie eine proteinreiche, kohlenhydratarme Ernährung, und ich nahm tatsächlich ab, wenn auch nur vorübergehend. Die Auswirkungen jedoch, die der Verzehr von Unmengen Zwiebeln, Karotten, Kohl und Tomaten – oft die einzigen Nahrungsmittel, die in beliebiger Menge gegessen werden durften – auf Magen und Darm hatte, waren schrecklich.

In den achtziger Jahren folgte Judy Mazels schicke *Hollywood-Diät*, die auf der Theorie von der richtigen Kombination von Lebensmitteln basierte: Bei der »Trennkost«, wie man sie auch nennt, werden bei einer Mahlzeit nie Proteine und Kohlenhydrate gleichzeitig verzehrt. Da sie aber auch den Spitznamen »Durchfalldiät« hatte, beschloss ich, nicht ausgerechnet auf diese Weise die Pfunde wieder loszuwerden, die ich im Anschluss an die Scarsdale-Diät zugenommen hatte. Auf keinen Fall wollte ich meine Gedärme erneut dermaßen in Aufruhr versetzen!

In den neunziger Jahren kam die »Sears-Diät« groß in Mode, die eine kohlenhydratarme, proteinreiche Ernährung empfiehlt.[19] Danach erschienen noch weitere Bücher, die kohlenhydratarme Ernährung propagierten; das bekannteste ist *Die Atkins-Diät*, Dr. R. Atkins' »Diät-Revolution«.[20] Dabei handelt es sich um Abwandlungen der Diätratgeber aus den fünfziger Jahren – der Kreis hatte sich geschlossen.

Obwohl das Konzept seinen Reiz hat, konnten einschlägige Studien bislang nicht bestätigen, dass die simple Einschränkung der Kalorienzufuhr eine dauerhafte Gewichtsreduzierung bewirkt. Gleichgültig, wie viel man an den Mengenverhältnissen der diversen Nährstoffkategorien herumbastelt – eine definitive Antwort auf das Problem ist hier offensichtlich nicht zu finden.

Die Lösung des größten Rätsels im einundzwanzigsten Jahrhundert

Suchen Sie sich aufs Geratewohl irgendjemanden aus einer Menschenmenge heraus, und er wird ihnen die Binsenweisheit auftischen, dass wir immer dicker werden, weil wir mehr essen, fettreicher essen, zu viel Fertigkost und Fast Food essen, weil wir uns immer weniger bewegen, immer weniger aktiv sind und zu viel fernsehen.

Prominente Wissenschaftler vertreten die Völlerei- beziehungsweise Trägheits-Theorie.[21] Sie behaupten, wenn wir mehr Nahrung verzehren, als wir durch körperliche Bewegung wieder verbrauchen, nehmen wir zu. Indirekt wird damit angedeutet, dass Dicksein ein selbst verschuldetes Problem ist, verursacht durch zu viel Essen oder Faulheit. Aber stimmt es wirklich, dass wir immer gefräßiger und immer träger werden?

Es ist richtig, dass sich unsere Ernährungsweise im Laufe der letzten siebzig, achtzig Jahre radikal verändert hat. Es gibt immer mehr industriell verarbeitete Lebensmittel und Fertiggerichte. Wir nehmen immer mehr Fett und zuckerhaltige Kohlenhydrate zu uns, während der Verbrauch an unverarbeiteten stärkehaltigen Kohlenhydraten wie Obst und Gemüse gesunken ist, wodurch der Anteil an kalorienreichem Essen stieg.[22] Doch im Gegensatz zur gängigen Meinung nehmen wir derzeit auch weitaus

weniger Nahrung zu uns, als noch um die letzte Jahrhundert-
wende üblich war.[23]

Auch das Ausmaß an körperlicher Bewegung ist umstritten.
Natürlich können wir leicht behaupten, die mangelnde Bewegung sei auf die Zunahme der Autos, die Erfindung des Fern-
sehens und den Rückgang anstrengender körperlicher Arbeit
zurückzuführen. Doch die Menge an Bewegung kann ja nicht
unbegrenzt sinken – schließlich verbringen die wenigsten Menschen den ganzen Tag im Bett.[24]

Interessanterweise ergab die erste größere landesweite Um-
frage zur Ermittlung des Gesundheitszustands, die Allied Dunbar
1992 in Großbritannien durchführte, einerseits eine sprunghafte
Zunahme der sportlichen Aktivitäten in der Freizeit und andererseits kaum einen Hinweis auf einen drastischen Rückgang der
Bewegung. Tatsächlich hieß es in dem Bericht, eine wachsende
Anzahl von Personen aller Altersgruppen seien regelmäßig körperlich aktiv.[25] Mit anderen Worten, das Ausmaß an Bewegung
mag insgesamt ein wenig zurückgegangen sein, jedoch gewiss
nicht so weit, dass sich die gegenwärtige Fettepidemie damit
erklären ließe.

Die Gleichung geht nicht auf, wie die Fakten belegen. Wenn
wir nicht beträchtlich mehr essen, beziehungsweise uns nicht erheblich weniger bewegen als frühere Generationen, wie kommt es
dann, dass wir an Gewicht zulegen wie nie zuvor? Eine mögliche
Antwort könnte diesen Befund erklären, allerdings mit gravierenden Konsequenzen: Es kann sein, dass unser Körper seine natürliche Fähigkeit einbüßt, sein Gewicht selbst zu regulieren.

Was könnte eine so tief greifende Veränderung verursachen?

Die Fähigkeit, das Körpergewicht zu regulieren, ist eine unserer
grundlegendsten und am besten ausgebildeten Körperfunktio-

nen. Sie hat sich über Hunderttausende von Jahren entwickelt und befähigt unseren Körper dazu, sich an unterschiedliche umweltbedingte Belastungen wie Hungersnöte oder Dürrezeiten ebenso anzupassen wie an Zeiten der Fülle.[26]

Für viele unserer Vorfahren war der Körperumfang buchstäblich eine Frage von Leben und Tod. Zu große Körperfülle schränkte die Geschicklichkeit beim Jagen beträchtlich ein, ebenso wie natürlich auch die Fähigkeit, schnell die Flucht zu ergreifen, wenn einem gelegentlich ein Säbelzahntiger über den Weg lief. Zu dürr und ausgezehrt, war man vielleicht zu schwach, um in der Wildnis zu überleben. Nur die Gesündesten setzten sich durch: Die Natur sorgte dafür, dass diejenigen überlebten, die sich an die verschiedensten Situationen anpassen konnten.

Falls nun tatsächlich irgendetwas unsere Mechanismen zur Gewichtskontrolle zerstört, werden wir, solange die Ursache nicht identifiziert ist, nie abnehmen, auch wenn wir noch so streng Diät halten. Was also könnte der Grund sein?

Auch hier stellt sich die grundsätzliche Frage, ob es sich um ein angeborenes oder um ein erworbenes Phänomen handelt. Eine Zeitspanne von Jahrtausenden wäre nötig, damit sich eine genetische Veränderung durchsetzen könnte, eine Mutation, die tief greifend genug wäre, um eine derart epidemische Ausbreitung der Fettleibigkeit zu verursachen. Die Veränderung ist jedoch innerhalb weniger Jahrzehnte eingetreten, und man kann eine genetische Mutation eindeutig ausschließen. Die potenzielle Ursache ist also in Veränderungen unserer Umwelt zu suchen.

Kann sich unsere Umwelt im letzten Jahrhundert in irgendeiner Weise derart einschneidend verändert haben? Und kann diese Veränderung die Funktionsweise unseres Gewichtskontrollsystems maßgeblich beeinflusst haben?

Leider lautet die Antwort ja. In den letzten Jahrzehnten waren wir – und sind nach wie vor – Substanzen ausgesetzt, die erwiesenermaßen tief greifende Schäden an allen gewichtskontrollierenden Systemen im Körper verursachen. Diese Substanzen sind allgegenwärtig und in den Mengen, in der sie derzeit in der Umwelt nachweisbar sind, gesundheitsschädlich.[27] Sie haben sich so schleichend ausgebreitet, dass wir kaum davon Notiz nahmen. Ihr Produktionswert ist von Null auf mehrere Milliarden Dollar jährlich gestiegen.[28] Die meisten, die sie einsetzen, halten sie für unverzichtbar. Diese Stoffe haben die Abläufe in Landwirtschaft und Industrie in einem Ausmaß verändert, dass ein Leben ohne sie inzwischen kaum mehr vorstellbar ist. Dabei sind sie erst seit vergleichsweise kurzer Zeit in Gebrauch. Die Substanzen, von denen die Rede ist, sind künstlich erzeugte Chemikalien.

2.
Die synthetische Revolution

Wie toxische Substanzen in unseren Körper
gelangt sind

In diesem Kapitel werden Sie erfahren, wie die Produktion synthetischer, das heißt künstlich erzeugter chemischer Substanzen in das Leben jedes Einzelnen eingreift. Seit ihrer ersten Herstellung vor mehr als 150 Jahren wurden sie in riesigen Mengen erzeugt und besitzen offensichtlich die Fähigkeit, Mensch und Tier, ja die gesamte Umwelt zu kontaminieren und zu schädigen. Doch die meisten Menschen, ja die Mehrzahl der Ärzte wissen offensichtlich so gut wie nichts darüber, was um sie herum und in ihrem eigenen Körper vor sich geht.

Wollen wir das schiere Ausmaß dieser chemischen Attacke, mit der wir alle konfrontiert sind, zu erklären versuchen, müssen wir zunächst wissen, inwieweit wir im Moment davon betroffen sind, das heißt, um welche Substanzen es sich überhaupt handelt, in welcher Weise sie unsere Gesundheit gefährden und weshalb sie so verheerende Auswirkungen auf unser allgemeines Wohlbefinden haben.

Mir ist bewusst, dass viele Informationen in diesem Kapitel alarmierend sind. Doch Sie müssen sich darüber im Klaren sein, dass Sie gegen das Problem nur vorgehen können, wenn Sie wissen, worin es eigentlich besteht. Erschrecken Sie nicht zu sehr – der restliche Teil des Buches enthält die Grundregeln, nach denen Sie Ihren Körper allmählich daran gewöhnen, mit der neuen verschmutzten Umwelt, in der wir heute leben, fertig zu werden.

Die Ratschläge in diesem Buch vermitteln Ihnen das nötige Knowhow, um im einundzwanzigsten Jahrhundert nicht nur zu überleben, sondern regelrecht aufzublühen!

Von Null zur Überdosis

Die Herstellung und der weit verbreitete Gebrauch toxischer Substanzen im späten zwanzigsten Jahrhundert hat unseren Planeten für immer verändert. Jede Region auf Erden wurde dauerhaft mit einem Cocktail aus Giftstoffen verseucht – ob am Nordpol oder in der Wüste, inzwischen finden sie sich überall.[29]

Es wäre falsch zu denken, in Gefahr sei nur, wer beruflich mit diesen Substanzen zu tun hat: In der vom Menschen verschmutzten Umwelt, in der wir inzwischen alle leben, wird jeder von uns täglich mit Chemikalien bombardiert. Zugegeben, nur wenige setzen sich ihnen absichtlich aus, doch schon der Verzehr kontaminierter Lebensmittel oder die Verwendung industriell bearbeiteter Nahrungsbestandteile kann eine Gefahr darstellen, der man sich nicht einmal bewusst ist.

Und glauben Sie nicht, es gäbe sie nicht, nur weil Sie diese Stoffe nicht sehen können. Die hunderte Milliarden Kilogramm synthetischer Chemikalien, die jedes Jahr produziert werden, lösen sich schließlich nicht in Luft auf!

Wir verzehren sie in Form von Pestiziden, Konservierungsmitteln und Zusatzstoffen aller Art, und in der Verpackung lauern sie in Form von Schad- und Giftstoffen. Wir trinken sie mit dem Leitungswasser, das Chemikalien aus kontaminierter Erde, Umweltschadstoffe und sogar absichtlich zugesetzte chemische Substanzen enthält. Wir nehmen sie aus Kosmetikprodukten, Toilettenartikeln, behandeltem Holz und besprühten Pflanzen auf, in öffentlichen Parks, auf Golfplätzen und in Schwimmbädern. Wir atmen sie über die Luft ein, die mit Lösungsmitteln, Auto- und Industrieabgasen und Umweltschadstoffen verseucht ist. Wie Sie sehen, gibt es kaum ein Entrinnen.

In welchem Ausmaß sind wir verseucht?

Einer Berechnung zufolge kommt in Industrie und Gewerbe alle zwanzig Minuten eine neue industrielle Chemikalie zum Einsatz, und Hunderttausende gibt es bereits.[30] Der durchschnittliche Bewohner eines entwickelten Landes ist heutzutage mit bis zu 500 industriellen Giftstoffen verseucht, von denen nur sehr wenige auf ihre schädliche Wirkung getestet wurden.[31]

Im Rahmen einer vom Staat in Auftrag gegebenen Studie zur Feststellung des Pestizidgehalts in tierischem Fett, wurde auch menschliches Fett bei einer Biopsie entnommen, auf manche der virulentesten und langlebigsten Toxine getestet, nämlich auf chlororganische Verbindungen, auch Organochlorine genannt. Die Ergebnisse waren schockierend. Durch Extrapolation der Resultate lässt sich errechnen, dass menschliches Körperfett nicht nur zwei- bis dreimal so viele Organochlorine enthält, wie man sie normalerweise in tierischem Fett findet (im vorliegenden Fall in Rindertalg), sondern im Schnitt etwa das Fünfhundertfache der Gesamtmenge an Organochlorinen, die in Großbritannien in tierischem Fett gefunden wurde.[32]

Die nackte Wahrheit ist: Wir sind alle so verseucht, dass unser Fleisch, wären wir Kannibalen, höchstwahrscheinlich das Prädikat erhielte: Für den Verzehr völlig ungeeignet!

Was bedeutet das für unsere Kinder?

Eine der schrecklichen Folgen dieser extrem hohen Verseuchung ist, dass unsere Kinder anscheinend bereits bei der Geburt geschädigt sind. Die Chemikalien im Körper der Mutter beeinträchtigen den Fötus während der gesamten Schwangerschaft,[33] mehr noch – schon bei der Zeugung kann das Sperma des Vaters mit chemischen Stoffen kontaminiert sein.[34]

Es ist eine Ironie, dass tatsächlich eine der wenigen wirksamen Möglichkeiten, unseren Körper von langlebigen toxischen Stoffen in erheblicher Menge zu befreien, ausgerechnet eine Schwangerschaft ist, bei der die chemischen Substanzen im Blut der Mutter als eine Art toxisches Erbe ins Blut ihres ungeborenen Kindes übergehen. Nach der Entbindung erhält das Baby mit der Muttermilch noch weitaus größere Dosen. Da viele langlebige toxische Stoffe sich im Lauf der Zeit anreichern, ist die Milch vieler Frauen möglicherweise mit einem ganzen Cocktail giftiger Substanzen belastet – und mit zunehmendem Lebensalter immer mehr.[35]

Stellen Sie sich das vor: Der Körper einer durchschnittlichen Frau ist heutzutage derart verseucht, dass die Milch, mit der sie liebevoll ihr Kind stillt, durchaus ein Vielfaches der Menge giftiger synthetischer Chemikalien enthalten kann wie ihr Blut.[36] Diese Anreicherung erklärt sich durch den hohen Fettgehalt der Muttermilch, denn viele chemische Substanzen sind in hohem Grad fettlöslich.

Wenden wir uns nun wieder den jüngsten statistischen Angaben zu und vergleichen die Konzentration toxischer Substanzen in der Muttermilch und in gewöhnlicher Kuhmilch aus dem Supermarkt, so erkennen wir, dass Muttermilch bis zu hundert Mal so viele giftige Organochlorine enthält wie Kuhmilch.[37]

Es ist also kein Wunder, dass in vielen Ländern die in der Muttermilch nachgewiesenen Giftstoffe weit über den »unbedenklichen« Grenzwerten für Toxine in Milch liegen, wie sie die Weltgesundheitsbehörde (WHO) für Erwachsene empfiehlt – ganz zu schweigen von Babys.[38]

Mein persönliches Dilemma

Ich erinnere mich lebhaft an den Moment, als ich zum ersten Mal von der Toxizität der Muttermilch hörte. Kurz zuvor war mein zweites Kind zur Welt gekommen, und nachdem ich es ein paar Monate gestillt hatte, stieg ich auf Säuglingsmilchnahrung um, die so genannte Formula-Milch. Genau zu dieser Zeit ging ein Aufschrei durch die Presse, weil in der Säuglingsmilchnahrung chemische Giftstoffe (polychlorierte Biphenyle, PCB) entdeckt worden waren, die mit Anomalien bei der geschlechtlichen Entwicklung in Verbindung standen.

Da ich davon noch nie gehört hatte – ebenso wenig wie die meisten anderen, nach den ersten Zeitungsartikeln zu urteilen –, fand ich die Möglichkeit, dass mein Kind mit Furcht erregenden Giftstoffen verseucht wurde, äußerst beunruhigend, aber ich war erleichtert, dass ich es zumindest ziemlich lange gestillt hatte, bis ich auf die Formula-Milch umgestiegen war. Meine Erleichterung hielt nicht lange an: Am folgenden Tag las ich in einem Bericht, dass die Konzentration toxischer Substanzen in der Muttermilch sogar noch bedenklicher sei als in Säuglingsmilchnahrung.

Mir stockte das Blut. Die kurze Befriedigung darüber, dass ich mich der Mühe des Stillens unterzogen hatte, war verflogen. Hatte ich, ohne es zu ahnen, meinen eigenen Sohn vergiftet?

Trotz der schlechten Neuigkeiten diente der Bericht jedoch auch einem unvermutet nützlichen Zweck: Mein Interesse an den Giftstoffen in der Nahrung stieg schlagartig an – dieser Bericht hatte also meiner späteren Entdeckung des Zusammenhangs zwischen toxischen Chemikalien und Gewichtszunahme den Boden bereitet. Außerdem begann ich darüber nachzudenken, wie dem Problem zu begegnen war. Wie Sie sich vorstellen können, gibt es keinen größeren Ansporn als unmittelbares persönliches Interesse. Ich war alarmiert und wollte um jeden Preis herausfinden, wie ich den unwissentlich angerichteten Schaden zumindest teilweise wieder gutmachen konnte.

Auf keinen Fall will ich irgendeiner Frau vom Stillen abraten. Allerdings möchte ich jeder jungen Mutter dringend ans Herz legen, die Gefahr für ihr Kind dabei möglichst gering zu halten – wozu wir heute in der Lage sind. Kapitel 20 beschäftigt sich ausführlicher mit diesem Thema.

Der Zusammenhang zwischen chemischen Substanzen und Krankheit

Mit jedem Jahr zeigt sich deutlicher, dass mit dem Augenblick, als diese hochgiftigen Chemikalien in unser Leben Einzug hielten, eine Zeitbombe gelegt wurde. Anscheinend wird in den entwickelten Ländern eine bestürzend hohe Zahl verbreiteter Krankheiten von diesen Giftstoffen ausgelöst oder steht zumindest in Zusammenhang mit ihnen. Die Liste der Krankheiten umfasst die meisten Krebsarten, Hormonstörungen, das so genannte Chronische Erschöpfungssyndrom, sexuelle Probleme, Störungen des Immunsystems sowie Herz-Kreislauf-Erkrankungen.[39]

Die Folgen für spätere Generationen, die den chemischen Toxinen in immer höherer Konzentration ausgesetzt sein werden, sind nicht auszudenken. Unsere Kinder sind heute weit anfälliger als wir Erwachsenen, da ihre Entgiftungssysteme noch nicht voll ausgebildet und ihre unausgereiften Körper viel empfänglicher für Schädigungen durch chemische Substanzen sind.[40] Diese zunehmende Anfälligkeit ist der Grund, weshalb synthetische Chemikalien als Ursache einer Reihe von Störungen und Erkrankungen bei Kindern gelten: Lernschwierigkeiten, Aufmerksamkeitsdefizitsyndrom, Autismus, Legasthenie, Diabetes, Krebs, Ekzeme, Asthma – die Liste ist endlos.[41]

Was sind nun diese chemischen Substanzen?

Die mutmaßlichen Verursacher all dieser Funktionsstörungen lassen sich im Wesentlichen in zwei Gruppen aufteilen: toxische Schwermetalle und synthetische Chemikalien.

Zu den toxischen Schwermetallen gehören Substanzen wie Blei, Kadmium, Quecksilber und Mangan, und es gibt sie schon so lange, wie es Leben auf der Erde gibt: Sie sind Teil unserer natürlichen Umwelt. Das Problem ist nur, dass wir infolge der explosionsartigen Produktionssteigerung heute einer weit höheren Konzentration ausgesetzt sind, als unser Körper von Natur aus verkraftet. Folglich verursacht diese unnatürlich hohe Konzentration toxischer Schwermetalle, wie sich nun herausgestellt hat, eine ganze Reihe gesundheitlicher Probleme: Unter anderem beeinträchtigt sie die Intelligenz, führt zu chronischen Nervenleiden und löst noch viele weitere Krankheiten aus.[42]

Synthetische Chemikalien sind eindeutig nicht natürlich, denn sie werden ausschließlich in chemischen Labors hergestellt. Da sie in ungeheuren Mengen produziert werden, überall verbreitet sind und eine sehr hohe Toxizität aufweisen, scheinen sie die eigentlichen Krankheitsverursacher zu sein. Hinzu kommt, dass wir, anders als bei den Schwermetallen, gegen die unser Körper im Laufe der Zeit Abwehrmechanismen entwickelt hat, schlicht keine Möglichkeit haben, mit diesen Substanzen fertig zu werden: Viele reichern sich einfach im Körper an.

Synthetische Chemikalien

Synthetische Chemikalien sind ein Riesengeschäft. Allein die Vereinigten Staaten produzierten im Jahr 1994 Chemikalien im Wert von 101 Milliarden Dollar. Abbildung 2 zeigt die ungeheure Produktionssteigerung während des zwanzigsten Jahrhunderts.[43]

Wir verwenden synthetische Chemikalien bei der Herstellung von Pestiziden, Kunststoffen, Lösungsmitteln, Industriefarben, Arzneimitteln, Gummi, Konservierungsmitteln, Farb- und anderen Nahrungszusatzstoffen sowie zahlreichen weiteren Produkten. Da sich immer mehr Verwendungszwecke für neue Chemikalien finden, nimmt auch die Produktionsmenge ständig zu. Fatal sind die Folgen für traditionelle Materialien, die immer unbeliebter werden. Überlegen Sie sich nur einmal, wann Sie zum letzten Mal im Supermarkt Milch in einer Glasflasche gekauft haben.

Weshalb verwenden wir synthetische Chemikalien?

Um der Frage auf den Grund zu gehen, weshalb synthetische Chemikalien so viel beliebter als natürlich vorkommende Substanzen sind, müssen wir ein wenig mehr über ihre Verwendung in der Industrie wissen.

Vielleicht überrascht es Sie, dass die meisten synthetischen Chemikalien aus natürlichen Substanzen gewonnen werden, in der Regel entweder aus Rohöl oder aus Kohle, die wiederum Produkte von Organismen sind, die vor Tausenden von Jahren lebten. Während der industriellen Revolution im neunzehnten Jahrhundert wurde eine Methode zur Umwandlung von Rohöl und Kohle in synthetische Substanzen erfunden, unter anderem durch extreme Temperaturen: Unter Einwirkung von großer Hitze verändern die Moleküle der natürlichen Öle oder des Holzkohlenteers ihre Struktur – es entstehen völlig neuartige Molekularstrukturen, die in der Natur nicht vorkommen.

Abbildung 2: Jährliche Produktion synthetischer Chemikalien in den USA im 20. Jahrhundert

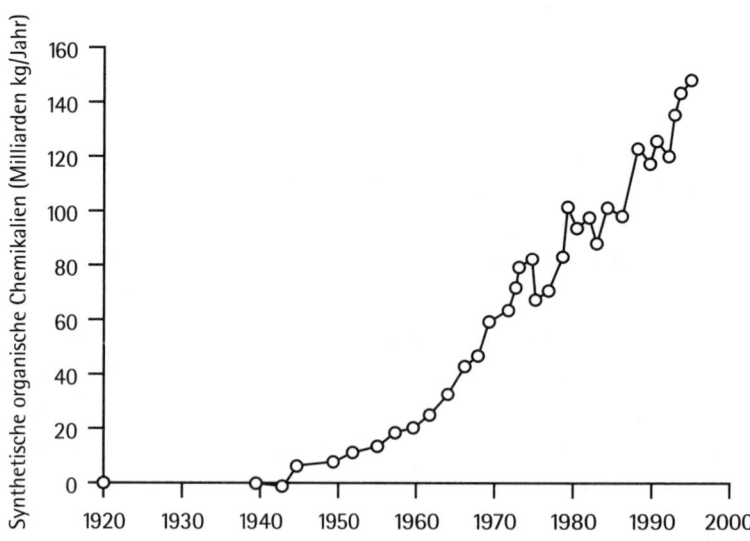

Mit der neuen Struktur gehen oft auch ganz neue Eigenschaften einher, die in der Natur ebenfalls nicht auftreten, zum Beispiel höhere Stabilität und Resistenz, vermehrte Toxizität und verminderte biologische Abbaubarkeit. Diese neuen Eigenschaften sind der Grund, weshalb synthetische Substanzen so umfassend eingesetzt werden: In vielen Fällen bieten sie deutlich mehr Vorteile als natürliche Materialien.[44] Weshalb sollte man beispielsweise Fensterrahmen aus Holz einsetzen, die regelmäßig neu gestrichen werden müssen, wenn man stattdessen Plastikrahmen verwenden kann, die viel weniger Pflege brauchen?

Deshalb wurde seit der erstmaligen Entdeckung dieser synthetischen Substanzen intensiv nach weiteren neuen Verbindungen geforscht, die noch mehr »Vorteile« brachten. Und so entstanden hunderttausende neuartiger synthetischer Stoffe mit jeweils spezifischen Eigenschaften.

Hochgradig stabile Chemikalien finden in feuerhemmenden Materialien und Isolierstoffen Verwendung. Substanzen, die hochwirksam in unsere Körperfunktionen eingreifen, werden in Arzneimitteln für Menschen und Tiere eingesetzt, aber auch als Pestizide, die Insekten und viele weitere Organismen vernichten. Farbintensive Chemikalien werden als Pigmente und Lebensmittelfarben verwendet; Weichmacher unterschiedlicher Art verleihen Kunststoffen die gewünschte Biegsamkeit und Elastizität.

Unnatürliche Eigenschaften ziehen neue Probleme nach sich

Da die Rohbestandteile synthetischer Chemikalien – Öl und Kohle – die Produkte fossilierter Pflanzen und Tiere sind, bestehen die neuen synthetischen Substanzen aus denselben Elementen wie die ursprünglichen Lebewesen. Die neuen Chemikalien sind daher den natürlichen Stoffen so ähnlich, dass unser Körper sie wieder erkennt. Doch aufgrund ihrer neuen Eigenschaften (höhere Stabilität, neuartige Strukturen und so weiter) reagieren sie völlig unnatürlich. Und genau das ist der Kern des Problems.

Einerseits sorgt die Ähnlichkeit mit Substanzen natürlichen Usprungs dafür, dass die synthetischen Produkte in viele natürliche Stoffwechselprozesse bei Mensch und Tier eingebaut werden.[45] Mit anderen Worten: Indem synthetische Chemikalien natürliche Substanzen nachahmen, »überlisten« sie den Körper, bestimmte Funktionen auszuführen, und können also durchaus nützlich sein, beispielsweise als Medikamente.

Aufgrund ihrer andersartigen Struktur und der erhöhten Stabilität ihrer Molekularverbindungen, reagieren sie jedoch anders als natürliche Substanzen, die in der Regel abgebaut oder »ausgeschaltet« werden, sobald sie ihre Aufgabe erfüllt haben. Viele synthetische Verbindungen hingegen bauen sich nicht ab und werden nach Erfüllung ihrer Aufgabe auch nicht »ausgeschaltet«,[46] sondern bleiben im Körper aktiv und wirken weiter als unerwünschtes Stimulans, vierundzwanzig Stunden am Tag und sieben Tage in der Woche.

Diese zwar geringfügige, doch fortgesetzte und langfristige Schädigung unserer Organsysteme ist der Grund, weshalb diese Substanzen ein so großes gesundheitliches Problem darstellen. Angesichts dieser Fakten ist es wohl nicht überraschend, dass so viele Frauen, deren Brust mit Chemikalien belastet ist, die das Brustgewebe kontinuierlich stimulieren, an Brustkrebs erkranken.

Wir sind nicht dafür konzipiert, synthetische Substanzen zu verarbeiten

Bevor wir uns der Vielzahl der durch synthetische Substanzen verursachten Probleme zuwenden, müssen wir verstehen, weshalb diese Stoffe so viel Aufruhr stiften.

Im Laufe von Jahrmillionen hat sich unser Körper ausgeklügelte Entgiftungssysteme zurechtgelegt, mit deren Hilfe er Tag für

Tag einen Großteil der natürlichen Gifte ausscheiden konnte –
unsere Umwelt ist voll von natürlichen Giften aller Art, zu denen auch Schadstoffe wie bestimmte Pilze und Bakterien zählen.
Die neuen künstlichen Verbindungen sind jedoch ihrer Struktur
nach unseren hoch entwickelten Entgiftungssystemen vollkommen fremd, da unser Körper während seiner gesamten Entwick-
lungsgeschichte nie mit den neuartigen Molekülen konfrontiert
wurde. Nun sind die Ausscheidungssysteme unseres Körpers zwar
imstande, manche dieser »fremdartigen« Substanzen zu verarbeiten, an vielen anderen jedoch scheitern sie jämmerlich. Dies hat
zur Folge, dass sich bestimmte toxische Substanzen in unserem
Körper akkumulieren.[47]

Tatsächlich lagern sich die meisten chemischen Stoffe, die
wir nicht ausscheiden können, aufgrund ihrer hohen Fettlöslichkeit in unserem Fettgewebe ab. Die verbreitete Annahme, wonach die in Fettdepots eingelagerten Schadstoffe sozusagen unschädlich geworden seien, ist leider falsch: Sie wirken sehr wohl
weiter, nämlich indem sie von dort aus den Fettstoffwechsel beeinträchtigen.[48]

Wenn es eine Möglichkeit gäbe, die eingelagerten Chemikalien zumindest weitgehend zu harmloseren Substanzen abzubau-
en, wären sie keine so große Gefahr. Da jedoch manche synthetischen Stoffe unveränderbar sind, kann sich unser Körper nicht
von ihnen befreien, und deshalb reichern sie sich einfach weiter
an, unser ganzes Leben lang.[49] Dieses Unvermögen, eingedrungene Giftstoffe wieder auszuscheiden, ist der Grund, weshalb
aus uns eine der am stärksten kontaminierten Spezies auf der
Erde geworden ist.

Wir müssen uns anpassen, um zu überleben

Inzwischen wissen wir auch, dass manche Menschen besser
imstande sind, mit körperfremden Chemikalien fertig zu werden,

und für die damit verbundenen Probleme folglich weitaus weniger anfällig sind als andere.[50] Hier erweisen sich Darwins Theorien als zutreffend: Wer sich an neue Umweltbedingungen besser anpassen kann, wird sich behaupten; die Stärksten überleben. Wie kommt es, dass manche Menschen synthetische Substanzen besser verarbeiten als andere?

Der erste wesentliche Faktor ist der jeweilige Ernährungszustand. Die zusätzliche Arbeit, die der Körper leisten muss, um die fremden Substanzen zu verarbeiten, entzieht ihm Vitamine. Mit anderen Worten, wir verbrauchen bestimmte Vitamindepots heute vermutlich schneller denn je zuvor in unserer Geschichte. So hat das Vorhandensein der synthetischen Substanzen dazu geführt, dass wir nicht nur beträchtlich mehr Vitamine, sondern auch eine größere Menge an allen übrigen Nährstoffen benötigen, die zur Verarbeitung der toxischen Substanzen erforderlich sind,[51] das heißt, unser Nährstoffbedarf insgesamt nimmt ständig zu. Wer besser mit Nährstoffen versorgt ist, kommt mit den körperfremden Substanzen also besser zurecht als mangelernährte Personen.

Allerdings entscheidet nicht nur der Ernährungszustand darüber, wie der Körper mit toxischen Stoffen fertig wird, sondern es spielt eine ganze Reihe von Faktoren eine Rolle, so die genetische Veranlagung, das Lebensalter,[52] die Menge der Giftstoffe, denen der Körper ausgesetzt ist, und nicht zuletzt die bisherige Ernährungsweise.[53]

Grundsätzlich gilt: Je besser wir imstande sind, toxische Substanzen auszuscheiden, desto geringer sind einerseits die Wahrscheinlichkeit, dass wir überflüssige Pfunde ansammeln, und andererseits unsere Anfälligkeit für eine ganze Reihe von Krankheiten, die mit diesen Stoffen in Verbindung gebracht werden. Die Schlüsselfrage lautet also: Wie lernen wir, uns an unsere neue Umwelt anzupassen? Das ist das Thema dieses Buches.

Wie geraten die chemischen Substanzen in unseren Körper?

Wie finden die Chemikalien den Weg in unseren Körper? Hauptsächlich über das, was wir essen und trinken, sie werden aber auch über die Haut absorbiert und durch die Lunge eingeatmet.

Auf Letzteres will ich vorläufig noch nicht näher eingehen: In diesem Kapitel beschränken wir uns auf die Aufnahme chemischer Substanzen über die Nahrung.

Die Ursprünge der »konventionellen« Landwirtschaft im zwanzigsten Jahrhundert

Nach der Entdeckung der ersten synthetischen Substanzen, Ende des neunzehnten Jahrhunderts, stellten Wissenschaftler fest, dass bestimmte Verbindungen die fatale Fähigkeit besitzen, in lebenswichtige Stoffwechselprozesse einzugreifen, und zwar in einem Ausmaß, dass schon eine winzige Menge praktisch jede Form von Leben vernichten kann.

Den Staatsregierungen wird es als ein Geschenk des Himmels erschienen sein, als sie das Potenzial für chemische Kriegsführung erkannten und ausbauten. Doch nach dem Ende des Zweiten Weltkriegs musste man für diese Substanzen, die inzwischen in stetig wachsender Menge produziert wurden, einen neuen Verwendungszweck finden: Damals begann der Einsatz der tödlichen Substanzen in der Landwirtschaft.

Bald zeigte sich, dass sich diese neuen Pestizide zur Vernichtung von Ungeziefer ebenso gut eigneten wie zur Tötung von Menschen. Der Einsatz von Pestiziden in der Landwirtschaft zur Eindämmung von Schädlingsplagen und zur Verringerung von Ernteschäden schien also wirtschaftlich sinnvoll. Tatsächlich waren die »Wundermittel« von Anfang an so wirksam, dass sich

die chemische Schädlingsbekämpfung weltweit mit atemberau-
bender Geschwindigkeit durchsetzte und die Landwirtschaft von
Grund auf veränderte. Diese Form der Landwirtschaft wird heute die »Konventionelle« genannt.

Chemikalien vergiften unsere Nahrung

Seit der radikalen Umstellung unserer Landwirtschaft werden
die meisten Lebensmittel, die wir heute essen, mit allen möglichen
hochgiftigen Chemikalien besprüht, die je nach ihrer Wirkungs-
weise Insekten (Insektizide) oder Pilze (Fungizide) töten, Bakterien (antibakterielle Mittel), Nagetiere (Rodentizide) und Unkraut
(Herbizide) vernichten und kollektiv als Pestizide bezeichnet
werden. Nach der Ernte werden die Lebensmittel der längeren
Lagerfähigkeit halber womöglich ein zweites Mal besprüht. Und
zur Haltbarmachung werden sie vor der Verpackung oft noch
mit weiteren chemischen Substanzen behandelt.

Äpfel und Birnen, zum Beispiel, werden während des Reife-
prozesses und beim Verpacken durchschnittlich 21-mal mit Pestiziden besprüht.[54] Auch verarbeiteten Lebensmitteln werden zur
Verlängerung der Haltbarkeit verschiedene chemische Stoffe zugesetzt. In rund einem Drittel unserer Lebensmittel sind vor dem
Verzehr noch Pestizide in nachweisbarer Menge vorhanden.[55]

Das ist ein völlig unnatürlicher Zustand. Noch nie in unserer
Geschichte enthielten Lebensmittel derart toxische Stoffe, die
ursprünglich alle zum Zweck der Vernichtung konzipiert wurden.
Wenn wir so weitermachen, haben wir bald unsere Nahrungsres-
sourcen und damit uns selbst nachhaltig vergiftet.

Aufgrund der umfassenden Umweltverschmutzung sind unsere Nahrungsmittel jedoch nicht nur mit absichtlich zugesetzten Pestiziden verunreinigt, sondern auch mit einer Unmenge
industrieller Abfallprodukte aus Luft, Wasser und Boden. Lebensmittelverpackungen, die meist aus Kunststoff bestehen, können

ebenfalls chemische Substanzen abgeben, und zwar überall dort, wo sie mit der Nahrung in Berührung kommen. Viele der in Kunststoffen enthaltenen Substanzen sind hochgradig fettlöslich und dringen rasch in fetthaltige Lebensmittel ein, besonders in Milchprodukte und fettes Fleisch. Beim Verzehr enthält das betreffende Lebensmittel schließlich nicht nur die auf dem Etikett aufgelisteten Inhaltsstoffe, sondern vermutlich noch eine ganze Reihe weiterer Substanzen, die nicht hineingehören.

Nachdem ich Ihnen nun die vielfältigen Probleme vorgestellt habe, die durch unseren Kontakt mit diesen toxischen Stoffen entstehen, ist es an der Zeit, Ihnen zu verraten, was Sie wirklich wissen wollen. Lehnen Sie sich also zurück, schlagen Sie die nächste Seite auf und sehen Sie selbst, wie viele erschreckende Hinweise für meine Entdeckung sprechen, dass wir von diesen toxischen Substanzen offenbar nicht nur krank, sondern auch dick werden.

3.
Chemikalien machen dick

Der medizinische Beweis

Als ich mit den Recherchen für dieses Buch begann, hätte ich mir nicht träumen lassen, dass ich derart überwältigende Beweise für meine Entdeckung finden würde. Die Lösung des Rätsels, weshalb wir alle immer dicker werden, liegt direkt vor unserer Nase. Sie versteckt sich in jedem Bissen, den wir verzehren, in jedem Schluck, den wir trinken, und sogar in der Luft, die wir atmen. Nun ist es an der Zeit, die Beweise zusammenzufügen. Ich meine, es lässt sich alles am besten mit einem einfachen Rechenbeispiel erklären.

Chemikalien verursachen Gewichtszunahme

Stellen Sie sich einen Viehbauern vor, der Rinder züchtet und zum Schlachten verkauft. Einer seiner größten Kostenfaktoren ist das Futter für die Tiere, und sein Gewinn steht in direktem Zusammenhang mit dem Schlachtgewicht – je höher die Futterkosten, desto weniger Gewinn. Gäbe es eine Wunderpille, die jedes Tier mästet, würden die Kühe weniger fressen und trotzdem mehr Gewicht ansetzen und folglich mehr Geld einbringen. Es ist also kein Wunder, dass viele Bauern tatsächlich lange Zeit ihrem Vieh starke synthetische Chemikalien als Kraftfutter verabreichten. So gelang es beispielsweise, durch den – seit 1976 steigenden – Einsatz wachstumsfördernder Zusatzstoffe und eiweißreicher Futtermittel sowie durch selektive Zucht die Futtermenge für Brathähnchen bis zum Erreichen eines Schlachtgewichts von zwei Kilogramm um fast 40 Prozent zu senken![56]

Die meisten dieser Chemikalien verbessern die Verwertbarkeit der Futtermittel in hohem Maß, das heißt, sie beeinflussen den Stoffwechsel des Tieres dahingehend, dass eine geringere Futtermenge für einen längeren Zeitraum reicht. Tiere, die solche Chemikalien mit dem Futter zu sich nehmen, setzen schließlich mehr Gewicht an als natürlich ernährte Tiere, selbst wenn sie *weniger* fressen.[57] Wirtschaftlich ist das natürlich ausgesprochen lohnend. Mehr Tiergewicht trotz weniger Futter! Da sinken die Futterkosten, und das Einkommen steigt, denn der Züchter erzielt bessere Marktpreise. Und was passiert, wenn die Tiere verkauft sind? Wir essen sie samt allen darin enthaltenen Chemikalien.

Synthetische Chemikalien machen dick

Anscheinend beeinflusst eine ganze Reihe synthetischer Chemikalien unseren Stoffwechsel auf ganz ähnliche Weise – und der bei den Tieren beabsichtigte »Masteffekt« kommt aller Wahrscheinlichkeit nach auch bei uns zum Tragen.

Die hochwirksamen chemischen Substanzen setzen an mehreren Punkten an. Erstens richten sie offenbar Schäden an unserem »Appetitschalter« an, so dass wir weit mehr Nahrung zu uns nehmen, als wir tatsächlich brauchen.[58] Zweitens verringern sie den Nahrungsbedarf unseres Körpers, indem sie den Stoffwechsel verlangsamen, so dass die aufgenommene Nahrung länger vorhält.[59] Und schließlich, womöglich der wichtigste Punkt, verhindern sie anscheinend die Verbrennung bereits bestehender Fettdepots.[60]

Tatsächlich scheinen viele synthetische Chemikalien unser Gewichtskontrollsystem zu vergiften und damit praktisch lahm zu

legen. Schlimmer noch: Solange wir nicht mit geeigneten Mitteln gegen das Problem vorgehen, sondern unseren Körper weiterhin den Toxinen aussetzen, scheint die Wirkung kumulativ,
sogar synergistisch zu sein, so dass wir zwangsläufig immer
dicker werden.

An dieser Stelle halte ich es für hilfreich, Ihnen den zeitlichen
Zusammenhang zwischen der sich epidemisch ausbreitenden
Fettleibigkeit und der steigenden Produktion chemischer Chemi-
kalien vor Augen zu führen.[61]

Wie Sie aus Abbildung 3 ersehen, trat kurz nach der explosionsartigen Zunahme chemischer Chemikalien eine ebenso dra-
matische Zunahme der Übergewichtigen ein. Das rasche Ansteigen der Zahl übergewichtiger Menschen deutet darauf hin, dass
die Ursache des Problems mit weit größerer Wahrscheinlichkeit
in der veränderten Umwelt zu suchen ist und nicht in genetischen Veränderungen, die sich niemals in dieser kurzen Zeit-

Abbildung 3: Zunahme übergewichtiger Erwachsener in den USA und
Zunahme der amerikanischen Produktion synthetischer Chemikalien im 20. Jahrhundert

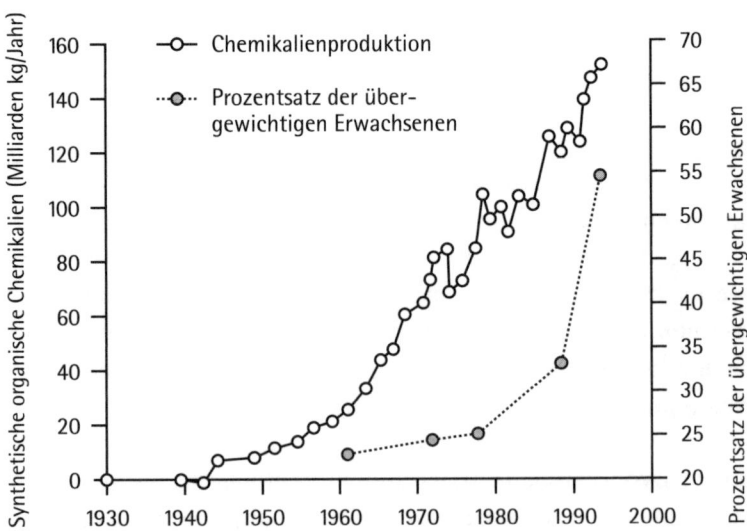

spanne manifestieren könnten. Die zeitliche Verknüpfung unter-
mauert also die Annahme, Chemikalien seien die Ursache der
Fett-Epidemie.

Das Diagramm an sich ist zwar noch kein Beweis für einen
Zusammenhang, lässt die Annahme jedoch sehr plausibel erscheinen. Darüber hinaus wissen wir aus der Tierzucht, dass synthetische Chemikalien Gewichtszunahme verursachen, was ebenfalls
für meine Theorie spricht.

Angesichts der stetig wachsenden Mengen chemischer Substanzen, denen wir im Lauf unseres Lebens ausgesetzt sind, ist
es kein Wunder, dass allseits behauptet wird, extreme Gewichtszunahme sei inzwischen eine normale Reaktion auf die amerikanische Umwelt.[62]

Damit ließe sich auch erklären, warum es langfristig nicht
funktioniert, abzunehmen, indem wir einfach weniger essen,
denn damit haben wir die dick machenden Chemikalien noch
lange nicht aus unserem Leben entfernt. Das aber ist ein wesentlicher Bestandteil der Lösung des Problems!

Was beweist, dass synthetische Chemikalien dick machen können?

Natürlich kann man nicht einfach die revolutionäre Behauptung
aufstellen, die gegenwärtige epidemische Ausbreitung der Fettleibigkeit sei auf die Kontamination mit synthetischen Chemikalien zurückzuführen, ohne Beweise dafür vorlegen zu können. So
verbrachte ich zu Beginn meiner Recherchen Monate in medizinischen und wissenschaftlichen Bibliotheken überall im Land
und trug Hunderte von Artikeln aus Fachzeitschriften zusammen, um mir einen Überblick zu verschaffen.

Hier war meine medizinische und naturwissenschaftliche Vor-
bildung von Vorteil, denn ich konnte die richtigen Fragen stellen
und Antworten entsprechend auswerten. Doch erst gegen Ende

meiner langwierigen und mühseligen Nachforschungen fügte sich alles nach und nach zu einem sensationellen Gesamtbild.

Aus den einschlägigen Fachpublikationen geht hervor, dass wachstumsförderndes Kraftfutter, Pestizide[63], Kunststoffe[64], toxische Substanzen[65] sowie eine ganze Palette weiterer allgegenwärtiger Umweltschadstoffe[66] bei Tieren und Menschen als Dickmacher wirken.

Aufgrund der ungeheuren Menge dick machender Chemikalien in unserer Umwelt dauerte es über ein Jahr, bis ich alles Beweismaterial zusammengetragen hatte. Bei jedem Schritt auf meinem Weg machte ich neue Entdeckungen, die meinen ursprünglichen Verdacht bestätigten. Jedes Mal, wenn ich auf eine neue Gruppe von Pestiziden oder Umweltschadstoffen stieß, fand ich bald darauf auch entsprechende Hinweise auf den Zusammenhang mit einer Gewichtszunahme.

Bemerkenswerterweise hatten wissenschaftliche Publikationen und Studien bereits zahllose Indizien geliefert, doch die nahe liegende Schlussfolgerung hatte bisher noch niemand gezogen. Nach ein paar Monaten wurde mir klar, dass verbreitete chemische Substanzen, die *keine* Gewichtszunahme verursachen, eher die Ausnahme sind.

Wenn etwas giftig ist, zehrt es doch eher und mästet nicht?

Sicher fragen Sie sich, weshalb es so lange gedauert hat, bis diese Zusammenhänge ans Licht kamen, wenn doch alle Spuren bereits gelegt waren. Das liegt daran, dass die Wissenschaftler bis vor kurzem der Meinung waren, aufgrund ihrer Toxizität könnten Pestizide und andere synthetische Chemikalien, sofern sie das Körpergewicht überhaupt beeinflussten, höchstens einen Gewichtsverlust bewirken.[67] Vermutlich war dieses Vorurteil gar nicht so abwegig, denn Chemikalien in hohen Dosen sind in der

Tat äußerst giftig, und wer mit ihnen in Berührung kommt, fühlt sich mindestens unwohl – und bei Übelkeit und Unwohlsein ist der Appetit in der Regel nicht sehr groß.

Wie ich jedoch feststellte, tritt die dick machende Wirkung am anderen Ende des Spektrums ein, nämlich wenn Menschen oder Tiere mit chemischen Substanzen in geringer Dosierung in Kontakt kommen: In diesem Fall wird das körpereigene Gewichtskontrollsystem geschädigt, ohne dass der betroffene Organismus, Mensch oder Tier, sich krank fühlt, sein Appetit nachlässt.

Das Hauptproblem bei meiner Suche nach Beweisen war eine unmittelbare Folge genau dieses Vorurteils: Alle Studien, die zur Bewertung der Toxizität einer Substanz durchgeführt wurden und eine Gewichtszunahme statt des erwarteten Gewichtsverlusts ergaben, taten den paradoxen Befund in der Regel als irrelevant ab und ignorierten ihn oder versuchten ihn »wegzuerklären«. Ich entdeckte sogar eine Untersuchung über die Toxizität von Kunststoffen, deren Verfasser sich tatsächlich dafür entschuldigten, dass sie Gewichtszunahmen festgestellt hatten – und das war ganz und gar nicht das erwartete Ergebnis![68] Diese Studie brachte sogar einen auffälligen Zunahme-Effekt zum Vorschein und ergab keinerlei Anzeichen für einen Gewichtsverlust, doch um der Welt zu beweisen, dass sie sich redlich bemüht hatten, einen »Gewichtsverlust« zu konstatieren, erklärten die Wissenschaftler: »Idealerweise sollte bei diesen Studien die Höchstdosis ein gewisses Maß an allgemeiner Toxizität verursachen, *beispielsweise einen geringen Rückgang der Gewichtszunahme*, um sicherzustellen, dass die Dosis hoch genug ist, um Wirkung zu zeigen.«

Erst seit kurzem beginnen sich die Forscher endlich damit abzufinden, dass chemische Substanzen eine Gewichtszunahme bewirken können[69], doch da es schwierig war, die vielen »versteckten« Hinweise aus früheren Studien wieder auszugraben, erschlossen sich die Zusammenhänge bisher nicht in vollem Umfang. Und da die früheren Fachartikel in den vorangestellten

Zusammenfassungen das unerwünschte Ergebnis »Gewichtszunahme« natürlich nicht vermerkten, liefern die wissenschaftlichen Datenbanken, die nur diese Zusammenfassungen, die so genannten Abstracts, berücksichtigen, derzeit keinen Hinweis darauf, ob bei der betreffenden Studie eine Gewichtszunahme beobachtet wurde oder nicht.

Doch ich war von der Richtigkeit meiner Annahme so fest überzeugt, dass ich auf gut Glück stapelweise Forschungsberichte bestellte und hoffte, wenigstens den einen oder anderen Hinweis zu finden. Und siehe da: Bei einer von zehn Studien war die Dosis der untersuchten Chemikalien so niedrig, dass eine Gewichtszunahme auftrat. Und ich war jedes Mal aus dem Häuschen, wenn ich wieder auf einen dieser wertvollen Artikel gestoßen war, der einer weiteren Gruppe von Chemikalien eine mästende Wirkung nachwies.

Die vielen kleinen, aber höchst bedeutsamen Entdeckungen im Laufe der Zeit bestärkten mich sehr in meiner Theorie und spornten mich an, das Gesamtbild aufzudecken. Je mehr ich mich in das Thema vertiefte, desto umfassender und stichhaltiger wurden die Beweise. Wenn ich heute an die damalige Zeit zurückdenke, muss ich sagen, dass dieses Buch nie zustande gekommen wäre, wenn ich mich nur auf die oberflächlichen Ergebnisse der Datenbank-Recherchen verlassen und nicht Monate damit zugebracht hätte, die einschlägigen Artikel aufzuspüren und komplett zu lesen.

Dick machende Chemikalien sind überall

Da wir ohnehin schon von hunderttausenden synthetischen Chemikalien umgeben sind und die Industrie alle zwanzig Minuten eine neue chemische Substanz einführt, musste ich meine Nachforschungen irgendwie vereinfachen. So sah ich mir nicht jede Substanz gesondert an, was faktisch unmöglich gewesen wäre, sondern sortierte sie je nach ihrer Struktur zu Gruppen. Das war, wie sich bald erwies, von unschätzbarem Wert, denn die Systematisierung ließ mich erkennen, dass es für einen Chemikalientyp sehr viele unterschiedliche Einsatzmöglichkeiten geben kann.

Dies wurde immer offensichtlicher, als ich mich mit jeder einzelnen der vielen dutzend synthetischen Substanzen beschäftigte, die sich als Pestizid-Rückstände in unserer Nahrung finden. Sehr bald wurde deutlich, dass die fraglichen Substanzen nicht nur zur Vertilgung einer Vielzahl von Organismen dienen, sondern dass dieselben oder eng verwandte Stoffe auch zur Wachstumsförderung bei Tieren eingesetzt wurden,[70] beim Menschen eine Gewichtszunahme bewirken[71] und in der Humanmedizin sogar regelmäßig als Medikamente zur Behandlung einer Reihe von Krankheiten verwendet werden.[72]

Das war noch nicht alles: Dieselben oder ähnliche Substanzen sind auch in Kosmetika, Toilettenartikeln und Haushaltsprodukten allgegenwärtig – mit anderen Worten, wir sind den dick machenden Chemikalien in allen Lebenslagen ausgesetzt.

Was sind nun diese Chemikalien? Sie umfassen ein breites Spektrum, zu dem Pestizide, Arzneimittel, Schwermetalle[73], Kunststoffe[74], Lösungsmittel, Umweltschadstoffe, feuerhemmende Materialien und viele weitere Substanzen gehören. Nachdem ich die mästende Wirkung bei so vielen Chemikalien konstatiert habe, fände ich es nur verwirrend, wenn wir uns alle auf einmal ansehen würden. Ich will also vorerst nur die Substanzen beleuchten, die in der Tiermast eingesetzt werden.

Im Anschluss daran werde ich an einigen menschlichen Beispielen zeigen, dass sich eine Gewichtszunahme auf chemischem Weg herbeiführen lässt, die in der Regel jedoch häufiger als eine unerwünschte Nebenwirkung vieler Arzneimittel auftritt. Danach werde ich erklären, wie manche langlebigen Substanzen sich bei einigen Menschen bereits so sehr im Körper angereichert haben, dass ein Masteffekt eintritt.

Wachstumsfördernde Stoffe im Tierfutter

Als ich auf den ersten Hinweis stieß, dass eines der am häufigsten in unserer Nahrung nachgewiesenen Pestizide tatsächlich als
wachstumsfördernder Futterzusatz in der Tiermast diente, wusste ich, dass ich auf dem richtigen Weg war.[75] Die Entdeckung,
dass Chemikalien bei Tieren mästend wirken können, ist eine
Sache; eine ganz andere ist die Erkenntnis, dass die Substanzen
bewusst zu diesem Zweck eingesetzt wurden. Aus der Hypothese war auf einmal Realität geworden. Die breit gefächerte Gruppe von Stoffen, die ich gleich beschreiben werde, beweist meiner
Ansicht nach jenseits aller berechtigten Zweifel, dass bestimmte
Chemikalien deshalb dick machen, weil sie jahrelang zu genau
diesem Zweck eingesetzt wurden!

Zwar dürfen einige Wachstumsförderer inzwischen nicht mehr
in der Tiermast verwendet werden, doch kommen wir nach wie
vor mit ihnen in Berührung: sowohl durch die Pestizid-Rückstände in unserer Nahrung als auch durch viele weit verbreitete
chemische Produkte, wie sie im Haushalt und in unserer Umgebung ständig eingesetzt werden. Die folgenden Informationen
sind somit von erheblicher Bedeutung für unser Leben. Welches
sind also die schlimmsten Missetäter, und wo treten diese Substanzen überall auf?

Organophosphate   Organische Phosphorverbindungen, auch
Organophosphate genannt, sind ein besonders gutes Beispiel für
»dick machende« synthetische Chemikalien. Es ist grausam, aber
wahr: Ursprünglich wurden sie zur Erzeugung von Nervengas
verwendet und kamen in den Gaskammern von Auschwitz zum
Einsatz. Später stellte sich heraus, dass sie nicht nur für Menschen hochgiftig sind, sondern auch wirksam Ungeziefer vernichten. Diese Entdeckung führte zu ihrem massiven Einsatz im
Getreideanbau, deren Rückstände sich in weichen Früchten und
Gemüse finden.

Noch bestürzender ist, dass Organophosphate zu einem weiteren kommerziellen Zweck eingesetzt wurden, nämlich in der Viehmast! Zwar hatten viele Studien gezeigt, dass Organophosphate einen bemerkenswerten Masteffekt hervorrufen, aber die Erkenntnis, dass sie tatsächlich und ganz bewusst zu diesem Zweck eingesetzt wurden, war ein Treffer ins Schwarze.

Was die Sache noch schlimmer macht: Dieselbe Gruppe von Substanzen, die in sehr niedriger Dosierung in der Viehmast verwendet wurde, findet sich auch in unserer Nahrung (wiederum in sehr geringen Dosen), da sie zusätzlich als Insektizid im Getreideanbau dient. Sie ist noch in vielen weiteren Produkten präsent, zum Beispiel in Schädlingsbekämpfungsmitteln und in Flohpulver.[76]

Bei Rindern entfalten Organophosphate ihre mästende Wirkung, indem sie die Fähigkeit des Organismus, vorhandene Fettdepots abzubauen, rigoros unterbinden. Wenn die Fettverdauung bei den Tieren so stark herabgesetzt ist, legen sie natürlich schneller Gewicht zu. Weniger Futter hält außerdem länger vor, und so reduziert sich auch die benötigte Futtermenge. Obwohl die Verwendung von Organophosphaten zur Wachstumsförderung inzwischen verboten ist, gehören sie nach wie vor zu den am weitesten verbreiteten Pestiziden in der Nahrungskette. Außerdem werden sie bei der Herstellung von Gummi und Kunststoffen eingesetzt und dienen als Zusatzstoffe in Benzin und Schmiermitteln.

Es spielt keine Rolle, auf welche Weise man diesen Stoffen ausgesetzt ist, ob durch Fliegenspray oder durch die Pestizid-Rückstände in der Nahrung; wenn sie erst einmal im Körper sind, ist die Wahrscheinlichkeit groß, dass sie nach und nach die Gewichtskontrollsysteme des Körpers schädigen – und dann wird das Abnehmen von Mal zu Mal schwerer.

Im Zusammenhang mit den Organophosphaten muss noch deren toxische Wirkung auf Nerven und Muskeln erwähnt werden (schließlich wurden sie ursprünglich als Nervengas entwickelt). Als ich im Krankenhaus arbeitete, erlebte ich einen Vorfall mit, der mir damals einen Schock versetzte und bis heute deutlich in Erinnerung geblieben ist. Wir waren angerufen worden, weil jemand absichtlich einen Teelöffel eines Pestizids geschluckt hatte. Wir hatten keine Ahnung, welche Chemikalien das Gift enthielt, und konnten daher nur warten, bis der Krankenwagen eintraf.

Die erste Reaktion des Patienten war Atemstillstand. Darauf folgten heftige, anhaltende Krämpfe, und es brauchte ein ganzes Team von Ärzten, die mehrere Stunden auf der Intensivstation damit beschäftigt waren, den Patienten zu stabilisieren. Als er Tage später wieder zu sich kam, war seine gesamte Muskulatur so schwach, dass er kaum den Kopf vom Kissen heben konnte. Es stellte sich heraus, dass der aktive Hauptbestandteil des geschluckten Pestizids Organophosphate waren.

Was ich hier hervorheben möchte, ist die erhebliche Muskelschädigung. Organophosphate verlangsamen nicht nur den Fettstoffwechsel, sondern wirken sich auch negativ auf das Bewegungsvermögen aus. Sie können Nerven dauerhaft schädigen,[77] die Struktur der Muskelfasern aufbrechen, die Bewegungsenergie und vor allem die Lust auf Bewegung vermindern.[78] Auch aus diesem Grund wurden Organophosphate als wachstumsfördernde Mittel eingesetzt, denn die Tiere, denen sie verabreicht wurden, bewegten sich weniger und verbrauchten daher weniger Kalorien.

Sie sollten daran denken, wenn Sie wieder einmal im Begriff sind, eine Spraydose gegen die Fliegen in Ihrer Wohnung zu richten.

Carbamate Carbamate gehören zu den meistverwendeten chemischen Substanzen in der Landwirtschaft. Man setzt sie verbreitet als Insektizide im Tabak- und Baumwollanbau ein, häufig auch zur Behandlung von Ungezieferbefall an Bäumen. Sie finden sich jedoch auch in großen Mengen in einer Reihe von

Nahrungsmitteln, darunter Kartoffeln, Erdnüssen und Zitrusfrüchten, denn Carbamate, genauer gesagt Bisthiocarbamate, dienen auch als Fungizide, und diese werden Nahrungsmitteln in der Regel *kurz vor* der Ernte zugesetzt, so dass sie kaum noch vom Regen fortgespült werden. Folglich ist die Carbamatkonzentration in der Nahrung häufig relativ hoch.

Carbamate eignen sich auch ausgezeichnet zur Mast und verfügen zudem über antibakterielle Eigenschaften, weshalb sie in der Viehzucht ausgiebig zum Einsatz kommen. Der Masteffekt rührt wahrscheinlich vor allem daher, dass der gesamte Stoffwechsel verlangsamt wird, eine geringere Futtermenge also länger vorhält.[79] Zudem können Carbamate – ebenso wie die Organophosphate – die körperliche Aktivität insgesamt herabsetzen.[80]

Die Ironie dabei ist, dass gerade Obst und Gemüse, die doch als besonders gesunde und kalorienarme Nahrungsmittel gelten, diese Dickmacher enthalten, sofern sie mit den entsprechenden Chemikalien behandelt wurden.

Schilddrüsenpräparate   Zu den wichtigsten Hormonen, die unser Körper braucht, um überschüssiges Gewicht abzubauen, gehören die Schilddrüsenhormone. Es ist also kein Wunder, dass verschiedene chemische Substanzen, die ursprünglich konzipiert wurden, um die Produktion dieser starken Fettverbrenner zu unterdrücken, auch zur Mast eingesetzt wurden, da sie bei Tieren das Ansetzen von Fett fördern.[81] Auch diese Präparate, Thyreostatika genannt, dürfen inzwischen nicht mehr in der Viehzucht verwendet werden, doch sind ähnliche Verbindungen immer noch als Pestizidrückstände in den verschiedensten Nahrungsmitteln zu finden.

Wir wissen definitiv, dass sie auch beim Menschen den Fettansatz fördern: Thyreostatika werden zur Behandlung der Schilddrüsenüberfunktion eingesetzt,[82] und bei zu hoher Dosierung kommt es zu einer Gewichtszunahme.

Aber das ist noch nicht alles: Es sind nicht nur ein paar chemische Substanzen, die wie Thyreostatika wirken, sondern eine
sehr große Anzahl synthetischer Chemikalien in Nahrung und
Umwelt scheinen die Schilddrüse in unterschiedlichem Ausmaß
zu schädigen.[83] Je mehr synthetischen Chemikalien wir also ausgesetzt sind, desto stärker werden unsere Schilddrüsenhormone
beeinflusst und desto mehr nehmen wir zu.

     Steroide Viele wissen bereits, dass bestimmte Steroide in
Arzneimitteln die Gewichtszunahme fördern, zum Beispiel in
empfängnisverhütenden Mitteln, in Medikamenten zur Vorbeugung gegen Asthmaanfälle und in mehreren Wirkstoffen zur
Behandlung von Krebs. Zu den Nebenwirkungen der Steroide
gehören ballonartiges Anschwellen des Körperumfangs und Heißhungerattacken, besonders auf Kohlenhydrate.[84] Es ist also kein
Wunder, dass Steroide jahrelang in der Tiermast eingesetzt wurden. Manche Steroide bewirkten eine enorme Steigerung des
Körperfettanteils – Östrogene im Futter ließen Brathähnchen derart fett werden, dass man diese Praxis aufgeben musste: Das
Fleisch war viel zu fett für den Verkauf, und die Fettablagerungen in den Blutgefäßen waren für die Tiere lebensgefährlich.[85]
    Vor kurzem wurde in Europa aus Gründen der Lebensmittelsicherheit der Gebrauch von Steroiden in der Tierzucht verboten,
in den Vereinigten Staaten sind sie jedoch nach wie vor weithin
in Gebrauch.
    Um ihre Wirkung zu verspüren, braucht man nicht einmal mit
den Steroiden selbst in Berührung zu kommen – wir sind einer
ganzen Palette synthetischer Chemikalien ausgesetzt, die unseren natürlichen Steroidhormonhaushalt derart verändern können,
dass derselbe dick machende Effekt auftritt.[86]
    Das Schlimmste dabei ist, dass die Nachkommen trächtiger
Tiere, denen Steroide verabreicht wurden, erwiesenermaßen nicht
nur mehr wiegen, sondern ihr Leben lang infolge gesteigerter
Fresslust und besserer Futterverwertung stärker zunehmen.[87] Dies

legte die Vermutung nahe, dass für Kinder, deren Mütter während der Schwangerschaft mit Steroiden oder steroidähnlichen Substanzen in hoher Konzentration ausgesetzt waren, potenziell ein späteres Fettleibigkeitsrisiko besteht. Damit ließen sich die wachsenden Gewichtsprobleme bei unseren Kindern erklären.

__Antibiotika__ Antibiotika haben dank ihrer infektionshemmenden und keimtötenden Wirkung in der Regel ein positiveres Image. Deshalb dachte ich, als ich vom verbreiteten Einsatz der Antibiotika in der Tiermast erfuhr, damit würden auszehrende Krankheiten bekämpft, deretwegen die Tiere an Gewicht verloren. Was ich damals nicht wusste, inzwischen jedoch herausfand: Antibiotika wirken nur hoch dosiert gegen Infektionen, nicht jedoch in jenen geringen Mengen, in denen man sie den Tieren verabreicht. In so niedriger Dosierung töten Antibiotika keine Bakterien ab, sondern beeinflussen die gewichtsregulierenden Hormone und den Stoffwechsel und fördern damit die Gewichtszunahme.[88]

Es ist ungeheuerlich, in welchem Ausmaß Antibiotika in der Tierzucht eingesetzt werden. In den Vereinigten Staaten und in Großbritannien machen sie mehr als die Hälfte der Produktion antibakterieller Medikamente aus, und die überwiegende Mehrheit aller für den Verzehr gezüchteten Tiere wird irgendwann in ihrem Leben mit antibakteriellen Stubstanzen behandelt. Die Rückstände finden sich dann im Fleisch der geschlachteten Tiere, und so gelangen sie auch in unseren Körper – öfter, als wir meinen. Zwar sind viele Antibiotika Derivate aus natürlichen Substanzen, doch die meisten sind synthetisch hergestellt und weisen die üblichen dick machenden Eigenschaften auf.[89]

Lassen Sie sich dadurch jedoch nicht davon abhalten, im Notfall Antibiotika einzunehmen: Diese Medikamente sind unter Umständen sogar lebensrettend, und in der ärztlich verschriebenen Form – hoch dosiert und über einen kurzen Zeitraum eingenommen – dürften sie keine dick machende Wirkung haben.

Zusammenfassend können wir sagen, dass sich alle diese chemischen Substanzen heute in der Nahrungskette finden, und dies bereits seit langem. Sie bewirken nicht nur zufällig eine vermehrte Gewichtszunahme – viele von ihnen wurden genau zu diesem Zweck entwickelt. Nachdem wir praktisch täglich mit ihnen in Berührung kommen, kann man sich leicht vorstellen, welche Wirkung sie auf uns haben. Ist es da ein Wunder, dass eine regelrechte Fett-Epidemie ausgebrochen ist?

Wachstumsfördernde Substanzen beim Menschen

Schon die Tatsache, dass synthetische Chemikalien Tiere fetter und schwerer werden lassen, spricht für sich; der letzte Beweis jedoch, dass sie auf uns dieselbe Wirkung ausüben, ist ihr medizinischer Einsatz zu ebendiesem Zweck.[90] Wenn ein Medikament verschrieben wird, um – unter ärztlicher Aufsicht – eine Gewichtszunahme zu bewirken, können wir davon ausgehen, dass eine ähnlich zusammengesetzte Substanz auch eine ähnliche Wirkung hervorruft, wenn wir, ohne es zu wissen, durch andere Quellen mit ihr in Berührung kommen.

Wenn die Verbraucher besser darüber Bescheid wüssten, dass sie durch Pestizidrückstände in Lebensmitteln und Umweltschadstoffe andauernd dieselben chemischen Substanzen zu sich nehmen, die ein Arzt verschreibt, um aus medizinischen Gründen eine Gewichtszunahme bei seinem Patienten herbeizuführen, käme es zweifellos zu Proteststürmen. Mit welchen Substanzen haben wir es hier zu tun, und wie kommen wir mit ihnen in Berührung?

Es gibt eine ganze Reihe von Erkrankungen, die zu starkem Gewichtsverlust führen. Ein einleuchtendes Beispiel ist die Anorexie oder Magersucht. Früher versuchte man, mit einer Vielzahl »dick machender« Arzneimittel eine Gewichtszunahme herbeizuführen. Seit einiger Zeit stößt diese Gepflogenheit auf Missbilligung, und man ist wieder davon abgekommen; Tatsache ist jedoch, dass viele dieser Medikamente definitiv eine Gewichtszunahme bewirken.[91]

Eine dieser Substanzen ist unter dem Namen Sulpirid bekannt. Sie wirkt, indem sie einerseits unsere stärksten natürlichen Schlankheitshormone, die Katecholamine, angreift und deren Konzentration im Blut verringert und andererseits die Magensaftsekretion hemmt. Der mästende Effekt ist beachtlich: Mit Sulpirid behandelte Tiere werden innerhalb kürzester Zeit fettleibig. Sulpirid wird auch sehr häufig bei der Behandlung von Psychosen eingesetzt – die unerwünschte Gewichtszunahme während der Therapie zieht verständlicherweise wieder neue Probleme nach sich. Nicht nur wegen seiner stabilisierenden Eigenschaften bei psychischen Erkrankungen, sondern aufgrund seiner ausgeprägten Nebenwirkung als Dickmacher, wurde Sulpirid bei der Behandlung von Magersucht eingesetzt.[92]

Wir brauchen freilich keine Medikamente einzunehmen, um mit diesen Chemikalien in Kontakt zu kommen: Wir sind einer ganzen Reihe hochwirksamer Substanzen ausgesetzt, die ähnliche Eigenschaften wie Sulpirid aufweisen, das heißt die Katecholaminausschüttung hemmen, und sich ebenfalls in Form von Pestizid-Rückständen in unserer Nahrung finden.

Ältere Menschen nehmen häufig stark ab, weil sie keinen Appetit mehr haben. Diesem Gewichtsverlust wirken Medikamente entgegen, die Kortikosteroide und Megestrol enthalten.[93] Wir wissen, dass diese und ähnliche Substanzen eine enorme Gewichtszunahme nach sich zogen, wenn sie bei der Behandlung von Brust- und Prostatakrebs eingesetzt wurden. Alle diese Substanzen sind bestimmten Pestiziden, mit denen Lebensmittel behandelt werden, sehr ähnlich.

Nicht nur ältere Menschen, sondern auch Krebspatienten werden regelmäßig mit Medikamenten behandelt, die dem Appetitmangel infolge der Krebstherapie entgegenwirken. Ich fand eine Studie, die Bisthiocarbamate (siehe S. 57) speziell im Hinblick auf die Frage untersuchte, ob sie dem normalerweise mit einer aggressiven Krebstherapie verbundenen dramatischen Gewichtsverlust vorbeugen konnten: Die Medikation war so erfolgreich, dass es sogar zu einer leichten Gewichtszunahme kam.[94] Genau diese Substanz ist eines der in der Lebensmittelindustrie am weitesten verbreiteten Fungizide und findet sich in vielen frischen Früchten und Gemüsen.

Gewichtszunahme – eine wohl bekannte Nebenwirkung

Die Fülle von Untersuchungen über die Nebenwirkungen diverser Medikamente liefert weitere Beweise für die potenziell dick machende Wirkung synthetischer Chemikalien. Jeder hat schon von Personen gehört oder hat sogar Bekannte, die durch Medikamente, beispielsweise durch die Antibabypille oder Steroide, Gewichtsprobleme bekamen. Sehr viele Medikamente synthetischen Ursprungs können den Stoffwechsel aus dem Gleichgewicht bringen: bestimmte Histaminantagonisten, übelkeitshemmende Medikamente, eine Vielzahl kardiovaskulärer Arzneien, Antimykotika, bestimmte Antibiotika sowie neurologische Medikamente.[95] Viele von ihnen können, vor allem, wenn sie über einen längeren Zeitraum eingenommen werden, zu einer Gewichtszunahme führen.

Man braucht aber keine Medikamente einzunehmen, um mit diesen Substanzen in Berührung zu kommen. Sie finden sich – wieder einmal – in ganz ähnlicher Zusammensetzung als Pestizide in unserer Nahrung und als Schadstoffe in unserer Umwelt.

Um keine Missverständnisse aufkommen zu lassen: Ich will Ihnen keinesfalls nahe legen, im Krankheitsfall auf Medikamente zu verzichten! Vielmehr geht es mir darum, klarzustellen, dass eine Flut von Hinweisen vorliegt, wonach synthetische Chemikalien wie Dickmacher wirken können und dass wir durch unsere Nahrung wie auch durch viele andere Produkte ähnlichen Substanzen ausgesetzt sind, die uns ohne unser Wissen, geschweige denn unsere Zustimmung dick machen.

Organochlorine, die sich zeit unseres Lebens im Körper anreichern, machen uns dick

Inzwischen wissen wir, dass unsere Nahrung und unsere Umwelt mit einer Unmenge chemischer Substanzen kontaminiert sind, die eine Gewichtszunahme verursachen können. Aber woher wissen wir, ob sie in ausreichend hoher Dosierung vorhanden sind, um uns tatsächlich dick werden zu lassen? Nach Schätzungen von Experten sind wir alle durchschnittlich mit 300 bis 500 verschiedenen Industriechemikalien belastet; es wäre jedoch viel zu teuer, die jeweilige Konzentration im Körper regelmäßig messen zu lassen.[96]

Den besten Beweis für die Kontaminierung mit bestimmten potenziell dick machenden Chemikalien, liefert in erster Linie eine Gruppe extrem giftiger Pestizide und Umweltschadstoffe, die man als chlororganische Verbindungen oder Organochlorine bezeichnet.

Von allen synthetischen Chemikalien, mit denen wir heute in Berührung kommen, weisen die Organochlorine möglicherweise den stärksten Masteffekt auf, was hauptsächlich darauf zurückzuführen ist, dass sie unsere Gewichtskontrollsysteme dauerhaft schädigen können; zudem sind wir fast nicht in der Lage, sie zu verarbeiten oder aus dem Körper auszuscheiden.

Zu den Organochlorinen gehören die hochgiftigen Insektizide DDT und Lindan sowie eine Gruppe von Umweltschadstoffen, die unter der Bezeichnung PCB zusammengefasst werden: polychlorierte Biphenyle. PCB wurden früher in großer Menge produziert und in feuerhemmendem und isolierendem Material verwendet, wegen ihrer ausgeprägten Toxizität und Nachhaltigkeit sind sie inzwischen jedoch verboten.

Obwohl viele – aber gewiss nicht alle – Organochlorine seit
vielen Jahren nicht mehr eingesetzt werden dürfen, befinden sie
sich immer noch in unserem Körper, und zwar in einer Konzentration weit oberhalb der kritischen Menge, die ausreicht, um
unseren Hormonhaushalt zu beeinträchtigen, da sie sich leider
jahrzehntelang im Gewebe halten.[97] Sie sind hochgradig fettlöslich und konzentrieren sich daher vor allem in fetthaltigem Körpergewebe. Infolge dieser Eigenschaften sind sie inzwischen in
den meisten Organismen präsent, auch im Menschen. Da unser
Stoffwechsel praktisch nicht in der Lage ist, Organochlorine aufzuspalten und auszuscheiden, reichern sie sich im Lauf der Jahre
im Körper an.[98]

DDT, eines der Organochlorine mit dem stärksten Dickmachereffekt, ist in den meisten entwickelten Ländern seit mehreren
Jahrzehnten verboten und dennoch häufig im menschlichen Körper nachweisbar. Es hat sich gezeigt, dass DDT in niedriger Dosierung bei Tieren eine erhebliche Gewichtszunahme hervorruft.[99]

Auch Lindan hat eine extrem dick machende Wirkung: Wir
wissen, dass die Substanz Fettleibigkeit bei Tieren fördert.[100] In
Großbritannien wurde es erst vor kurzem verboten, darf in anderen Ländern jedoch noch ganz legal verwendet werden und ist
zum Beispiel in Flohpulver, Haarshampoos gegen Nissen oder in
Insektiziden frei erhältlich; es ist auch auf vielen Grasflächen
messbar, die hübsch aussehen sollen – man denke nur an Golf-
plätze –, sowie in vielen Nahrungsmitteln, vor allem in tierischen Produkten und in Schokolade.

Zur Gruppe der Organochlorine gehört auch das Pestizid HCB
(Hexachlorbenzen). Es wird noch weit verbreitet als Fungizid im
Getreideanbau und in anderen Nahrungsmitteln verwendet. HCB
hat eine extrem mästende Wirkung: Bei einer Studie nahmen
Tiere, denen man HCB verabreicht und das Futter um 50 Prozent
reduziert hatte, immer noch schneller zu als Tiere, die kein HCB
und die volle Futtermenge erhalten hatten![101]

Ein Vergleich der Organochlorinkonzentration im menschlichen Körper und der Konzentration, die bei Tieren nachweislich eine Gewichtszunahme bewirkt, ergab, dass die Werte nicht weit voneinander entfernt sind. Dies legt den Schluss nahe, dass unser Körper vermutlich bereits einer Organochlorinmenge ausgesetzt ist, die für eine Gewichtszunahme ausreicht. Nachdem die meisten Menschen diese Substanzen über die Nahrung aufnehmen, stellt sich die Frage, ob eine Person, deren Ernährung stärker belastet ist, auch stärker kontaminiert ist und infolgedessen auch stärker zunimmt.

Obwohl nur relativ wenige Studien die Organochlorin-Kontamination in Bezug zum Körpergewicht setzten, stieß ich bei diesen wenigen auf eine interessante Entdeckung. Die darin veröffentlichten Befunde legen nahe, dass der Zusammenhang zwischen chemischer Belastung des Körpers und Übergewicht alles andere als eine Hypothese ist, sondern durchaus real.

Wie bei vielen anderen Studien wurde dieser viel sagende Zusammenhang – je größer die Belastung des Körpers mit Organochlorinen, desto höher das Gewicht – von den Autoren der betreffenden Studie nicht erfasst, vermutlich weil sie gar nicht nach einem solchen Zusammenhang suchten.

Klinische Studien zeigen einen Zusammenhang zwischen gegenwärtiger Belastung und angestiegenem Gewicht

Bei einer auf Long Island durchgeführten Studie wurden Frauen untersucht, die ein ganz gewöhnliches Leben führten und weder zu Hause noch bei der Arbeit gefährlichen Chemikalien ausgesetzt waren und auch keine bekanntermaßen kontaminierten Lebensmittel zu sich nahmen. Es stellte sich heraus, dass die Frauen mit höherer Organochlorinkonzentration (gemessen wurde die Organochlorinbelastung in den Fettdepots und im Blut) generell einen höheren Körper-Masse-Index (*Body-Mass-Index* – BMI) aufwiesen, mit anderen Worten, sie waren dicker als die weniger stark belasteten Frauen. Der BMI gibt die Relation zwischen Körpergewicht und Körpergröße an und bezeichnet damit den Grad der Korpulenz. Die Studie ergab ferner, dass die Akkumulation der belastenden Substanzen im Laufe der Zeit hauptsächlich von der Art der Ernährung abhängig war.[102]

Andere Studien lieferten weitere Beweise, dass Menschen, die bestimmte kontaminierte Nahrungsmittel zu sich nehmen, mit größerer Wahrscheinlichkeit dick werden. Eine Studie ging der Frage nach, welche Folgen der Verzehr von Fisch aus den großen amerikanischen Seen hatte, die bekanntermaßen erheblich mit Organochlorinen verseucht sind, nämlich mit DDT und PCB. Es wurden Personen getestet – Sportfischer, denn kommerzieller Fischfang ist nicht erlaubt –, die ihre in den Seen gefangenen Lachse und Forellen verzehrten: Die Personen wiesen eine höhere PCB- und DDT-Konzentration sowie mehr Kadmium und Blei im Blut auf als andere, die ihre selbst gefangenen Fische nicht aßen. Bezeichnenderweise waren sie auch dicker.[103]

Auch unsere Kinder sind betroffen

Auf der Suche nach einschlägigen Studien machte ich eine höchst alarmierende Entdeckung: Eine höhere Organochlorinkonzentration steht nicht nur bei Erwachsenen, sondern auch bei Kindern mit Übergewicht in Verbindung. Eine Studie beschäftigte sich mit Müttern, die sehr viel Lachs aus der Green Bay in Wisconsin gegessen hatten (zwölf Kilo und mehr im Laufe der letzten sechs Jahre), und kam zu der Erkenntnis, dass die PCB-Belastung in direktem Zusammenhang mit dem Fischkonsum stand – und was am beunruhigendsten ist: Die in höherem Maß belasteten Frauen brachten signifikant dickere Babys zur Welt.[104]

Vielleicht fragen Sie sich, weshalb das ein Problem sein soll –

schließlich gelten rundliche Babys doch als gesund, oder? Das mag sein, doch ein höheres Geburtsgewicht kann auch ein Hinweis darauf sein, dass die Gewichtskontrollmechanismen schon vor der Geburt geschädigt wurden.

Und es kommt noch schlimmer: Eine andere Studie über Fisch essende Mütter (in dem Fall ging es um Fisch aus dem Lake Ontario) ergab, dass nicht nur die Kinder der Frauen, die relativ große Mengen von stark PCB-haltigem Fisch verzehrt hatten, bei der Geburt um durchschnittlich hundert Gramm schwerer waren, sondern auch ihre Mütter im Schnitt 4,7 Kilogramm mehr wogen als die nicht Fisch essende Vergleichsgruppe.[105]

Darüber hinaus war das Nervensystem der schwereren Babys deutlich geschädigt. Sie wiesen anomale Reflexe und weniger ausgereifte autonome Reaktionen auf und brachten visuellen und auditiven Reizen weniger Aufmerksamkeit entgegen – dass Organochlorine auch für solche Nervenschädigungen verantwortlich sind, wird Sie wahrscheinlich nicht überraschen.[106] Wenn wir viele kontaminierte Lebensmittel essen, programmieren wir also auch unsere Kinder auf ein höheres Körpergewicht und tragen womöglich unbeabsichtigt zu späteren Gesundheitschäden bei.

Alles in allem liegen also genügend Hinweise vor, die den Schluss zulassen, dass der Schweregrad der chemischen Belastung unserer Nahrung unser Körpergewicht beeinflusst. Das hat freilich auch eine positive Seite: Wenn wir wissen, welche Lebensmittel stärker kontaminiert sind und daher dick machen, können wir ihnen aus dem Weg gehen.

Warum sind wir dann nicht alle dick?

Wenn wir zunehmen, weil wir gefährliche chemische Substanzen zu uns nehmen, und wenn diese Substanzen überall in unserer Umwelt vorhanden sind, warum sind wir dann nicht alle dick? Schließlich wissen wir ja aus eigener Erfahrung, dass viele schlanke Menschen chemisch behandelte Lebensmittel essen. Die Antwort lautet: Wir sind alle verschieden. Manche Menschen sind von Geburt an mit einem Körpersystem ausgestattet, das mit Umweltbelastungen besser fertig wird. Ein empfindlicheres System wird stärker in Mitleidenschaft gezogen, der oder die Betreffende nimmt mehr zu. Doch auch Menschen mit einem sehr widerstandsfähigen System leiden unter der Anreicherung chemischer Substanzen im Körper, die den Organismus nach und nach immer mehr schädigen, bis die Schutzmechanismen schließlich zusammenbrechen. Wenn es so weit ist, nehmen wir zu.

Doch trotz der düsteren Sachlage hat diese Erkenntnis auch positive Seiten. Zumindest wissen wir jetzt, was uns dick macht, und können das Problem somit erstmals gezielt bekämpfen. Wenn wir wissen, wie das Gewichtskontrollsystem funktioniert, verstehen wir besser, auf welche Weise chemische Substanzen das System stören, und sind endlich dazu in der Lage, wirksam dagegen vorzugehen.

Glücklicherweise ist der Großteil der angerichteten Schäden nicht von Dauer, und wenn Sie den Ratschlägen in diesem Buch folgen, werden Sie feststellen, dass Sie nicht nur Ihr Wunschgewicht erreichen, sondern mit großer Wahrscheinlichkeit für den Rest Ihres Lebens schlank bleiben können.

Im nächsten Kapitel werde ich mich mit dem Begriff eines in uns allen vorhandenen hoch entwickelten Gewichtskontrollsystems befassen, werde seine Funktionsweise erklären und Ihnen Maßnahmen empfehlen, mit denen Sie Ihre Fähigkeit, abzunehmen und das erreichte Gewicht zu halten, maximieren können.

Glauben Sie mir eines: Es ist nie zu spät! Die dick machende Wirkung von Chemikalien ist umkehrbar. Und das Geheimnis, wie dies zu bewerkstelligen ist, finden Sie hier auf diesen Seiten; lesen Sie also weiter.

4.
Das natürliche Schlankheitssystem

Alles über unser hoch entwickeltes
Gewichtskontrollsystem

Dieses Kapitel ist eines der wichtigsten in diesem Buch: Es legt
das Fundament für ein tief greifendes Verständnis der Art und
Weise, wie sich die dick machende Wirkung chemischer Substanzen entfaltet. Nachdem Sie ein Problem nur wirksam ange-
hen können, wenn Sie wissen, worin es eigentlich besteht, sollen
die folgenden Seiten Ihnen einen umfassenden Einblick in die
Funktionsweise der körpereigenen Gewichtskontrollmechanismen vermitteln.

Ich muss hier ein bisschen weiter ausholen, damit Sie eine
Reihe von Faktoren, die beim Abnehmen eine Rolle spielen, von
Grund auf verstehen, zum Beispiel:

- Was ist unser natürliches Schlankheitssystem, und warum
  ist es so wichtig?
- Warum haben wir Heißhungerattacken, und wie können
  wir ihnen entgegenwirken?
- Was bestimmt die Form unseres Körpers?
- Warum kann das Abnehmen auf herkömmliche Weise
  nicht funktionieren?
- Weshalb nehmen manche Menschen eher zu als andere?
- Warum fällt es manchen Menschen extrem schwer,
  abzunehmen?
- Welche vorrangige Bedeutung hat das Schlankheitssys-
  tem für eine langfristige Gewichtskontrolle?
- Wie lässt sich das Schlankheitssystem auf einfache Weise
  stärken?

Das Kapitel ist voll gepackt mit wichtigen Informationen zum Thema Abnehmen und hilfreichen Empfehlungen für einen maximalen, permanenten Gewichtsabbau. Entscheidend ist, dass Sie verstehen, wie Ihr Körper sein Gewicht kontrolliert, denn dann erkennen Sie auch, in welcher Weise der gesamte Selbstregulierungsprozess beeinträchtigt ist. Auf dieser Grundlage können Sie darangehen, die Sache wieder in Ordnung zu bringen – nicht mehr gegen Ihren Köper, sondern in Zusammenarbeit mit ihm.

Jeder besitzt ein natürliches Schlankheitssystem

Im Kampf gegen überflüssiges Gewicht hat unser Körper eine äußerst wirksame Waffe entwickelt, mit der er, wenn sie richtig funktioniert, Fettüberschüsse im Zaum halten kann. Andernfalls nehmen wir zu. Auf der Suche nach einer geeigneten Bezeichnung für diese natürlichen Abnahmemechanismen bin ich auf den Begriff Schlankheitssystem verfallen.

Unser Schlankheitssystem besteht aus einem ganzen Netzwerk von Körpersystemen und -funktionen wie Appetit, Stoffwechsel, Hormonhaushalt, Fettverdauung, Körpertemperatur, Bewegung und so weiter, die miteinander in Wechselwirkung stehen, um das ideale Gewicht zu erhalten. Die meisten Experten sind sich einig, dass jeder Mensch ein individuelles Idealgewicht hat, das der Körper während einer Hungersnot ebenso wie in Zeiten der Fülle zu bewahren versucht, indem er seine Gewichtskontrollmechanismen oder Teile davon an die jeweilige Situation anpasst. Da dies größtenteils ohne unser Wissen geschieht, haben wir über unser Gewicht weitaus weniger direkte Kontrolle, als wir uns vorstellen.

So wie unser Körper über homöostatische Mechanismen verfügt, um seine Temperatur auf einem bestimmten Niveau zu halten, wird auch unser Gewicht über homöostatische Mechanismen geregelt, mittels derer ein weitgehend festgelegtes »Sollgewicht«, der so genannte Setpoint, bewahrt wird: Das ist das Gewicht, das unser Körper unter allen Umständen erhalten will.[107] Es kann sich nur ändern und nach oben verschieben, wenn die Kontrollmechanismen beeinträchtigt werden.[108]

Zwischen ihrem fünfundzwanzigsten und ihrem fünfundsechzigsten Lebensjahr verzehrt eine durchschnittliche Frau mehr als zwanzig Tonnen Nahrungsmittel, nimmt in der ganzen Zeit jedoch nur einen Bruchteil dieses Gewichts zu. Dies zeigt, dass ihre Gewichtskontrollmechanismen sehr präzise arbeiten: Gut gepflegt und geschützt, kann unser Gewichtskontrollvermögen in der Tat ein natürliches Schlankheitssystem sein.

Warum wir ein wirksames Schlankheitssystem brauchen

Eine Person, deren Schlankheitssystem einwandfrei funktioniert, wird keine Schwierigkeiten haben, ihr Gewicht zu halten, auch wenn sie sich reichhaltig ernährt. Wir alle kennen Leute, die Unmengen essen können, ohne ein Gramm zuzunehmen. Wer hingegen ein weniger effizientes Schlankheitssystem besitzt, ist nicht oder nur mit Mühe in der Lage, überschüssige Kalorien zu verbrennen: Die verzehrte Nahrung hält viel länger vor.

Das natürliche Schlankheitssystem regelt allerdings nicht nur das Gewicht, sondern bestimmt auch unsere Körperform. Wie viel Muskelmasse wir aufbringen, ob unser Bauch flach oder rund ist, unsere Hüften schlank oder voll sind – all das wird von unserem Schlankheitssystem gesteuert. Es spielt also nicht nur für das Gewicht, sondern auch für unsere Figur eine zentrale Rolle.

Was nun die wachsende Fettleibigkeit der Bevölkerung betrifft, so liegt der Kern des Problems darin, dass bei einem Großteil der Menschen das Schlankheitssystem konstant zu wenig leistet, weil es ständig von toxischen Chemikalien attackiert wird und nicht die Nährstoffe bekommt, die es braucht, um ordnungsgemäß zu funktionieren.

Wenn wir jedoch den Kontakt mit den schädlichsten beziehungsweise den am meisten dick machenden Chemikalien so weit wie möglich verringern und stattdessen mehr »schlank machende« Nahrung zu uns nehmen, können wir unser Schlankheitssystem wieder in Schwung bringen: Dann wird es wieder richtig zu arbeiten beginnen und aktiv Gewicht abbauen. Doch bevor wir uns der Reparatur unseres Schlankheitssystems zuwenden, müssen wir uns zuerst mit seiner Funktionsweise befassen.

Woraus sich unser Schlankheitssystem zusammensetzt

Das Schlankheitssystem unseres Körpers besteht im Wesentlichen aus folgenden Teilen:

1. einem Steuerzentrum (im Gehirn),
2. einer Reihe unterschiedlicher schlankheitsfördernder Hormone,
3. einer intakten Körperstruktur,
4. ausreichender Nährstoffzufuhr.

Die vier Bestandteile des Schlankheitssystems stehen miteinander in enger Wechselwirkung, so dass jede Veränderung in einer Komponente auch alle anderen Teile beeinflusst. Zusammen bilden sie eine Art dynamischen Körperstoffwechsel. Tritt in einem der vier Bereiche ein Problem auf, kann dies unsere Fähigkeit, überflüssiges Gewicht abzubauen, ernstlich schädigen.

Arbeiten die vier Bestandteile jedoch reibungslos zusammen, sorgen sie durch Regulierung unseres Appetits, der Energie und des Stoffwechsels für die Aufrechterhaltung des Idealgewichts, ohne dass wir uns bewusst darum bemühen müssen. Sehen wir uns die vier Bereiche genauer an:

1. Das Steuerzentrum Die Gewichtskontrolle erfolgt über das Gehirn. Über die Hormonsekretion tauschen Gehirn und Körper Informationen über die gespeicherten Fettreserven aus. Diese Informationen werden im Hypothalamus verarbeitet, dem Kontrollzentrum des Gehirns.[109] Befindet das Gehirn die Fettdepots für zu groß, erteilt es dem Körper die Anweisung, überschüssiges Fett zu verbrennen. Hält es die Fettreserven hingegen für zu gering, verlangt es nach Nahrungszufuhr. Dabei besteht das Ziel immer darin, das Körpergewicht auf seinem fest stehenden Sollwert zu halten.

Der Mechanismus funktioniert aber auch in umgekehrter Richtung, denn das Sollgewicht ist wiederum von der Effizienz des Schlankheitssystems insgesamt abhängig. Das heißt, wenn das System über alle Nährstoffe verfügt, die es benötigt, um ordnungsgemäß zu funktionieren, wenn es intakt ist und einwandfrei arbeitet, ist das Sollgewicht niedrig und die betreffende Person schlank. Arbeitet es hingegen nicht reibungslos, fehlen ihm Nährstoffe oder sind Organe geschädigt, liegt das Sollgewicht höher, und der Körper ist dicker.

Bei einer Schädigung des Hypothalamus können große Gewichtsschwankungen auftreten, denn in diesem Fall geht die natürliche Fähigkeit zur Appetitkontrolle verloren. Das kann so weit gehen, dass eine Person, die unter einem Tumor in der Region des Hypothalamus leidet, sich zu Tode isst, sofern sie nicht behandelt wird.

2. Hormone Wenn das Gehirn der wichtigste Teil unseres Schlankheitssystems ist, folgen die Hormone unmittelbar darauf. Hormone sind körpereigene chemische Wirkstoffe, die als interne Botenmoleküle fungieren. Sie transportieren Informationen und Instruktionen durch den Körper und ermöglichen somit die Kommunikation der Körperteile untereinander. Die Hormone werden zwar nur in geringen Mengen ausgeschüttet, steuern jedoch praktisch alle Körperfunktionen, darunter Nahrungsauf-

nahme, Bewegungsvermögen, Stoffwechsel, Körpertemperatur, Wachstum, Fortpflanzung und natürlich Größe, Gewicht, Körperform sowie den Umfang der Fettdepots.[110]

Alle wichtigen Hormone wie Katecholamine, Schilddrüsenhormone, Insulin, Wachstumshormon, Steroide, Leptin und die Sexualhormone Östrogene und Testosteron sind für unser Schlankheitssystem von wesentlicher Bedeutung. Von allen genannten Hormonen sind die Katecholamine, die man auch als »Kampf-oder-Flucht«-Hormone bezeichnet, wahrscheinlich die wichtigsten schlankheitsfördernden Hormone, da sie bei der Fettverdauung eine wesentliche Rolle spielen.[111] Sie werden von den Nervenzellen des sympathischen Nervensystems produziert; das ist jener Teil des Gehirns, der auch die Fettverdauung beziehungsweise -speicherung koordiniert. Darüber hinaus werden Katecholamine auch von bestimmten Nervenenden überall im Körper produziert. Wie Sie bald sehen werden, spielen diese eine wichtige Rolle bei der Erklärung unserer gegenwärtigen Gewichtsprobleme.

3. Intakte Körperstruktur   Voraussetzung für die genannten Prozesse ist eine intakte und funktionstüchtige Körperstruktur. Beispielsweise müssen unsere Muskeln ordnungsgemäß arbeiten, damit der Körper Nährstoffe in Bewegungsenergie umwandeln kann. Und die nötige Stimulation der betreffenden Muskeln erfolgt durch ein intaktes Nervensystem.

4. Nährstoffe   Unser Schlankheitssystem benötigt auch eine ganze Reihe von Nährstoffen wie Vitamine, Mineralien, Kohlenhydrate, Proteine und essentielle Fettsäuren. Diese Nährstoffe fördern, verstärken und beschleunigen die millionenfachen Reaktionen im Körper und steuern so die Geschwindigkeit des Gesamtstoffwechsels. Je schneller die metabolischen Prozesse funktionieren, je höher also der Grundumsatz ist, desto mehr Fett wird verbraucht. Sie sehen: Ein effizienter Stoffwechsel ist eine wesentliche Voraussetzung, um in Form zu bleiben.

Sehen wir weiter, auf welche Weise unser Schlankheitssystem arbeitet, damit wir unseren Appetit, die Menge an körperlicher Bewegung und sogar unseren Stoffwechsel entsprechend einstellen können, um unser Gewicht auf dem optimalen Sollwert zu halten.

Schlankheitssystem und Appetit: Liegt es wirklich an uns, wie viel wir essen?

Von allen Botschaften, die über unser Schlankheitssystem laufen, sind uns die Informationen über den Appetit am deutlichsten bewusst. Auch wenn Sie der Meinung sind, Sie bestimmten selbst, wie viel Sie essen, haben in Wirklichkeit Ihre Hormone das Sagen: Sie manipulieren Ihren Appetit, je nachdem, was sie für Ihren momentanen Bedarf halten.

Ihre Hormone können Ihnen sogar diktieren, was, wie viel und wann Sie essen. Unterschiedliche Hormone stimulieren den Appetit auf unterschiedliche Lebensmittel, und da die Zusammensetzung des Hormonspiegels im Lauf des Tages ständigen Veränderungen unterworfen ist, bestimmt die jeweilige Hormonkonzentration, was Ihr Körper zu verschiedenen Zeiten braucht.[112] Wenn Sie also die Kühlschranktür öffnen und entscheiden, was Sie als Nächstes essen, ist das keine unvoreingenommene Wahl. Ihre Hand wird von den Hormonen geführt, die durch Ihr Gehirn fluten und Ihnen die Bedürfnisse Ihres Schlankheitssystems mitteilen.

Haben Sie sich schon einmal gefragt, warum Kohlenhydrate wie Toast, Getreideflocken und Obst zu den beliebtesten Lebensmitteln für das Frühstück gehören? Weil der Körper rasch verfügbare Energie benötigt, um nach dem nächtlichen Fasten wieder in Gang zu kommen. Da Kohlenhydrate am leichtesten in Energie umgewandelt werden, produziert der Körper am Morgen als Erstes große Mengen Steroide, damit der Appetit auf Kohlenhydrate steigt.

Das ist ein einfacher Weg, um sicherzustellen, dass Sie sich für die richtigen Lebensmittel entscheiden. Die Kohlenhydrate bringen Ihren Körper rasch in Schwung und füllen die kleinen Kohlenhydratspeicher in Muskeln und Leber wieder auf, die gewährleisten, dass Sie den ganzen Tag über genügend Energie zur Verfügung haben. Ist der Körper erst einmal in Gang, steigt der Appetit auf andere Nährstoffe wie Fett und Eiweiß.

Was bringt uns dazu, mehr Fett zu essen?

Unser Appetit auf Fett wiederum ist hauptsächlich auf das *Fehlen* von Hormonen, speziell Katecholaminen, zurückzuführen. Menschen, die in der glücklichen Lage sind, Katecholamine in großer Mengen zu produzieren, sind eher schlank und essen weniger fetthaltige Lebensmittel, weil die Katecholamine den Appetit im Allgemeinen und das Verlangen nach fettreichem Essen im Besonderen hemmen. Wie erwähnt, bezeichnet man sie auch als »Kampf-oder-Flucht«-Hormone, weil sie in Stresssituationen ausgeschüttet werden – wie Sie sich vorstellen können, ist Essen das Allerletzte, was Ihnen in den Sinn kommt, wenn ein Stier auf Sie losgeht!

Die Katecholamine erhöhen die Aktivität des sympathischen Nervensystems (SNS), und dies wiederum führt automatisch zu einer Hemmung des Appetits. Ein hoher Katecholaminspiegel verringert auch das Bedürfnis nach Fett, das heißt, mit einem aktiven SNS essen Sie nicht nur insgesamt weniger, sondern auch weniger fett.

Dieser Effekt ist so zuverlässig, dass seit Jahren das Erfolgrezept der wirksamsten »Schlankheitspillen« in der Nachahmung der appetithemmenden Eigenschaften der Katecholamine bestand. Solche Appetitzügler lassen sich in zwei Gruppen gliedern. Der ältere Typ regte die Ausschüttung eines natürlichen Katecholamins, nämlich Dopamin, aus den Depots im Gehirn an. Es handelt sich dabei um so genannte Amphetamine, die inzwischen aufgrund ihrer suchtfördernden Eigenschaften und des potenziellen Missbrauchs kaum noch verschrieben werden. An ihre Stelle trat eine Gruppe ähnlicher Medikamente, die weniger Nebenwirkungen aufweisen.

Die schiere Macht des Hungers

Die Neigung, durch die Wahl bestimmter Lebensmittel dem Körper spezifische Nährstoffe zuzuführen, tritt besonders deutlich während der Schwangerschaft zutage und wird als Pikazismus bezeichnet. So kann ein Heißhunger auf rohes Fleisch oder Äpfel auftreten; der Körper wird die Schwangere mit allen Mitteln zu überzeugen versuchen, ihm durch die Auswahl bestimmter Lebensmittel die benötigten Nährstoffe in möglichst großer Menge zuzuführen.

Dasselbe Phänomen tritt in der prämenstruellen Phase auf. Zu diesem Zeitpunkt des Zyklus benötigt der Körper ein ganz bestimmtes Protein, nämlich Phenylethylamin, das zum Beispiel in großer Menge in Schokolade enthalten ist: Ein plötzlicher Heißhunger auf Schokolade ist in dieser Phase daher nichts Außergewöhnliches.[113]

Da der Körper den Appetit an unsere Bedürfnisse anpasst, sind extreme Diäten sehr schwer durchzuhalten, besonders wenn sich diese auf ein einziges Nahrungsmittel beschränken. Das Gehirn wird dann alles tun, um Ihren Appetit derart zu steigern, dass Sie sich auf die Suche nach Essbarem machen und mit der Diät aufhören.

Einen permanent knurrenden Magen und Heißhungerattacken kann man schwerlich ignorieren, weil es eine typische Eigenschaft des Körpers ist, ihnen nachzugeben. Deshalb ist eine Gewichtskontrolle allein durch Reduzierung der Kalorienzufuhr natürlich sehr schwer, denn dabei müssen Sie ja gegen Ihre eigenen

Triebe und Bedürfnisse ankämpfen.[114] Dies gilt besonders für extrem restriktive Diäten, die häufig scheitern.

Wie das Schlankheitssystem die Körperform bestimmt

Das Schlankheitssystem regelt nicht nur das Gewicht, sondern auch unsere grundsätzliche Körperform. Auch hier spielen mehrere schlankheitsfördernde Hormone eine Rolle; am wichtigsten sind die männlichen und weiblichen Sexualhormone.

Das männliche Sexualhormon Testosteron baut Muskelmasse auf und verbrennt Fett, weshalb Männer in der Regel schlanker und muskulöser als Frauen sind. Der Rückgang des Testosteronspiegels mit zunehmendem Alter führt bei Männern zu Muskelschwund und Fettansatz, speziell um den Bauch.[115]

Östrogene, die weiblichen Sexualhormone, fördern die Ablagerung von Fett, vor allem an Brust, Oberschenkeln und Gesäß, was sich am deutlichsten in der Pubertät zeigt, wenn der Östrogenspiegel steigt und zur Ausprägung der sekundären Geschlechtsmerkmale der Frau führt. Dies erklärt auch, weshalb Frauen von Natur aus dazu neigen, mehr Körperfett zu speichern als Männer und bei Einnahme der Pille manchmal auch zunehmen.

Bewegung und das Schlankheitssystem

Bewegung ist ein wichtiger Faktor für die Aufrechterhaltung des Körpergewichts. Sie stellt auch eine der wenigen Möglichkeiten dar, den Setpoint definitiv herunterzusetzen und die Körperform zu verbessern.[116]

Dies liegt nicht nur daran, dass durch Bewegung jede Menge Kalorien verbrannt werden, sondern Bewegung als solche kurbelt die Ausschüttung bestimmter schlankheitsfördernder Hormone an.[117] Die Wirkung der Hormone ist viel nachhaltiger als der kurzfristige Verbrauch von Kalorien – nach längeren Phasen körperlicher Aktivität kann der Schlankmacher-Effekt mehrere Tage oder gar Wochen anhalten.

Auch in diesem Fall sind Sie vielleicht der Meinung, Sie bestimmten das Ausmaß körperlicher Aktivität selbst. In Wirklichkeit wird es jedoch von Hormonen gesteuert und hängt weitgehend von einer intakten Körperstruktur und dem Vorhandensein sämtlicher Nährstoffe ab, die für die Erzeugung der Bewegungsenergie erforderlich sind.

Wir sind von Geburt an auf ein individuelles Maß an Aktivität angelegt. Manche Babys sind weit aktiver als andere und wachsen irgendwann zu einem der Menschen heran, die über ein anscheinend unerschöpfliches Energiereservoir verfügen, zu extremen Sportarten neigen, nie still sitzen können.[118] Diese beneidenswerten Personen werden sehr viel seltener von Gewichtsproblemen belästigt als andere, die von Natur aus weniger energetisch sind, sich weniger bewegen, leichter müde werden und denen körperliche Aktivität kein natürliches Bedürfnis, sondern eine Anstrengung ist.

Verantwortlich für den individuellen Bewegungsdrang sind unsere Hormone. Diese beeinflussen sowohl kurz- als auch langfristig den Stoffwechsel in den Muskeln; sie regen das Muskelwachstum an, steigern die Muskelenergie und sorgen durch Beeinflussung des Stoffwechsels dafür, dass wir dem Körper die für die Erzeugung von ausreichender Energie nötigen Nährstoffe zuführen.

Zwar spielen mehrere Hormone eine Rolle bei der Steuerung des Umfangs an körperlicher Bewegung, am wichtigsten sind jedoch auch in diesem Fall die Katecholamine. Deshalb helfen sie in besonderer Weise beim Abnehmen: Sie reduzieren nicht nur den Appetit, sondern steigern auch die Energie[119] und damit den Bewegungsdrang in allen Lebenslagen.

Katecholamine fördern nicht nur bewusste Aktivitäten wie Gehen, sondern auch unwillkürliche Bewegungen wie Gestikulieren,[120] die ebenfalls eine beträchtliche Menge Energie verbrauchen und dem Schlankheitssystem sehr bei seiner Arbeit helfen können.

Was verringert unseren Bewegungsdrang?

Unsere Körperchemie, die weitgehend über unser Aktivitätsniveau bestimmt, ist zu einem großen Teil genetisch festgelegt; wie viel Energie unser Körper erzeugt, hängt jedoch auch von anderen Faktoren ab. Dazu gehören Stoffwechselstörungen, Unausgewogenheiten im Hormonhaushalt und ein Mangel an essentiellen Nährstoffen. Die meisten Menschen, die nicht an einer Hormonschwäche oder -unausgewogenheit leiden, ahnen gar nicht, welchen Einfluss unsere Hormone auf unseren Bewegungsdrang ausüben. Müdigkeit und Antriebsschwäche sind die verbreitetsten Anzeichen einer Hormonstörung und treten üblicherweise bei Menschen mit Vitamin- oder Mineralstoffmangel auf.

Aus demselben Grund verhindert eine Schädigung der Körperstruktur, die mit Bewegung zu tun hat – egal, in welchem Bereich: angefangen bei den die Muskeln stimulierenden Nerven, bis hin zu verletzten Muskelfasern –, dass wir Kalorien in Aktivität umwandeln. Da der Körper etwa 25 Prozent der aus der Nahrung gewonnenen Energie durch Bewegung verbraucht, wirkt sich eine eingeschränkte Bewegungsfähigkeit infolge von Behinderungen oder Krankheiten mit ziemlicher Sicherheit auf das Gleichgewicht insgesamt aus, und damit steigt auch die Wahrscheinlichkeit einer Gewichtszunahme.

Warum unsere Energie während einer Diät drastisch sinken kann

Ebenso, wie unser Körper seinen Appetit an veränderte Umstände anpasst und umstellt, kann er auch seinen Energiepegel verändern und auf diese Weise den Umfang an körperlicher Aktivität steuern.

Schwankungen im Energiepegel machen sich besonders dann bemerkbar, wenn Sie, um abzunehmen, rigoros die Nahrungzufuhr reduzieren. Bei Verknappung der Nährstoffe wird sich der Körper hüten, die geringen Ressourcen für nicht lebensnotwendige Aktivität zu vergeuden, sondern sie ausschließlich für den Erhalt der lebenswichtigen Systeme einsetzen.

Das mit strengem Fasten einhergehende Gefühl von Müdigkeit und Energiemangel ist somit ein natürlicher Schutzmechanismus, der verhindern soll, dass Sie sich unter diesen Umständen verausgaben – der Körper kompensiert die Mangelernährung mit einer Senkung des Energiepegels, so dass Sie sich weniger bewegen. Um Energie zu sparen, verringert sich auch die Zahl unwillkürlicher Bewegungen (Gestikulieren).

So lässt sich erklären, weshalb Crash-Diäten nur selten funktionieren: Der Körper versucht instinktiv, sich vor einem plötzlichen Gewichtsverlust zu schützen, indem er den Bewegungsdrang drastisch verringert. Und wenn Sie sich trotz reduzierter Nahrungszufuhr zu anstrengenden Aktivitäten zwingen, wird Ihnen Ihr Körper durch eine erhebliche Senkung des Energiepegels für den Rest des Tages die Kraft kürzen, die für nicht lebensnotwendige Dinge zur Verfügung steht: Die Müdigkeit zwingt Sie, sich auszuruhen.

Auch wenn Sie versuchen, durch verstärkte körperliche Aktivität abzunehmen, schalten sich die Gewichtskontrollmechanismen des Körpers ein. Wenn Sie beispielsweise mit einem Aerobic-Training von dreißig Minuten täglich beginnen, wird Ihnen die zusätzliche Bewegung zwar garantiert helfen, eine Menge überschüssiges Fett abzubauen und Ihre Muskulatur zu stärken; dennoch werden Sie nicht binnen eines Jahres zwölf Kilogramm Körperfett abgebaut haben: Dies wäre das Äquivalent der Gesamtkalorienmenge, die Sie mit Ihren Aerobic-Übungen in einem Jahr verbrauchen. Der Grund ist, dass Ihre natürlichen Gewichtskontrollmechanismen die gesteigerte Aktivität bis zu einem gewissen Grad kompensieren.

Aus demselben Grund verringert sich der Appetit, wenn wir von einer sehr aktiven beruflichen Tätigkeit zu einer weniger aktiven wechseln.[121] Dieses Kompensationsvermögen des Körpers nennen wir den dynamischen Stoffwechsel.

Ihr Stoffwechsel und das Schlankheitssystem

Abbildung 4 zeigt, wie der Körper aus der Nahrung gewonnene Energie verbraucht.[122] Wie Sie sehen, wird nur ein Viertel der täglichen Nahrungszufuhr in körperliche Bewegung umgewandelt, ein weiteres Viertel wird von hormonell gesteuerten Prozessen verbraucht wie zum Beispiel der Aktivität der Katecholamine. Am meisten Energie fordert jedoch der Grundumsatz des Körpers. Der Metabolismus spielt also eine bedeutende Rolle bei

Abbildung 4:   Energieverbrauch der verschiedenen Körpersysteme

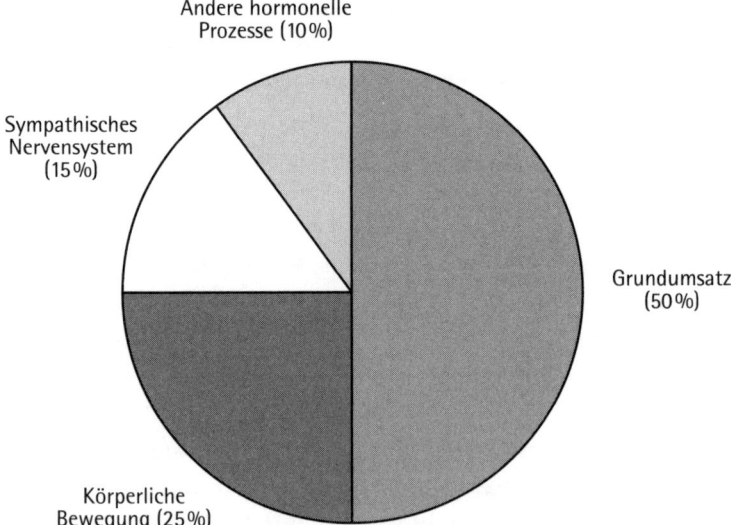

der Gewichtskontrolle, und es ist wichtig, dass wir uns über seine Funktionsweise klar werden.

Stoffwechsel ist der gängige Ausdruck für die unzähligen Reaktionen, die in unserem Körper ablaufen, wenn Nahrung in Fett oder Energie umgewandelt wird. Allein die Aufrechterhaltung lebensnotwendiger Funktionen verbraucht etwa die Hälfte der Energie, die wir täglich verbrennen. Die Geschwindigkeit des Stoffwechsels, der so genannte Grundumsatz, ist bei jedem unterschiedlich und kann individuell stark variieren.[123] Von zwei Personen, die gleich groß sind und dasselbe Verhältnis von Muskelmasse und Fett aufweisen, wird diejenige mit dem höheren Grundumsatz mehr Kalorien verbrennen als die andere. Das heißt, um ihr Gewicht zu halten, braucht die Person mit dem langsameren Stoffwechsel weniger Nahrung als die andere mit dem höheren Grundumsatz.

Was entscheidet nun darüber, ob Sie Fett schnell oder langsam verbrennen? Es sind die Hormone! Hormone beziehungsweise der Hormonmangel beeinflussen die Stoffwechselgeschwindigkeit ganz erheblich. So kann ein Übermaß an Schilddrüsenhormon den Grundumsatz verdoppeln und zu Gewichtsverlust führen, während zu wenig Schilddrüsenhormon die Stoffwechselgeschwindigkeit um mehr als die Hälfte verlangsamen und damit eine Gewichtszunahme verursachen kann.

Sie sehen, die Geschwindigkeit beziehungsweise die Effizienz unserer Hormone spielt also eine sehr wichtige Rolle bei der Festlegung Ihres Sollgewichts.

Die Grundlagen eines effizienten Fettstoffwechsels

Die Hormone unterliegen einem natürlichen Rhythmus, der die Abfolge der Stoffwechselreaktionen so regelt, dass der Gesamtprozess mit größtmöglicher Effizienz abläuft. Fehlt ein bestimmtes Hormon oder ein bestimmter Nährstoff, wird der Rhythmus gestört, die Reaktionen sind beeinträchtigt.

Damit das System Höchstleistung bringt, müssen wir also sicher stellen, dass wir unserem Stoffwechsel alle wichtigen Nährstoffe zuführen, die er braucht. Wir müssen ihn mit genügend Vitaminen und Mineralstoffen versorgen, die als Katalysatoren für die Millionen von Reaktionen im Körper dienen.

Einzelheiten über Nährstoffe und Ergänzungsmittel, die Ihren Stoffwechsel in Schwung bringen, lesen Sie in Kapitel 13, »Reparieren und revitalisieren Sie Ihr natürliches Schlankheitssystem«. Vorerst ist nur wichtig, dass Ihnen bewusst ist, wie wichtig ein ausgewogener Stoffwechsel ist, wenn Sie abnehmen und Ihr Gewicht halten wollen.

Wie wir überschüssige Fettdepots verbrennen

Die Hormone, die den Stoffwechsel regulieren, steuern auch die Geschwindigkeit des Fettstoffwechsels, und auch bei diesem Prozess spielen die Katecholamine die bedeutendste Rolle. Sie sind wesentlich für die Verbrennung von Körperfettdepots – ohne sie wären wir einfach nicht in der Lage, Fett abzubauen.

Auch bei der Regulierung der Körpertemperatur werden große Mengen Fett abgebaut. Der Prozess der Wärmeerzeugung, die so genannte Thermogenese, zielt darauf ab, den Körper bei sinkender Temperatur warm zu halten, sorgt aber auch für die Verbrennung von Nahrungsüberschuss, indem er die Körpertemperatur über das normale Niveau ansteigen lässt.[124] So werden Nahrungs- oder Fettdepots in Wärme umgewandelt, die wiederum schnell dispergiert.

Insbesondere Kohlenhydrate kurbeln die Wärmeproduktion an: Diese Erfahrung werden auch Sie schon gemacht haben, wenn Ihnen nach dem Verzehr kohlenhydratreicher Speisen warm wurde. Sie setzen Katecholamine frei und sorgen dafür, dass ein

Überschuss an Kohlenhydraten nicht als Fett angelagert, sondern abgebaut wird.

So sind die mit der Entwicklung neuer Schlankheitspillen befassten Forscher hauptsächlich bestrebt, die Thermogenese im Körper zu erhöhen, so dass mehr Nahrung und überschüssiges Fett in Wärme umgesetzt werden. Das Traurige daran: Bei einem gut funktionierenden Schlankheitssystem ließe der Körper diese Vorgänge automatisch ablaufen und hätte keinerlei Medikamente nötig.

Was spielt sich bei einer Diät im Stoffwechsel ab?

Herkömmliche Diäten beruhen auf der Vorstellung, dass eine bestimmte Menge Nahrung einen bestimmten Kalorienwert hat und dass wir abnehmen, wenn wir die Nahrungszufuhr reduzieren. Unser dynamischer Stoffwechsel bedeutet jedoch, dass der Körper ziemlich schnell auf die eingeschränkte Kalorienzufuhr reagiert, indem er die Umwandlung von Nahrung in Wärme verlangsamt. Damit spart er Energie, was wiederum zur Folge hat, dass er längere Zeit mit wenig Essen auskommt.

Es handelt sich hier um einen grundlegenden Überlebensmechanismus, der (unter anderem) schwangere und stillende Frauen in den ärmeren Ländern schützt: Um das Baby nicht verhungern zu lassen, sorgt der Körper der Mutter dafür, dass keine Energie verschwendet wird. Dieser Mechanismus funktioniert so gut, dass selbst Mütter, die anstrengende körperliche Arbeit leisten müssen, genügend Milch produzieren, um ihr Kind zu stillen.[125]

Wenn das Schlankheitssystem richtig arbeitet, passiert im Idealfall dasselbe in umgekehrter Richtung, nämlich wenn Sie zu viel essen: Dann erhöht sich die Geschwindigkeit, mit der Körperwärme erzeugt wird, bis die gesamte überschüssige Nahrung abgebaut ist.

Der dynamische Stoffwechsel ist die Erklärung dafür, weshalb eine Diät, bei der lediglich die Nahrungsaufnahme reduziert wird, langfristig keinen Erfolg hat. Der Körper bemüht sich, sein Sollgewicht wieder herzustellen, und das nicht nur während der Diät, sondern auch danach. Weniger Essen allein verändert den Setpoint nicht, sondern bewirkt lediglich eine bessere Nahrungsverwertung.

Kurzfristig können Sie zwar abnehmen, doch sobald Sie die Diät beenden, wird Ihr Körper alles tun, um die erlittene Hungerphase zu kompensieren, und am Ende wiegen Sie wieder mindestens so viel wie vorher.

Inzwischen ist Ihnen sicher klar, dass Sie nie abnehmen werden, wenn Sie sich nur an herkömmliche Diäten halten. Dies bestätigen die Erfahrungen der letzten fünfzig Jahre: Falls konventionelle Diäten wirksam wären, müsste es ja – nachdem jeweils ein so großer Teil der Bevölkerung laut eigener Aussage Diät hält – viel weniger dicke Menschen geben!

Übergewichtige haben einen weniger effizienten Stoffwechsel

Wenn Sie tatsächlich weniger essen als die Schlankeren in Ihrem Umkreis, wird es Sie nicht überraschen, dass Übergewichtige offensichtlich über einen weniger effizienten Stoffwechsel verfügen. Dieselbe Nahrungsmenge, mit der Schlanke ihr Gewicht ohne Weiteres halten, lässt Übergewichtige noch dicker werden. Noch unfairer ist, dass Übergewichtige darüber hinaus für die Ausführung einer ganzen Reihe von Körperfunktionen verhältnismäßig weniger Energie verbrauchen.

Aus verschiedenen Studien geht hervor, dass bei Übergewichtigen eine grundlegende Funktionsstörung im wichtigsten Teil des körpereigenen Schlankheitssystems vorliegt, nämlich dem sympathischen Nervensystem.[126] Personen mit einem zu

wenig aktiven SNS neigen zu größerem Appetit, besonders auf
fetthaltige Speisen, denn sie schütten weniger Fett verbrennende
Katecholamine aus. Auch erzeugen sie weniger Wärme zur Aufrechterhaltung der Körpertemperatur.[127] Anscheinend verbrauchen sie bei derselben Menge an körperlicher Aktivität sogar
weniger Energie als von Natur aus schlanke Menschen.[128] Dies
führt natürlich zu einem Energie-Ungleichgewicht, da weit mehr
Kalorien zugeführt als verbraucht werden. Der Überschuss wird
dann in Form von Fettdepots abgelagert.

Übergewichtige bauen auch vorhandene Fettdepots langsamer ab

Nur wenn das SNS ordnungsgemäß funktioniert, kann Fett im
Gewebe abgebaut werden. Die geringere Aktivität des SNS bei
Übergewichtigen bedingt jedoch eine langsamere Aufspaltung
des abgelagerten Fetts.

Nachdem also weniger Fett als Energiereserve zur Verfügung
steht, erzeugen Übergewichtige nach einer Mahlzeit oder bei sinkender Umgebungstemperatur weniger Hitze. Da sie die Körperwärme nicht so stark erhöhen können wie Schlanke, verbrauchen
sie weniger überschüssiges Körperfett, so dass ihre Körpertemperatur immer niedriger bleibt, sie selbst immer dicker werden. Der
Übergewichtige kann also seine Fettdepots nicht aktiv mobilisie-
ren und verbrauchen, und deshalb wachsen sie ständig weiter.

Selbst wenn eine konventionelle Diät, das heißt die Einschränkung der Nahrung auf die eine oder andere Weise, vorübergehend das Gewicht reduziert, ändert dies nichts an der grundsätzlich ungenügenden Aktivität des SNS, so dass sich der Kampf
gegen überschüssige Pfunde ein Leben lang fortsetzt.

Trotzdem brauchen Sie nicht zu verzweifeln. Es gibt durchaus
einen Weg, Schlankheitssystem und SNS wieder anzukurbeln, so
dass Ihr Setpoint und damit Ihr Körpergewicht wieder sinken.

Viele der toxischen Substanzen, mit denen wir in Berührung kommen, schädigen nicht nur das Schlankheitssystem, sondern greifen auch gezielt das SNS an,[129] was wiederum dazu führen kann, dass das Sollgewicht steigt. Je geringer der Kontakt mit diesen Chemikalien ist, desto eher lässt sich das Schlankheitssystem revitalisieren, bis es wieder normal funktioniert.

Übergewichtigen fehlen bestimmte Vitamine und Mineralstoffe

Es gibt noch einen weiteren wesentlichen Unterschied zwischen Übergewichtigen und Schlanken: Im Vergleich zu Normalgewichtigen besteht bei Übergewichtigen häufig ein erheblicher Mangel an bestimmten Vitaminen und Mineralstoffen. Eine ausreichende Kalorienzufuhr bedeutet noch lange nicht, dass auch die Versorgung mit Vitaminen und Mineralstoffen ausreicht. Ganz im Gegenteil – je dicker Sie sind, desto größer ist die Wahrscheinlichkeit, dass Sie unter einem Mangel leiden.[130]

Und genau die Vitamine und Nährstoffe, die den Übergewichtigen fehlen, spielen eine wesentliche Rolle beim Fettstoffwechsel.[131] Ein Nährstoffmangel hindert Sie nicht nur daran, wirksam abzunehmen, sondern es beginnt ein Teufelskreis, der Ihr gesamtes System in seiner Funktionsfähigkeit einschränkt.

Wenn ich länger als einen Tag keine Vitamine einnehme, verspüre ich schon am Abend danach eine wachsende Müdigkeit. Damit gibt mir mein Stoffwechsel zu verstehen, dass er nicht alles bekommen hat, was er benötigt, um ausreichend Energie zu produzieren, damit mein Körper seine volle Leistung erbringen kann. Und wenn die Müdigkeit unseren Bewegungsdrang hemmt und uns inaktiv werden lässt, ist die Aussicht gering, dass Nahrungsüberschüsse abgebaut werden.

An welchen Nährstoffen herrscht Mangel?

Welche Vitamine und Mineralstoffe sind nun ausschlaggebend? Bei allen Studien, die ich gelesen habe, war immer wieder von den Vitaminen A, B, C und E sowie von den Mineralien Zink und Magnesium die Rede. Tatsächlich ergaben Untersuchungen, dass mit zunehmendem Gewicht auch die Wahrscheinlichkeit einer Unterversorgung mit den Vitaminen A, C und E sowie den Vitaminen der B-Gruppe steigt.

Bei einer Studie mit stark übergewichtigen Frauen ergab sich bei 58 Prozent der Testpersonen ein Vitamin-C-Mangel, während unter den normalgewichtigen Frauen nur bei geringen 3 Prozent ein Mangel festzustellen war.[132] Eine Studie mit übergewichtigen Jungen ergab eine um 50 Prozent niedrigere Blutkonzentration der Vitamine A und E als bei normalgewichtigen Jungen.[133]

Wie wichtig diese Vitamine für unser Schlankheitssystem sind, erhärtet eine andere Studie, bei der sich herausstellte, dass dicke Frauen, die drei Mal täglich jeweils ein Gramm Vitamin C einnahmen, ohne irgendeine Diät im Schnitt zweieinhalb Kilogramm Gewicht verloren.[134]

Dies lässt vermuten, dass bei Übergewichtigen, aus welchem Grund auch immer, tendenziell ein erheblicher Mangel an bestimmten Nährstoffen besteht, die wiederum für das reibungslose Funktionieren des Schlankheitssystems von wesentlicher Bedeutung sind. Damit könnte einer der Gründe für Übergewichtigkeit darin bestehen, dass den Betroffenen genau die stoffwechselfördernden Nährstoffe fehlen, weil sie entweder zu schnell abgebaut oder nicht in ausreichender Menge mit der Nahrung aufgenommen werden, oder beides zugleich.

Das Problem ist weiter verbreitet, als man denkt. Schätzungen zufolge leiden weltweit zwei bis drei Milliarden Menschen – von denen viele übergewichtig sind – unter einem Mangel an mindestens einem Vitamin oder Mineralstoff.[135] Wenn Sie die entspre-

chenden Vitaminpräparate einnehmen, versetzen Sie Ihr Schlankheitssystem vielleicht zum ersten Mal überhaupt in die Lage,
ordnungsgemäß zu funktionieren.

Ein Mangel an bestimmten Vitaminen und Mineralien könnte zum Teil sogar für die Körperform verantwortlich sein. Am
deutlichsten sind die Hinweise darauf im Zusammenhang mit
Vitamin E. So zeigte sich bei einer von Ohrvall 1993 durchgeführten Studie, dass die Testpersonen einen umso größeren Bauchumfang aufwiesen, je geringer der Vitamin-E-Spiegel im Blut
war.[136]

Eine andere Studie beschäftigte sich mit der Fettablagerung
am Bauch bei indischen Männern und kam zu folgendem Ergebnis: Je mehr Bauchfett gemessen wurde, desto niedriger war die
Konzentration von Vitamin E, Vitamin C, Magnesium und Zink
im Blut.[137] Das ist eigentlich eine sehr gute Nachricht, denn einem Vitamin- und Mineralstoffmangel können Sie leicht abhelfen, indem Sie entsprechende Ergänzungsmittel einnehmen.

Jetzt wissen Sie also, dass Sie Ihren Körper mit allen Nährstoffen versorgen müssen, die er braucht, damit Ihr Schlankheitssystem auf Höchstleistung arbeitet (siehe Kapitel 15).

Setzen Sie Ihr natürliches Schlankheitssystem ein

In diesem Kapitel ging es mir darum, Ihnen zu zeigen, dass
Willenskraft allein nicht die größte Trumpfkarte ist, wenn Sie
abnehmen wollen. Der wichtigste Faktor ist ein gesundes, effizientes Schlankheitssystem, denn wie wir gesehen haben, wird
jeder Versuch, durch bloße Einschränkung der Nahrungszufuhr
abzunehmen, vom Körper konterkariert, der den auferlegten Mangel mit allen Mitteln bekämpft: Der Appetit steigt, man bewegt
sich weniger, Kalorien werden langsamer verbrannt. Der Körper
versucht die wenige Nahrung, die er erhält, so vollständig auszuwerten, als hinge sein Leben davon ab – was bei unseren Vor

fahren vor Millionen von Jahren zweifellos die beste Strategie war!

Die einzig wirksame Methode für alle, die abnehmen und ihr Gewicht auf Dauer halten wollen, besteht darin, mit dem Körper zusammenzuarbeiten, statt ständig gegen ihn zu kämpfen.

Im nächsten Kapitel werden wir erfahren, wie toxische Substanzen das natürliche Schlankheitssystem des Körpers vergiftet haben. Dies sind völlig neue, bahnbrechende Erkenntnisse, die noch nie zuvor in einem Buch veröffentlicht wurden und ein ganz neues Licht auf das Problem des Übergewichts werfen. Wenn wir uns klar machen, auf welche Weise chemische Substanzen uns beeinträchtigen, können wir nicht nur künftige Schäden verhindern, sondern auch unser natürliches Schlankheitssystem wiederherstellen.

5.
Wie chemische Substanzen uns dick machen

*Weshalb eine Diät ohne Entgiftung immer
fehlschlagen wird*

Wahrscheinlich merken Sie nichts davon, doch in Ihrem Körper
tobt ein Krieg. Auch während Sie dies lesen, führen synthetische
Chemikalien einen zunehmend einseitigen Kampf gegen Ihr
natürliches Schlankheitssystem: Nach der Zahl übergewichtiger
Menschen zu urteilen, scheinen die Chemikalien sogar spielend
zu gewinnen.

Überwältigend viele Anzeichen sprechen dafür, dass die Mehrzahl dieser hochgiftigen Substanzen unser natürliches Gewichtskontrollsystem zerstören können, und anscheinend sind wir den
Chemikalien heute in einem Ausmaß ausgesetzt, dass genau dies
eintritt. Damit wir den Kampf gegen die toxischen Stoffe gewinnen, und zwar möglichst endgültig, müssen wir uns besser ver-
teidigen und gegen künftige Angriffe wappnen: Darum geht es
in diesem Kapitel.

Sie erfahren nun, wie toxische Chemikalien das Schlankheitssystem an allen Fronten attackieren, wie uns die daraus folgenden
Schädigungen zunehmen lassen, wie Chemikalien unsere Körperform verändern, warum wir mit herkömmlichen Diäten nur noch
dicker werden und vor allem: weshalb es nötig ist, unsere Ernährung angesichts der neuen Umwelt, in der wir leben, grundlegend
umzustellen.

Auch dieses Kapitel ist sehr detailliert, doch wenn Sie es gelesen haben, werden Sie verstehen, weshalb ich mich mit diesen
Fragen so ausführlich beschäftigt habe.

Also fassen Sie Mut! Wenn Sie zunehmen, ist das nicht einfach eine Frage der Willensschwäche, Gefräßigkeit und Trägheit,

sondern zum größten Teil liegt es daran, dass Ihr Körper mit den Giftstoffen in der Nahrung und aus der Umwelt nicht mehr fertig wird. Sobald Sie eine klare Vorstellung davon haben, was genau vor sich geht, sind Sie schon auf dem besten Weg, das Problem in den Griff zu bekommen. Glauben Sie mir bitte: Es gibt ein Licht am Ende des Tunnels! Wenn Sie dieses Buch gelesen haben, werden Sie Ihrem Wunschgewicht schon einen Schritt näher sein.

Warum ist unser Schlankheitssystem eines der bevorzugten Ziele für die gut gerüsteten Eindringlinge?

Dass toxische Chemikalien eine ganze Reihe von Körpersystemen schädigen können, ist bekannt. Aus mehreren Gründen reagiert jedoch unser Schlankheitssystem auf chemisch bedingte Schäden empfindlicher als unsere übrigen Körpersysteme.

Dies liegt daran, dass das Körpergewebe, aus dem unser Schlankheitssystem hauptsächlich besteht – Gehirn, Drüsen und Fettgewebe – viel Fett enthält und recht gut mit Blut versorgt wird: Genau diese Eigenschaften bringen leider auch eine größere Anfälligkeit für Giftstoffe mit sich. Der Grund dafür: Viele toxische Chemikalien sind hochgradig fettlöslich. Deshalb stürzen sie sich, kaum sind sie in den Blutkreislauf eingedrungen, schnurstracks auf die fetthaltigen Regionen unseres Körpers – die zentralen Bestandteile des Schlankheitssystems geben also eine prächtige Zielscheibe für diese Chemikalien ab.

Hinzu kommt, dass unser Gehirn und unsere Hormon ausschüttenden Drüsen zu den Körperorganen mit der besten Blutversorgung gehören und folglich auch den im Blut kursierenden Toxinen am stärksten ausgesetzt sind.[138]

Somit konzentrieren sich die giftigsten und nachhaltigsten synthetischen Chemikalien in den empfindlichsten und anfälligsten Teilen unseres Schlankheitssystems. Es ist also kein Wunder, dass das Schlankheitssystem als eines der ersten Körpersysteme chemisch bedingte Schäden davonträgt.

Nachdem wir jetzt wissen, weshalb unser Schlankheitssystem besonders anfällig reagiert, müssen wir uns mit der Frage befassen, worin die Schädigung besteht. Wenden wir uns noch einmal den vier Hauptbestandteilen des Schlankheitssystems zu und sehen wir uns an, wie der Dickmachereffekt im Einzelnen zustande kommt.

Gehirn- und Nervenschäden

Alles, was wir sind und was wir tun, bestimmt unser Gehirn. Es steuert sämtliche Körperfunktionen, also auch unser Essverhalten und das Gewicht. Es regelt unseren Appetit und unseren Stoffwechsel. Darüber hinaus setzt es das Sollgewicht des Körpers fest.

Leider reagiert das Gehirn extrem empfindlich auf alle Arten chemischer Giftstoffe, nicht nur wegen seines hohen Fettgehalts und der ausgezeichneten Blutversorgung, sondern auch, weil es schlechter als die meisten anderen Körperteile mit bestimmten Toxinen fertig wird.[139] Dazu kommt, dass sich, im Unterschied zu anderem Gewebe, Gehirnzellen größtenteils nicht selbst regenerieren können.

Hier ein Beispiel, wie gefährlich Chemikalien für unser Gehirn sind: Eine der Eigenschaften, die bestimmte synthetische Chemikalien zu »guten« Pestiziden macht, ist die Fähigkeit, auf das Nervensystem einzuwirken und die Funktion bestimmter Gehirnregionen zu lähmen.[140] Viele Pestizide in unserer Nahrung üben auf uns höchstwahrscheinlich eine ähnliche Wirkung aus wie auf Insekten. Brutal ausgedrückt: Viele Chemikalien, die absichtlich unseren Lebensmitteln zugesetzt werden, könnten sich wie kleine Dosen Nervengift auf unser Gehirn auswirken.

Hormone als »Fettkontrolleure«

Vor nicht allzu langer Zeit war in den Medien viel die Rede von einer Reihe synthetischer Substanzen mit mutmaßlich Hormon verändernden Eigenschaften: Es heißt, sie ahmten die Wirkung von Sexualhormonen nach und verursachten damit den so genannten »*gender-bending*-Effekt«. Gender-bending bedeutet, dass es zu ungeplanten Veränderungen in der Geschlechtsentwicklung und im sexuellen Verhalten kommt.

Doch *gender-bending* ist nicht das einzige Problem infolge hormoneller Störungen: Es können sich auch sämtliche Hormone, die an der Gewichtskontrolle beteiligt sind, derart verändern, dass sie eine unmäßige Gewichtszunahme begünstigen.

Bei meinen Recherchen wurde mir bald klar, dass – zusätzlich zu den meisten übrigen synthetischen Chemikalien, mit denen ich mich beschäftigte – praktisch alle Pestizide in unserer Nahrung auf mindestens eines der an der Gewichtskontrolle beteiligten Hormone eine signifikante Wirkung ausüben.

Genauer gesagt, diese Substanzen lassen die Konzentration gewichtsfördernder Hormone wie Insulin und Steroide steigen,[141] während der Spiegel der schlankheitsfördernden Hormone wie Schilddrüsenhormone, Sexualhormone, Wachstumshormone und Katecholamine sinkt.[142]

Besonders betroffen sind unsere natürlichen schlankheitsfördernden Hormone, die Katecholamine

Von allen Hormonen, die durch chemische Substanzen in Mitleidenschaft gezogen werden, stehen die Katecholamine, unsere

wertvollsten schlankheitsfördernden Hormone, anscheinend am
stärksten unter Beschuss: Unter dem Einfluss von Toxinen sinkt
die Katecholaminkonzentration nicht nur bei Tieren, sondern
auch beim Menschen.

Zum Beispiel ergab eine Studie über die Mitarbeiter einer
Pestizidfabrik, in der Organochlorine, Organophosphate und Carbamate hergestellt wurden, bei den Arbeitern der Fabrik eine um
mindestens 40 Prozent geringere Katecholaminsekretion im Blut
als bei einer Vergleichsgruppe.[143]

Dies lässt sich zum Teil damit erklären, dass die Nebenniere,
die für die Ausschüttung großer Mengen schlankheitsfördernder
Katecholamine zuständig ist, als die für chemisch induzierte
Toxizität anfälligste Drüse gilt.[144] Wenn nun so viel weniger Kate-
cholamine erzeugt werden, ist es dann ein Wunder, dass wir die
Fähigkeit verlieren, schlank zu bleiben?

Die Körperstruktur

Um überschüssige Nahrung abzubauen, muss die Grundstruktur
unseres Körpers insgesamt in gutem Zustand sein. Leider wirken
viele chemische Substanzen direkt toxisch auf große Teile der
körperlichen Grundstruktur. Außerdem hemmen sie unter Umständen die Produktion von körpereigenem Eiweiß, was die struk-
turellen Schäden noch vergrößert.

Ein erheblicher Teil unserer Körperstruktur, vor allem das zu
unserem Schlankheitssystem gehörende Gewebe, besteht aus
eiweißreichen Verbindungen in Form von Hormonen, Enzymen,
Mitochondrien und Muskeln, so dass chemisch bedingte Schäden beträchtliche Folgewirkungen für die Leistungsfähigkeit des
gesamten Schlankheitssystems haben.

Ein Beispiel: Eine Studie ergab, dass Schäfer, die ihre Schafe
zur Abtötung von Parasiten mit Organophosphat-Lösungen behandeln, eine schwächere Wadenmuskulatur hatten als Stein-

brucharbeiter, die nicht minder hart arbeiten, jedoch nicht mit Organophosphaten in Berührung kommen.[145] Man nimmt an, dass die gut dokumentierte Schwächung der Muskulatur auf folgende Weise eintritt: Zum einen werden die muskelstimulierenden Nerven geschädigt oder zerstört, so dass der Muskel weniger benutzt wird und atrophiert. Zum anderen können die toxischen Substanzen die Muskelfasern selbst direkt schädigen, ebenso die Energie erzeugenden Mitochondrien in jeder Muskelzelle. So schrumpft der Muskel schließlich, und die Energie nimmt ab.[146]

Außerdem tritt rascher eine Ermüdung ein, und der Muskeltonus lässt nach. Muskelschwäche und allgemeine Mattigkeit sind die verbreitetsten Symptome einer chemischen Vergiftung.[147] Und Sie können sich vorstellen, dass Sie auch kein überschüssiges Körperfett verbrennen, wenn Ihnen nicht nach Bewegung zumute ist.

Ist die Muskelvergiftung bereits fortgeschritten, werden Sie unter Umständen so müde, dass Sie nicht einmal mehr Lust haben, aufzustehen, geschweige denn spazieren zu gehen – ich spreche aus eigener Erfahrung: In meinem Fall war die chemisch induzierte Muskelvergiftung allerdings diätbedingt. In Kapitel 14 werde ich Ihnen von dieser schlimmen, gottlob ausgestandenen Erfahrung erzählen.

Synthetische Chemikalien entziehen dem Körper »schlankeitsfördernde« Nährstoffe

Damit unser natürliches Schlankheitssystem einwandfrei funktioniert, müssen wir ihm alle dafür erforderlichen Stoffe zuführen, die der Körper nicht selbst herstellen kann. Dazu gehören Vitamine, Mineralstoffe, Proteine und bestimmte essenzielle Fettsäuren. Ein Mangel an einem dieser Nährstoffe kann sich auf die Leistungsfähigkeit des gesamten Schlankheitssystems auswirken.

Auch hier spielen synthetische Chemikalien eine zerstöre-
rische Rolle. Anscheinend beeinträchtigen sie die Fähigkeit des
Körpers, Nährstoffe aus Lebensmitteln zu absorbieren. Darüber
hinaus können sie empfindlichere Nährstoffe auch direkt zerstören, die Produktion wichtiger körpereigener Nährstoffe unterbinden und den Verbrauch von Nährstoffen, sogar die Ausscheidung von Nährstoffen beschleunigen.[148]

Insgesamt ziehen die toxischen Substanzen also einen Nährstoffmangel nach sich. Am meisten sind davon die Antioxidantien betroffen und insbesondere die Vitamine C und E. Wenn
toxische Chemikalien das Gewebe schädigen, entstehen freie
Radikale, die der Körper mit Antioxidantien binden muss, damit
sie nicht noch mehr Schäden anrichten. Dies könnte den sprunghaft gestiegenen Bedarf an Antioxidantien erklären.[149]

Die Chemikalien scheinen unserem Schlankheitssystem also
eine Reihe von Nährstoffen zu entziehen, ohne die es nicht funktionieren kann. Und wenn das Schlankheitssystem nicht seine
volle Leistung erbringt, werden wir höchstwahrscheinlich zunehmen.

Unser Bedarf an bestimmten Nährstoffen nimmt ständig zu

Da sich in unserem Körper und in unserer Umwelt immer mehr
synthetische Substanzen anreichern, ist auch unser Bedarf an
bestimmten Nährstoffen auf ein bisher unerreichtes Niveau gestiegen. Bestimmte Nährstoffe benötigen wir heute in Mengen,
die weit über den empfohlenen Richtlinien liegen – bei deren
Festsetzung noch niemand an chemisch verursachte Schäden
dachte.

Demgegenüber befindet sich unsere tatsächliche Nährstoffzufuhr höchstwahrscheinlich auf dem niedrigsten Stand aller
Zeiten, was die Situation natürlich noch verschlimmert. Wir neh-

men heute nur noch einen Bruchteil der Nährstoffe auf, wie es
vor etlichen tausend Jahren die Regel war. Und selbst wenn wir
viele nährstoffreiche Lebensmittel zu uns nehmen, ist unser Bedarf an bestimmten Vitaminen derart gestiegen, dass es uns beim
besten Willen nicht mehr möglich ist, uns die erforderliche Menge allein durch die Nahrung zuzuführen.[150]
Zum Glück lässt sich hier Abhilfe schaffen. Durch die Einnahme der entsprechenden Ergänzungsmittel können wir den
Körper mit allen Nährstoffen versorgen, die seine lebenserhal-
tenden Systeme sowie sein Schlankheitssystem benötigen und
ihm dabei helfen, potenzielle chemisch verursachte Schäden zu
bekämpfen. Die empfohlenen Nährstoffe samt Dosierung finden
Sie in Kapitel 15.

Wie chemische Substanzen den Appetit steigern

Wie im letzten Kapitel erwähnt, wird der Appetit durch Hormone reguliert. Es ist also kein Wunder, dass umgekehrt auch hor-
monschädigende toxische Chemikalien unseren Appetit unter
Umständen stark beeinflussen.[151]
Chemikalien können das im Normalfall ausgeglichene Verhältnis zwischen der vom Körper benötigten und der tatsächlich
verzehrten Nahrungsmenge stören. Dann wächst der Appetit, und
wir essen mehr, als unser Körper braucht.
Appetitsteigerung ist einer der Hauptgründe, weshalb gewisse
synthetische Chemikalien nicht nur als Wachstumsförderer bei
Tieren, sondern auch zur medizinisch indizierten Gewichtszunahme bei Menschen eingesetzt werden, und ist mit ein Grund, weshalb bestimmte Arzneimittel wie Steroide und Antihistamine als
Nebenwirkung eine Gewichtszunahme nach sich ziehen.[152] Fragen Sie jemanden, der auch nur über einen kurzen Zeitraum Kor-
tison einnehmen musste, und er wird Ihnen von Gewichtszunahme und Heißhunger auf Kohlenhydrate berichten.

Nachdem Hormone wie Katecholamine und Steroide nicht nur den Appetit an sich, sondern darüber hinaus das Verlangen nach fett- und zuckerhaltigem Essen regulieren, stellen sich solche Gelüste ein, sobald der entsprechende Hormonspiegel sinkt. Vielleicht erklärt dies die enorme Beliebtheit von Fast Food, das die Kriterien fett- und zuckerhaltig vollkommen erfüllt. Wenn wir nicht täglich gegen diese neuen Bedürfnisse unseres Körpers ankämpfen, bringt uns die chemisch bedingte Schädigung dazu, mehr zu essen, als wir benötigen. Und natürlich brauche ich Ihnen nicht zu sagen, dass wir davon früher oder später dicker werden.

Chemisch bedingte Schäden und eingeschränktes Bewegungsvermögen

Wie schon des Öfteren erwähnt, schwächen synthetische Chemikalien unsere Vitalität und ziehen damit eine beträchtliche Einschränkung unserer Beweglichkeit nach sich. Als ich mit meinen Recherchen zu diesem Thema anfing, hätte ich nie erwartet, auf Belege für eine so umfassende Schädigung zu stoßen, die sämtliche Aspekte der Muskelfunktion tangiert.

Nicht nur schwinden Muskeltonus und Muskelmasse, sondern es lässt auch unser Bewegungsdrang nach. Und hier kommen wieder die Katecholamine ins Spiel. Sie steuern nicht nur den Appetit, sondern beeinflussen auch Energie und Vitalität. Eine niedrigere Katecholaminsekretion führt also nicht nur dazu, dass wir uns nicht mehr so gerne und daher nicht mehr so viel bewegen, sondern lässt wahrscheinlich auch die unwillkürlichen Bewegungen abnehmen, deren wir uns normalerweise gar nicht bewusst sind.[153] Der Gesamteffekt ist wie eine chemische Keule.

Was die Sache noch schlimmer macht: Chemisch geschädigte Muskeln sind wahrscheinlich weniger in der Lage, Nährstoffe in Energie umzuwandeln,[154] wodurch die Fähigkeit, Kalorien abzubauen, noch weiter nachlässt. Die Beeinträchtigung der Beweglichkeit hat gravierende Auswirkungen auf das Gewicht, denn schließlich ist Bewegung für den Körper eines der wichtigsten Ventile für überschüssige Kalorien.

Sie brauchen trotzdem nicht zu verzweifeln. Es ist durchaus nicht abwegig, dass Sie wieder zu Ihrem natürlichen Elan zurückfinden, selbst wenn Ihnen momentan aller Schwung abhanden gekommen ist. Wenn Sie sich nach den Anweisungen in diesem Buch richten, können Sie die chemisch verursachten Schäden reparieren und damit nicht nur Ihre Energie und Ihre Unternehmungslust steigern, sondern auch Ihre Kondition.

Wie sich chemisch verursachte Schäden auf den Stoffwechsel auswirken

Der Stoffwechsel gilt als der letzte wichtige Bestandteil unseres Schlankheitssystems. Da unser Metabolismus bei weitem die meiste Energie verbraucht, kann jede noch so geringe Störung beträchtliche Folgen für unser Gewicht nach sich ziehen.

Synthetische Chemikalien können unseren Stoffwechsel in jeder Hinsicht schädigen. Sie verlangsamen die metabolischen Prozesse, indem sie die Konzentration der Stoffwechselhormone verringern, und verursachen einen Mangel an essenziellen Nährstoffen, weil der Körper im Kampf gegen die unerwünschten Eindringlinge einen erhöhten Nährstoffverbrauch hat, und reduzieren damit die verfügbare Energie.[155] Aus diesen Gründen sind sie, wie wir gesehen haben, in der Tiermast so erfolgreich: Weniger Futter hält länger vor. Und damit geht natürlich die Fähigkeit verloren, abzunehmen oder wenigstens das Gewicht zu halten.

Dazu kommt, dass wir bestimmte Nahrungsmittel, zum Beispiel Kohlenhydrate, nicht mehr so gut verarbeiten können.[156]

Das könnte ein Grund dafür sein, weshalb eine kohlenhydrat-reiche Ernährung so leicht zu einer Gewichtszunahme führt. Trotzdem benötigen wir eine gewisse Menge Kohlenhydrate, denn sie regen die Katecholaminausschüttung an und kurbeln damit den Grundumsatz kräftig an. Darüber hinaus spielen Kohlenhydrate eine wesentliche Rolle bei der Ausscheidung toxischer Chemikalien.[157] Ein gemäßigter Konsum von Kohlenhydraten ist also besser als ein kompletter Verzicht darauf.

Chemikalien verhindern den Abbau von Fettdepots

Synthetische Chemikalien beeinträchtigen auch die Fähigkeit, bestehende Fettdepots abzubauen,[158] und dies hauptsächlich auf zweierlei Weise: Erstens produzieren wir weniger Körperwärme,[159] zweitens verringert sich die Menge der Hormone, die für die Freisetzung von Fett aus seinen Depots sorgen.[160]

Offensichtlich ist der durch Chemikalien geschädigte Körper weniger gut in der Lage, die Körpertemperatur zu erhöhen, speziell bei sinkender Umgebungstemperatur. Wer schwer geschädigt ist, weist im Schnitt eine niedrigere Körpertemperatur auf als andere[161] und verbraucht, da er weniger Wärme erzeugt, letztlich weniger Energie.

Wieder ist der sinkende Katecholaminspiegel der Grund, weshalb es nicht gelingt, bestehende Fettdepots in Wärme umzuwandeln: Katecholamine bewirken unter anderem die Freisetzung von eingelagertem Fett.

Hat Fett sich erst einmal abgelagert, können wir es nur schwer wieder loswerden, mehr noch: Es bilden sich immer neue, immer größere Fettdepots, die unser Körper nicht aufzehren kann.

Gewichtskontrolle setzt also nicht nur geregelte Nahrungszufuhr und ein gewisses Quantum an Bewegung voraus, sondern auch das reibungslose Funktionieren verschiedener Körpersysteme, die alle anfällig für toxische Substanzen sind. Sie sehen selbst, dass Ihr Gewicht weit weniger von Ihrer Willenskraft abhängt als vom Zustand Ihres Schlankheitssystems.

Nicht nur schwerer, sondern auch dicker

Es kommt noch schlimmer: Toxische Chemikalien machen uns anscheinend nicht nur schwerer, sondern auch dicker. Mit steigendem Gewicht nimmt auch der Körperfettanteil zu, während gleichzeitig die Muskelmasse geringer wird.[162] Resultat: ein dickerer, zunehmend formloser Körper.

Und es geht noch weiter: Diese Veränderungen können sich auch auf die Haut auswirken. Auch die Haut enthält Muskeln, und der allgemeine Muskelschwund hat also auch negative Folgen für die Festigkeit der Haut, die weicher und schlaffer wird.

Es verschlechtern sich aber nicht nur Zustand und Aussehen der Haut, sondern auch das Ausmaß an Zellulitis nimmt zu, denn die unter der Haut abgelagerten Fettpäckchen verlieren zunehmend an Halt und treten bei dünnerer Haut außerdem stärker hervor.

Weshalb in manchen Familien mehr Gewichtsprobleme auftreten als in anderen

Warum sind wir nicht alle dick, wenn wir doch alle mehr oder minder chemisch verseucht sind, werden Sie nun einwenden. Schließlich ernähren sich die meisten Schlanken von ebenso kontaminierten Lebensmitteln und bewegen sich in derselben kontaminierten Umwelt. Die Antwort lautet, dass nicht nur die Menge der Schadstoffe, denen wir ausgesetzt sind, und unser ernährungsbedingter Zustand eine Rolle spielen, sondern auch unsere individuelle Fähigkeit, Toxine zu verarbeiten.

Jahrelang war man der Ansicht, das bei der Geburt festgelegte Hormongleichgewicht sei unveränderlich. Die Theorie ererbter »Fettleibigkeitsgene« sollte erklären, weshalb Übergewicht in manchen Familien verstärkt auftritt, und es herrschte die verbreitete Überzeugung, wer mit einer genetischen Anlage zum Übergewicht geboren sei, dem bleibe nichts anderes übrig, als sich damit abzufinden.

Heute ist klar, dass sich unsere Körperchemie durch toxische Chemikalien völlig verändern kann. Vielleicht ist die eigentliche familiäre Anlage, die weitervererbt wird, eine erhöhte Anfälligkeit für chemisch bedingte Schäden. Wir wissen bereits, dass hinsichtlich der Fähigkeit des Körpers, bestimmte toxische Stoffe auszuscheiden, in der Bevölkerung eine enorme, genetisch bedingte Variationsbreite existiert.[163] So können zum Beispiel bestimmte ethnische Gruppen Alkohol weniger gut abbauen als andere. Dies erkärt nicht nur, weshalb manche ethnischen Gruppen eher zum Fettansatz neigen als andere, sondern erhöht die Wahrscheinlichkeit, dass auch Menschen mit einer familienbedingten Disposition zum Übergewicht durchaus abnehmen könnten, wenn sie sich von den eingelagerten toxischen Substanzen befreien und künftige Kontakte so weit wie möglich vermeiden.

Weshalb breitet sich die Epidemie so rasend schnell aus?

Wenn Sie zu Abbildung 1 auf Seite 24 zurückblättern, sehen Sie, dass die epidemische Zunahme der Fettleibigkeit ein relativ junges Problem ist. Weshalb breitet sie sich so schnell aus?

Die mit Abstand einleuchtendste Ursache ist die ständige Zunahme der Chemie in unserer Umwelt. Doch es gibt noch weitere potenzielle Gründe, zum Beispiel, dass unsere Kinder bereits frühzeitig toxischen Chemikalien ausgesetzt sind, dass wir im Laufe unseres Lebens ganze Chemikaliendepots akkumulieren, dass unsere Ernährung schlechter geworden ist und dass wir uns in letzter Zeit immer öfter mit fruchtlosen Diäten herumschlagen.

Sind unsere Kinder aufs Dickwerden programmiert?

Wie bereits erläutert, reagieren Kinder viel empfindlicher als Erwachsene auf chemisch verursachte Schäden. Am anfälligsten sind sie im Mutterleib.[164] Kommen sie in bestimmten kritischen Phasen mit chemischen Substanzen in Berührung, kann ihr Schlankheitssystem dauerhaft geschädigt werden. Im Tierversuch zeigte sich, dass die Jungen trächtiger Tiere, die mit wachstumsfördernden Mitteln behandelt worden waren, nicht nur ein höheres Geburtsgewicht aufwiesen, sondern zeit ihres Lebens mehr wogen.[165]

In den letzten Jahren ist das Durchschnittsgewicht der Neugeborenen signifikant gestiegen.[166] Außerdem sieht es so aus, als würden die Kinder immer früher übergewichtig – bei manchen setzt der Prozess bereits kurz nach der Geburt ein.[167] Fettleibigkeit bei Kindern ist heute weiter verbreitet denn je, und alles spricht dafür, dass die Situation sich weiter verschlechtert. Ein früher Kontakt mit Chemikalien könnte eine der Ursachen für die epidemische Ausbreitung der Fettleibigkeit sein.

Warum werden wir mit zunehmendem Alter immer dicker?

Nicht nur Kinder werden immer dicker, auch wir Erwachsenen nehmen immer mehr und immer schneller zu. Auch hier spielen mehrere Faktoren eine Rolle.

Erstens wird unser Körper im Lauf unseres Lebens immer stärker chemisch belastet. Je mehr Toxine sich im Gewebe ansammeln, desto störanfälliger wird unser Schlankheitssystem. Zweitens verschlimmert das chemische Depot die bereits bestehenden Schäden am Schlankheitssystem. Drittens wird das Entgiftungssystem des Körpers mit zunehmendem Alter immer ineffizienter.[168]

All diese Faktoren reduzieren die Funktionsfähigkeit des Schlankheitssystems immer mehr, so dass die Gewichtszunahme praktisch unausweichlich ist.

Immer mehr Fertigkost und immer weniger Nährstoffe

Die wachsende chemische Belastung von Nahrung und Umwelt erhöht auch unser Bedarf an Nährstoffen immer mehr, so dass selbst die ausgewogenste Ernährung unseren gegenwärtigen Bedarf nicht mehr decken kann.[169]

Die industrielle Verarbeitung und die Lagerung von Lebensmitteln samt langen Transportwegen sowie die Methoden der konventionellen Landwirtschaft haben alle ihren Teil dazu beigetragen, dass die Qualität von Proteinen, Vitaminen und Mineralstoffen in unserer Nahrung heute stark herabgesetzt ist. Dazu kommt, dass ein sehr großer Anteil der Bevölkerung aktiv Diät hält, was die Aussicht auf eine halbwegs ausreichende Nährstoffzufuhr endgültig vereitelt.

Einerseits ist also unser Bedarf an Nährstoffen gestiegen, andererseits leidet unser Schlankheitssystem unter einem wachsenden Nährstoffmangel. Die Folgen dieses Ungleichgewichts zeigen sich deutlich in der Eskalation des Gewichtproblems.

Warum wir mit herkömmlichen Diäten meist nur noch dicker werden

Vielleicht meinen Sie das Richtige zu tun, wenn Sie sich einer konventionellen Diät unterziehen, in Wirklichkeit aber kann sich das Problem dadurch noch verschlimmern.

Bei einer Diät muss der Körper mehr Fett verbrennen, um seine unterschiedlichen Organsysteme in Gang zu halten. Jetzt sagen Sie sich wahrscheinlich, das sei doch wunderbar. Ja, vor Hunderten von Jahren war das sicher sehr gut. Doch die Fettdepots, die wir heutzutage mit uns herumtragen, enthalten große Mengen toxischer Chemikalien, die sich dort angereichert haben und die, sobald die Fettverdauung einsetzt, in einem regelrechten Schwall den Körper überfluten.[170] Sind die Toxine erst einmal freigesetzt, verteilen sie sich überall und richten empfindliche Zerstörungen am Schlankheitssystem an.

Nehmen wir dann infolge der eingeschränkten Nahrungszufuhr auch noch zu wenig Nährstoffe auf, lässt sich der Schaden noch schwerer reparieren.

Wenn Sie also Diät halten, ohne gleichzeitig den Körper vor der Freisetzung von Toxinen und anderen Chemikalien zu schützen, schädigen Sie das Schlankheitssystem. Das ist höchstwahrscheinlich auch der Grund, weswegen jemand, der schnell abnimmt, das alte Gewicht ebenso schnell wieder erreicht und sogar noch ein bisschen übertrifft. Und es scheint nicht nur so, als sei das Abnehmen bei der nächsten Diät noch schwerer – es *ist* so.

Wenn Sie es allerdings richtig machen, werden Sie tatsächlich abnehmen, indem Sie weniger essen. Allerdings müssen wir völlig umdenken. Statt lediglich die Nahrungszufuhr einzuschränken, müssen wir uns gleichzeitig entgiften und das natürliche Schlankheitssystem schützen. In der richtigen Weise durchgeführt, bewirkt die Entgiftungsdiät nicht nur eine beschleunigte Gewichtsabnahme, sondern setzt darüber hinaus das Sollgewicht herunter.

Woher wissen Sie, ob Ihr Schlankheitssystem geschädigt ist?

Bisher war viel von den Ursachen der Schäden die Rede, aber woher sollen wir eigentlich wissen, ob unser Schlankheitssystem tatsächlich geschädigt ist oder nicht? Nun, das deutlichste Symptom ist natürlich ein bereits bestehendes Übergewicht. Ein weiteres Anzeichen ist, wenn Sie sehr leicht zunehmen, besonders wenn Sie sich täglich aufs Neue bemühen müssen, Ihr Gewicht zu halten.

Weitere Anzeichen sind Heißhunger auf fett- und zuckerhaltiges Essen, eine Neigung zum Frösteln sowie veränderte Körperformen wie Spitzbauch oder unverhältnismäßige Fettansammlungen um die Hüften und Oberschenkel.

Wenn Sie sich ständig beherrschen müssen, um nicht zu viel zu essen, oder regelmäßig Sport treiben müssen, um Ihr Gewicht zu halten, arbeitet Ihr Schlankheitssystem aller Wahrscheinlichkeit nach nicht richtig. Das bedeutet, dass Sie sich dringend seiner annehmen müssen.

Die neue Art des Abnehmens

Wir müssen uns darüber im Klaren sein, dass es nötig ist, unsere Diäten grundsätzlich umzustellen und der neuen Situation anzupassen, um in unserer heutigen chemisch kontaminierten Umwelt abzunehmen. Jede Diät sollte stets mit einer Entgiftung einhergehen; andernfalls ist sie nicht nur unwirksam, sondern auch potenziell gefährlich.[171]

Wenn Sie Ihre Diät mit einer Entgiftung kombinieren, werden Sie nicht nur Ihr neues Gewicht halten können, sondern profitieren darüber hinaus von einer Reihe weiterer gesundheitlicher Vorteile: Toxische Chemikalien machen ja nicht nur dick, sondern auch krank.

Nachdem wir nun wissen, auf welche Weise Chemikalien unser Schlankheitssystem schädigen, müssen wir als Nächstes herausfinden, welches die aggressivsten Substanzen sind. Nachdem es unmöglich geworden ist, sämtliche synthetischen Chemikalien vollständig aus unserem Leben zu verbannen, müssen wir uns einen Plan zurechtlegen, um einerseits mit den aggressivsten Stoffen so wenig wie möglich in Berührung zu kommen und andererseits die in unserem Körper bereits vorhandenen Chemikalien wieder auszuscheiden.

Damit wenden wir nicht nur künftige Schäden von unserem Schlankheitssystem ab, sondern erhöhen auch dessen Effizienz.

Im nächsten Kapitel erfahren Sie, welche Chemikalien am meisten dick machen, für welche Zwecke sie eingesetzt werden und wo sie zu finden sind. Ausgestattet mit dieser Information, sind Sie auf dem besten Weg, das Geheimnis effizienten Abnehmens im einundzwanzigsten Jahrhundert zu lüften.

Zweiter Teil

Chemische Kalorien

6.
Alles über chemische Kalorien

Der Hauptfeind bei jeder Diät

Dieses Kapitel stellt Ihnen völlig neuartige Erkenntnisse vor. Erstmals haben wir nun die Möglichkeit, die am stärksten dick machenden Chemikalien in unserer Umwelt und der Nahrungskette zu identifizieren und von den hunderttausenden weniger aggressiven Chemikalien zu unterscheiden, um ihnen künftig aus dem Weg zu gehen.

Leider müssen wir uns damit abfinden, dass wir nicht alle synthetischen Chemikalien aus unserem Leben verbannen können. Es wäre ein aussichtsloses Unterfangen, das astronomische Summen verschlingen würde, und in manchen Fällen gibt es ohnehin keine chemiefreien Ersatzstoffe. Es kommt also nicht in Frage, Chemikalien völlig aus unserem Leben auszuschließen; wir können jedoch selektiver sein.

Wenn wir den am stärksten dick machenden Chemikalien aus dem Weg gehen, ändert sich alles mit relativ wenig Aufwand. Und wenn wir selbst erkennen, welche Vorteile für uns damit verbunden sind, können wir auf chemisch weniger belastete Lebensmittel umsteigen und uns überlegen, inwieweit wir potenziell dick machende Produkte aus unserem Umfeld entfernen können. Und wie gelingt dies? Das Schlüsselwort lautet: chemische Kalorien.

Wie der Begriff chemische Kalorien entstand

Die Idee zu dem Begriff chemische Kalorien kam mir erstmals einige Monate nach meiner ursprünglichen Entdeckung der dick machenden Wirkung chemischer Substanzen. Zu diesem Zeitpunkt war ich bereits auf eine große Zahl von Stoffen mit dick machender Wirkung gestoßen, doch erst im Lauf der Zeit wurde mir klar, dass sich die diversen Chemikalien in ihrem dick machenden Potenzial erheblich voneinander unterscheiden.

Da es so viele verschiedene Stoffgruppen gibt, kristallisierte sich immer deutlicher heraus, dass ich einen Weg finden musste, sie je nach ihrem Dickmachereffekt zu kategorisieren. Mit einem Klassifizierungssystem lässt sich das Problem beim Schopf packen, denn wenn wir wissen, welche Substanzen am aggressivsten sind, können wir versuchen, damit kontaminierte Lebensmittel und sonstige Quellen zu meiden.

In Gedanken bei diesem Problem, ging ich eines Tages mit meinen beiden Söhnen zum Spielplatz. Ich ließ die beiden herumtollen und beschäftigte mich unterdessen damit, verschiedene Wörter auf einem Stück Papier zu notieren. Das führte erst zu nichts; ich hörte auf, holte uns allen etwas zu trinken und sah mir danach noch einmal an, was ich geschrieben hatte. Da geschah es! Die Worte »chemisch« und »Kalorie«, die zufällig nebeneinander standen, sprangen mich förmlich an. Heureka! Praktisch aus Versehen hatte ich eine neue Maßeinheit kreiert, mit der sich der Dickmachereffekt von Chemikalien in nahezu allen Nahrungsmitteln und Haushaltsprodukten ermitteln lässt.

So entstand der Begriff chemische Kalorien.

Chemische gegenüber herkömmlichen Kalorien

Chemische Kalorien sind etwas ganz anderes als Kalorien im herkömmlichen Sinn. Letztere sind Maßeinheiten für Energie. Der Körper verwandelt Nahrung in Energie, und jede Nahrung hat einen spezifischen Kalorienwert. Je mehr (herkömmliche) Kalorien ein Nahrungsmittel also enthält, desto mehr Energie

liefert es. So sind Fette deswegen kalorienreicher als Kohlenhydrate, weil der Körper mehr Energie daraus schöpft. Wie wirken
im Vergleich dazu chemische Kalorien?

Chemische Kalorien machen auf ganz andere Art dick. Im
Unterschied zu Nahrungsmitteln besitzen toxische Chemikalien
keinen Energiewert; sie enthalten keine Kalorien im herkömmlichen Sinn. Und wie machen sie uns dick? – Sie sind in der Lage,
die Funktionsfähigkeit unseres Schlankheitssystems zu verlangsamen und gründlich zu stören. Je schlechter das System arbeitet, desto weniger ist der Körper imstande, Nahrung in Energie
umzuwandeln. So kann ein Nahrungsüberschuss nicht mehr in
Energie umgesetzt werden und lagert sich schließlich in Form
von Fett an.

Der Dickmachereffekt einer chemischen Substanz lässt sich
also anhand des Schadens ermessen, den sie in unserem Schlankheitssystem anrichtet, und dazu dient die Einheit chemische Kalorie. Chemikalien, die dem Schlankheitssystem größeren Schaden zufügen, haben also mehr chemische Kalorien.

Chemische Kalorien in der Nahrung

Wenn ein Lebensmittel viele chemische Kalorien enthält, so bedeutet dies, dass die darin enthaltenen toxischen Substanzen das
Schlankheitssystem besonders stark schädigen. Wenn Sie Ihrem
Körper bei einer Mahlzeit viele chemische Kalorien zuführen und
sich zudem bereits viele chemische Kalorien im Körper abgelagert
haben, sind Sie umso weniger in der Lage, die soeben verzehrte
Nahrung in Energie umzuwandeln, und überschüssige Nahrung
lagert sich in den bereits bestehenden Depots im Körper ab. Viele unserer Fettpolster sind also das direkte Ergebnis einer chemischen Schädigung des Schlankheitssystems.

Die Chemikalien gaukeln dem Körper sozusagen vor, er habe
mehr Kalorien aufgenommen, als tatsächlich der Fall ist – als

hätten Sie nicht zwei, sondern drei Gänge verspeist oder sich noch eine Extraportion genehmigt.

So »bereichern« Chemikalien die Nahrung mit zusätzlichen Kalorien, ohne dass Sie je in ihren Genuss kamen. Je mehr chemische Kalorien Sie zu sich nehmen, desto größer ist das Missverhältnis zwischen der verzehrten Menge Essen und dem, was anteilsmäßig davon verbraucht wird. Und je größer die Unausgewogenheit, desto mehr Nahrung wird der Körper schließlich in Form von Fett speichern.

Chemische Kalorien machen also deswegen dick, weil sie den Nahrungsbedarf herabsetzen, was mit eine Erklärung sein könnte, weshalb wir alle immer dicker werden, obwohl wir weniger essen.

Chemische Kalorienwerte für verschiedene Lebensmittel

Wie ein Kilo Butter mehr herkömmliche Kalorien als ein Kilo Reis hat, übt eine definierte Menge einer bestimmten chemischen Substanz eine mehr oder weniger dick machende Wirkung aus, je nachdem, wie viele chemische Kalorien sie enthält.

Der chemische Kalorienwert von Nahrungsmitteln, die große Mengen der besonders dick machenden Chemikalien enthalten, ist also hoch, und um abzunehmen, sollten Sie diese Nahrungsmittel meiden. Nahrungsmittel, die weniger chemische Substanzen beziehungsweise weniger aggressive Chemikalien enthalten, haben einen mittleren oder niedrigen Kalorienwert. Manche Chemikalien haben dieselbe dick machende Wirkung wie Vollfettkäse, andere hingegen entsprechen eher einer rohen Karotte.

Um herauszufinden, welche Nahrungsmittel am meisten dick machen, müssen wir versuchen, den Dickmachereffekt der darin enthaltenen Chemikalien zu quantifizieren. Wenn wir wissen, in

welchem Ausmaß eine Chemikalie potenziell das Schlankheitssystem schädigt, können wir auch ihre dick machende Wirkung
ermessen, und auf dieser Grundlage lässt sich der chemische
Kalorienwert vieler Chemikalien sowie der Nahrungsmittel, in
denen sie enthalten sind, klassifizieren.

Auf diese Weise entstand die in Kapitel 18 aufgeführte Tabelle der chemischen Kalorien in Nahrungsmitteln, die Aufschluss
darüber gibt, welche Nahrungsmittel mit größerer Wahrscheinlichkeit dick machende Chemikalien enthalten. Ich möchte Ihnen
nun ein wenig mehr darüber erzählen, wie diese Tabelle zustande
kam.

Die Identifizierung der am meisten dick machenden chemischen Substanzen

Gegenwärtig sind hunderttausende verschiedener Chemikalien
im Umlauf. Da es praktisch unmöglich ist, sie alle einzeln zu analysieren, habe ich sie zunächst anhand gemeinsamer Eigenschaften in Gruppen eingeteilt. So wurden zum Beispiel alle Arten
von Pestiziden, die Organophosphate enthalten, zu einer Gruppe
zusammengefasst.

Nach der Einteilung der Chemikalien in Hauptgruppen befasste ich mich mit den Bestandteilen des Schlankheitssystems.
Ich fand heraus, dass dazu bestimmte Hormone gehören, die an
der Gewichtskontrolle beteiligt sind, außerdem Fett, Proteine,
Kohlenhydrate, der Energiestoffwechsel sowie das Bewegungsvermögen.[172]

Anhand der aus tausenden Fachpublikationen zusammenge-
tragenen Informationen klassifizierte ich jede Chemikaliengruppe nach Grad und Ausmaß der Schädigung, die sie jedem einzelnen Bestandteil des Schlankheitssystems zufügten. Am Schluss
multiplizierte ich diesen Wert mit der Geschwindigkeit, mit der
die betreffende Chemikalie(ngruppe) wieder aus dem Körper aus-

geschieden wird. Aus dieser Formel ergab sich der chemische Kalorienwert.

Natürlich handelt es sich dabei um Schätzungen, doch meine chemischen Kalorienwerte decken sich in bemerkenswerter Weise mit der dick machenden Wirkung der jeweiligen Chemikalien. Nahezu alle Substanzen mit wenig chemischen Kalorien werden wenig oder kaum mit einer Gewichtszunahme in Zusammenhang gebracht, während diejenigen mit hohen oder sehr hohen Werten offensichtlich aktiv gewichtsfördernd sind. Je höher der chemische Kalorienwert, desto größer der Dickmachereffekt.

Natürlich wäre es besser gewesen, die Wirkung im Labor zu messen, doch dazu wären jahrelange kostenaufwändige Forschungen erforderlich, und selbst dann müssten wir immer noch herausfinden, wie diese Chemikalien aufeinander reagieren und durch Wechselwirkung den Dickmachereffekt womöglich noch verstärken. Solange eine direkte Messung nicht möglich ist, stellen die Schätzwerte ein wertvolles Instrument dar, mit dem wir die am stärksten dick machenden Chemikalien in unserer Nahrung und Umwelt aufspüren können – und zwar jetzt gleich und nicht erst in zehn oder zwanzig Jahren.

Nun ist es an der Zeit, Ihnen die Verursacher der größten Gewichtsprobleme vorzustellen.

Die Rangliste chemischer Kalorien

Auf der Grundlage der genannten Schätzwerte stellten sich folgende Chemikaliengruppen als am stärksten dick machend heraus:

1. organochlorinhaltige Pestizide (DDT, Lindan usw.)
2. organochlorinhaltige (PCB – polychlorierte Biphenyle) und organobrominhaltige Umweltschadstoffe (PBB –

polybromierte Biphenyle und PBDE – polybromierte
Diphenyläther)
3. Schwermetalle (Kadmium)
4. andere Pestizide (Organophosphate, Carbamate usw.)
   sowie, gleichrangig:
   Kunststoffe (Weichmacher, Styrole)
5. Lösungsmittel (z. B. TCE – Trichloräthylen)

Sicher kennen Sie manche dieser Chemikalien, nicht nur, weil
sie in diesem Buch bereits erwähnt wurden, sondern weil es sich
um weit verbreitete Stoffe handelt.

Vielleicht ändert sich die Rangliste im Zuge weiterer Forschungen, doch was wir bisher wissen, legt den Schluss nahe, dass die
genannten Gruppen immer zu den aggressivsten chemischen
Substanzen gehören werden.

Die Rangliste gibt nicht nur Aufschluss darüber, welche Substanzen wir meiden sollten: Nun können wir auch Wege finden,
die toxischen Stoffe gezielt aus dem Körper zu entfernen. Im
Folgenden finden Sie die Einzelheiten zu unserer Rangliste.

Organochlorine (halogenierte Kohlenwasserstoffe)

Diese Chemikaliengruppe kam bereits in Kapitel 3 zur Sprache
und sollte nun ausführlich beschrieben werden, denn sie steht
an der Spitze der Tabelle und ist sehr weit verbreitet.

Zu Beginn des zwanzigsten Jahrhunderts wurden Organochlorine extensiv als Pestizide eingesetzt. Zwar sind bestimmte
Organochlorine in den entwickelten Ländern inzwischen weitgehend außer Gebrauch, doch ihre Rückstände sind überaus
stabil und deshalb praktisch noch überall zu finden – in unserem
Körper, in unserer Nahrung, in unserer Umwelt.

Dass einige Organochlorine verboten wurden, bedeutet jedoch noch lange nicht, dass wir nicht mehr mit ihnen in Berüh-

rung kämen. Manche Länder produzieren nach wie vor »verbotene« organochlorinhaltige Pestizide in riesigen Mengen und exportieren sie in andere Länder, wo sie in der Landwirtschaft eingesetzt werden; durch importierte Nahrungsmittel bekommen wir sie dann wieder zurück. Auch heimische Lebensmittel werden weiterhin mit anderen Pestiziden aus dieser Gruppe behandelt, und darüber hinaus geraten immer mehr organochlorinhaltige Pestizide aus der kontaminierten Umwelt in die Nahrungskette. Mit anderen Worten, diese Substanzen sind trotz allmählich abnehmender Produktion nach wie vor allgegenwärtig, und daran wird sich auch während der nächsten Generationen nichts ändern.

Da organochlorinhaltige Pestizide die stärkste dick machende Wirkung ausüben, ist es, um dauerhaft abzunehmen, meiner Meinung nach unumgänglich, ihnen strikt aus dem Weg zu gehen und unseren Körper von vorhandenen Depots zu entgiften.

Auch die an zweiter Stelle stehende Chemikaliengruppe ist überall präsent, nicht nur in der Nahrung, sondern auch im Wasser und in der Luft. Organochlorinhaltige Substanzen bezeichnet man als polychlorierte Biphenyle oder PCB. Aufgrund ihrer hohen Stabilität waren sie beliebte Isolierstoffe. Wegen ihrer extremen Langlebigkeit wurden sie verboten und gehören inzwischen zu den verbreitetsten Umweltschadstofen, kontaminieren also auch eine Reihe von Nahrungsmitteln.[173]

Polybromierte Biphenyle, allgemein als PBB bekannt, und polybromierte Diphenylether (PBDE) sind sehr ähnliche chemische Verbindungen und weisen zudem strukturelle Gemeinsamkeiten mit PCB und DDT auf, das heißt sie sind ähnlich stabil, und ihr Toxizitätspotenzial ist genauso hoch.[174] Sie werden einem breiten Spektrum von Produkten zugesetzt, um die Entflammbarkeit zu senken: Tatsächlich verstößt es sogar gegen gesetzliche Vorschriften, bestimmte Ezeugnisse wie zum Beispiel Polsterwaren nicht mit feuerhemmenden Substanzen zu behandeln.

Deshalb sind diese Chemikalien trotz erheblicher ökologischer Bedenken noch nicht verboten.

Weitere dick machende chemische Substanzen

Wie aus der Tabelle ersichtlich, üben noch weitere Chemikalien eine stark dick machende Wirkung aus, darunter Schwermetalle, wobei Kadmium besonders reich an chemischen Kalorien ist. Obwohl der Dickmachereffekt hier weniger ausgeprägt erscheint als bei den Organochlorinen, stehen die Schwermetalle weit oben auf der Liste, da sie extrem persistent sind – hat man sie erst einmal aufgenommen, halten sie sich jahrelang im Körper.[175]

Es folgt eine Reihe von Pestiziden, die überall in unserer Nahrung vorhanden sind, darunter Organophospate und Carbamate. Die Tatsache, dass viele dieser Chemikalien auch als Wachstumsförderer eingesetzt wurden, zeugt von ihrer gewichtssteigernden Wirkung (siehe Kapitel 3).

Auch Kunststoffe enthalten große Mengen chemischer Kalorien, speziell Weichmacher (sie machen Plastik biegsam) und Styrole, zum Beispiel Polystyrole.[176] Mit dem Verzehr kunststoffverpackter Lebensmittel oder Getränke nehmen wir auch sämtliche Stoffe auf, die von der Verpackung in das Lebensmittel oder Getränk übergegangen sind.

Schließlich sind noch die Lösungsmittel zu nennen, zum Beispiel das in chemischen Reinigungen verwendete Trichloräthylen, sowie andere Lösungsmittel, die in der Industrie, in Farben, Lacken und Reinigungsmitteln eingesetzt werden; sie alle enthalten eine gewisse Menge chemische Kalorien.[177]

Wie ich feststellte, verursachen diese Chemikalien umso größere Probleme, je länger sie im Körper verbleiben. Substanzen, die sich nicht nur Tage und Wochen, sondern Jahre im Körper halten, haben also mehr chemische Kalorien als weniger nachhaltige Substanzen. Demgegenüber sind wir den zuletzt genannten Substanzen (Lösungsmitteln und Kunststoffen) täglich in viel höherer Dosis ausgesetzt, weshalb diese, auch wenn sie sich weniger lang im Körper halten, ebenfalls erhebliche Probleme verursachen können.

Mehr über die betreffenden Substanzen finden Sie in der Zusammenfassung auf S. 408 ff.

Die Bestimmung des Gehalts an chemischen Kalorien in Nahrungsmitteln

Eines meiner wichtigsten Anliegen bei der Erstellung der Tabelle war natürlich die Identifikation der Nahrungsmittel, die aufgrund der darin enthaltenen Chemikalien dick machen. Ich gebe zu, dass sich dabei von Anfang an ein persönliches mit dem allgemeinen Interesse mischte – wer will denn unwissentlich Nahrung zu sich nehmen, von der man dick wird? Wenn wir uns schon so viel Mühe machen, die herkömmlichen Kalorien in unserer Nahrung zu reduzieren, warum sollten wir dann mit potenziell dick machenden Chemikalien anders verfahren?

Um den Gehalt an chemischen Kalorien in einem Nahrungsmittel zu ermitteln, müssen wir zweierlei wissen: erstens den chemischen Kalorienwert der in der Nahrung jeweils vorhandenen Chemikalien und zweitens deren Menge. Da staatliche Lebensmittelbehörden regelmäßig die Pestizidrückstände in der Nahrung kontrollieren,[178] war es relativ einfach, diese Daten für die Ermittlung des Gehalts an chemischen Kalorien in einem Nahrungsmittel oder Getränk heranzuziehen.

Anschließend multiplizierte ich den chemischen Kalorienwert der betreffenden Chemikalie mit der Menge, die sich in dem jeweils überprüften Lebensmittel davon fand. Handelte es sich um mehrere Chemikalien, addierte ich die Werte. Daraus ergibt sich der Gehalt an chemischen Kalorien in einem Nahrungsmittel.

Tabellen chemischer Kalorien

Als ich den Gehalt an chemischen Kalorien in diversen Lebensmitteln ausrechnete, war ich selbst am meisten gespannt auf die Ergebnisse. Und als sie mir vorlagen, begann ich einige unserer alltäglichen Lebensmittel in ganz neuem Licht zu sehen. Ich war, offen gestanden, schockiert. Vieles, von dem man uns immer gesagt hatte, es sei gesund, ist in Wahrheit alles andere als gesundheitsfördernd.

Ich will jedoch mit meiner Tabelle niemanden dazu bringen, vollständigen Verzicht zu üben; Sie sollten lediglich versuchen, den Verbrauch der am stärksten kontaminierten Lebensmittel einzuschränken oder sie anders zuzubereiten, um die dick machende Wirkung zu reduzieren.

Die Tabelle in Kapitel 18 wird Ihnen hoffentlich dabei helfen. Sie ist ähnlich aufgebaut wie herkömmliche Kalorientabellen und zeigt, welche Lebensmittel einen geringen, mittleren und hohen Gehalt an chemischen Kalorien aufweisen. Die Tabelle enthält einen Großteil der Lebensmittel, den Sie auch in herkömmlichen Kalorientabellen finden, darunter Fleisch und Fleischprodukte, Milchprodukte, Fisch und Meeresfrüchte, Obst und Gemüse, Getreideprodukte, Öle und Fette, Kräuter und Gewürze sowie verarbeitete Lebensmittel.

Da es gesetzlich noch nicht vorgeschrieben ist, etwaige Pestizidrückstände und ähnliche Chemikalien auf dem Etikett anzugeben, sind diese Informationen sehr nützlich. Momentan ist es schlicht noch nicht möglich, am Etikett abzulesen, wie kontaminiert ein Lebensmittel ist.

Meine benutzerfreundliche Tabelle der chemischen Kalorien wird hier hoffentlich etwas bewirken und eine Änderung in die Wege leiten. Sie vermittelt Ihnen auf einen Blick den Gehalt an chemischen Kalorien in einzelnen Lebensmitteln. Die Tabelle soll Ihnen als Leitfaden dienen, der Aufschluss über die sichersten und die am stärksten kontaminierten Lebensmittel gibt und

Ihnen mitteilt, in welchen Fällen Sie lieber auf Ökoprodukte umsteigen sollten und wann Sie bei herkömmlichen Erzeugnissen bleiben können.

Die meisten Ökoprodukte haben wenig chemische Kalorien, einige jedoch können relativ stark mit Schadstoffen aus der Umwelt kontaminiert sein, etwa bestimmte Fischsorten und tierische Produkte.

Ist es nicht eine gute Neuigkeit, dass Sie jetzt abnehmen können, indem Sie sich einfach für weniger kontaminiertes Essen entscheiden? Sie brauchen nicht zu darben – was könnte nach all den Jahren des Hungerns besser sein als eine Ernährungsweise, die eine mühelose Diät darstellt?

Chemische Kalorien in anderen Produkten

Wenn Sie es geschafft haben, den chemischen Kalorien in der Nahrung aus dem Weg zu gehen, wollen Sie vielleicht auch wissen, wo Sie sonst noch mit chemischen Kalorien in Berührung kommen – schließlich ist es egal, ob eine dick machende Chemikalie, die unser Schlankheitssystem untergräbt, aus der Nahrung oder beispielsweise einem Kosmetikartikel stammt. Im Unterschied zu den chemischen Kalorien, die wir über die Nahrung aufnehmen, ist der Gehalt an chemischen Kalorien aus anderen Quellen allerdings sehr viel schwerer zu bestimmen.

Wenn wir etwas essen, nehmen wir damit auch den Großteil der darin enthaltenen chemischen Kalorien zu uns, können also genau sagen, mit wie vielen chemischen Kalorien wir in Kontakt kommen. Schadstoffe aus der Umwelt werden hingegen über die Atemwege und die Haut aufgenommen, und die jeweils absorbierte Menge lässt sich weniger leicht messen, so dass schwerer zu bestimmen ist, wie viele chemische Kalorien auf diesem Weg in unseren Körper gelangen.

Trotzdem ist bei bestimmten Materialien eine ungefähre Schätzung der chemischen Kalorien möglich, etwa bei Malfarbe, Teppichen oder Kosmetikprodukten, wenn man deren Zusammensetzung kennt; auch die Art der Verwendung spielt eine Rolle. Anhand dieser beiden Informationen können Sie die Menge der chemischen Kalorien, mit denen Sie durch solche Produkte in Kontakt kommen, zumindest reduzieren.

Wie Sie unter Beachtung der chemischen Kalorien Ihr Wunschgewicht erreichen

Die Entdeckung der chemischen Kalorien versetzt uns in die Lage, das Problem dick machender Chemikalien gezielter anzugehen, als es je zuvor möglich war. Wir können nun selbst weitgehend darüber bestimmen, inwieweit wir uns toxischen Chemikalien aussetzen, und uns mit Informationen wappnen, um den aggressivsten Substanzen in Lebensmitteln und Umwelt aus dem Weg zu gehen.

Sie wissen nun über die Theorie Bescheid, und es ist an der Zeit, Sie mit den konkreten Ergebnissen bekannt zu machen. In den folgenden Kapiteln erfahren Sie, warum manche Nahrungsmittel mehr chemische Kalorien enthalten als andere. Dort finden Sie auch eine Liste der zwölf Lebensmittel mit der stärksten dick machenden Wirkung, die ich bisher entdeckt habe, gestützt auf die Veröffentlichungen des britischen Landwirtschaftsministeriums.

Da ein erheblicher Teil der chemischen Kalorien nicht aus der Nahrung, sondern aus anderen Quellen stammt, beschäftigen sich Kapitel 11 und 12 mit allen Bereichen rund um Haus, Büro und Garten, wo chemische Kalorien im Überfluss vorhanden sind: So können Sie leichter die nötigen Veränderungen in Ihrem Leben vornehmen, um möglichst wenig mit chemischen Substanzen in Berührung zu kommen.

Obwohl Teil 2 im Weiteren in allen Einzelheiten darauf eingeht, wodurch Sie in jedem Aspekt Ihres Lebens chemischen Kalorien ausgesetzt sind, sollten Sie immer daran denken, dass die meisten von uns zum größten Teil über die Nahrung kontaminiert werden. Wenn Sie also in erster Linie an der Umstellung Ihrer Ernährung interessiert sind, können Sie die Kapitel, die sich mit anderen Produkten befassen, überspringen und später lesen – dies auch deswegen, weil Sie bereits einen beachtlichen Gewichtsverlust erzielen können, indem Sie einfach die chemischen Kalorien im Essen reduzieren und die richtigen Ergänzungsmittel einnehmen.

Fühlen Sie sich also nicht überrollt von der Fülle an Informationen, die auf Sie einstürmen. Gehen Sie Schritt für Schritt vor und machen Sie sich bewusst, dass Sie nicht alle Ratschläge zu befolgen brauchen – ich gehe nur deswegen so sehr ins Detail, weil ich alle potenziellen Fragen beantworten möchte.

7.
Warum macht Kopfsalat dicker als Avocado?

Welche Lebensmittel haben die meisten
chemischen Kalorien?

Früher war es viel einfacher, zu bestimmen, welche Lebensmittel dick machten und welche nicht: Wenn man den Kaloriengehalt (im herkömmlichen Sinn) von Lebensmitteln berücksichtigte und dabei innerhalb eines bestimmten Limits blieb, konnte man sein Gewicht halten. Das erzählt man uns noch immer.

Überall stehen Kalorienangaben, kein Rezept ist ohne Angabe des Kaloriengehalts, und in Zeitschriften finden sich ganze Kalorientabellen. In der Werbung und auf Verpackungen für »Diät«-Gerichte werden wir mit den Bezeichnungen »kalorienarm« und »fettarm« geradezu bombardiert. Kalorien sind überall! Sie sind so sehr in der westlichen Kultur integriert, dass sich jemand, der in dieser Kultur aufgewachsen ist, verständlicherweise nur sehr schwer mit dem Gedanken anfreundet, dass es auch ganz anders sein könnte. Doch sehen Sie sich die Tatsachen an und ziehen Sie Ihre eigenen Schlussfolgerungen. Probieren Sie es dann einfach aus.

Ich erinnere mich noch gut, wie ich als Teenager mit meinen Freundinnen Kalorientabellen mit weitaus gößerem Eifer studierte als unsere Hausaufgaben. Damals kannte ich die exakten Kalorienwerte verschiedener Nahrungsmittel bis zur zweiten Kommastelle auswendig. Inzwischen gelten andere Regeln – durch chemische Kontamination sind aus manchen »kalorienarmen« Lebensmitteln erhebliche Dickmacher geworden. Wir müssen dringend herausfinden, wie die neuen Regeln funktionieren. Zum Glück gibt es dafür Hilfe.

Die Informationen in diesem Kapitel erlauben Ihnen erstmals, bewusst Nahrungsmittel auszuwählen, die wenig chemische Kalorien enthalten. Zunächst erfahren Sie, wie es kommt, dass unsere Nahrung so stark kontaminiert ist, und welche zwölf Lebensmittel am schlimmsten betroffen sind. Anschließend befassen wir uns mit den wichtigsten Lebensmittelgruppen.

In den nächsten beiden Kapiteln wird es darum gehen, wie Sie chemische Kalorien reduzieren können, und in Kapitel 18 finden Sie schließlich die kompletten Tabellen der chemischen Kalorien. Gewappnet mit diesen Informationen, sind Sie in der Lage, möglichst vielen nahrungsbedingten chemischen Kalorien aus dem Wege zu gehen.

Wahrscheinlich wird es eine Zeit lang dauern, bis Sie sich daran gewöhnt haben, doch wenn Sie das erst einmal geschafft haben, besitzen Sie das nötige Knowhow, um sicher und dauerhaft abzunehmen.

Warum kann Kopfsalat dicker machen als Avocado?

Auf jeder beliebigen Kalorientabelle im herkömmlichen Sinn ist Kopfsalat als extrem kalorienarm ausgewiesen, Avocado hingegen als relativ kalorienreich. Schon die Vorstellung, es könnte umgekehrt sein, spricht scheinbar gegen alles, was wir je gelernt haben.

Warum also macht Kopfsalat dicker als Avocado? Ganz einfach: Kopfsalat hat mehr chemische Kalorien. Dies deshalb, weil Kopfsalat ziemlich empfindlich ist und daher mehrfach mit »dick machenden« Pestiziden und Konservierungsmitteln besprüht wird, damit er auch im Regal immer noch frisch und knackig aussieht. Die Avocado hingegen ist viel robuster und braucht kaum behandelt zu werden. Folglich enthält sie auch weniger chemische Kalorien.

Lebensmittel sind die hauptsächliche Quelle
chemischer Kontamination

Für die meisten Menschen, die nicht durch ihren Beruf mit Chemikalien in Berührung kommen, ist die Nahrung die Hauptquelle chemischer Kontamination, da die meisten chemischen Kalorien auf diesem Weg Eingang in den Körper finden. Und sind sie erst absorbiert, muss der Körper irgendwie damit zurecht kommen – und spaltet sie entweder auf, falls er dazu in der Lage ist, oder speichert sie ein.

Wie wir gesehen haben, kann das Gewicht bereits negativ beeinflusst werden, wenn wir nur eine geringe Menge von einem einzigen Typ hochkontaminierter Nahrung zu uns nehmen. Wenn Sie zu den in Kapitel 3 erwähnten Studien zurückblättern, sehen Sie, dass ganz »normale« Menschen nach dem Verzehr durchschnittlicher Mengen von kontaminiertem Fisch tatsächlich zunahmen. Wenn schon ein einziges Lebensmittel solche Wirkung zeitigt, können Sie sich vorstellen, wie es aussieht, wenn noch mehr verseuchte Nahrung dazukommt.

Um abzunehmen, müssen wir uns also zuerst darüber im Klaren sein, was am meisten dick macht, damit wir diese Nahrungsmittel vom Speiseplan streichen und dann durch gesündere, d. h. unbelastete und weniger dick machende Lebensmittel ersetzen können.

Trotzdem sollten Sie natürlich nach wie vor darauf achten, was Sie essen – wenn Sie sich von Ökochips, Ökoschokolade und auch sonst fettreichen Speisen ernähren, werden Sie natürlich nicht abnehmen.

Die Ernährung muss ausgewogen sein und alle Nährstoffe enthalten, die der Körper braucht, um sein Schlankheitssystem funktionstüchtig zu erhalten.

Woher die chemischen Substanzen in unserer Nahrung stammen

Wie geraten die Chemikalien in unser Essen? Die Frage wäre leicht zu beantworten, wenn alle Chemikalien von absichtlich zugesetzten Substanzen wie Pestiziden und Konservierungsmitteln herrührten. Doch so einfach ist es nicht. Unsere Nahrung ist auf vielerlei Weise kontaminiert.

- Pestizide, Zusatzstoffe, Konservierungsmittel und Farbstoffe werden beim Anbau von Obst und Gemüse bewusst gesprüht, beziehungsweise nach der Ernte eingesetzt.
- Zuchttiere werden mit Medikamenten und/oder Hormonen behandelt und erhalten Antibiotika mit dem Futter.
- Alle landwirtschaftlichen Anbauflächen und Nutztiere sind Umweltschadstoffen ausgesetzt.
- Aus Verpackungsmaterialien sickern chemische Substanzen in die verpackten Lebensmittel ein.

Trotz dieser Vielzahl von Möglichkeiten testen und überwachen die staatlichen Behörden hauptsächlich die durch Pestizide verursachte Kontamination. Vereinzelte Studien beschäftigen sich mit der Verseuchung durch Verpackungsmaterialien und Umweltschadstoffe; diese sind jedoch meist nicht sehr groß angelegt, oder sie sind privat finanziert. Daher stellen die Pestizid-Rückstände in Lebensmitteln praktisch die einzige amtliche, jedermann zugängliche Information in breitem Rahmen über die Kontamination von Lebensmitteln dar. Alle nachfolgend vorgestellten Werte beruhen allein auf diesen Informationen.

Damit haben Sie zwar eine ausgezeichnete Richtschnur für die potenzielle Belastung eines Produkts mit chemischen Kalorien aus Pestiziden, kennen jedoch den Gesamtwert nicht. Um sich darüber ein Bild machen zu können, finden Sie hier eine Fülle wichtiger Informationen, die Ihnen dabei helfen, auch die ande-

ren Quellen chemischer Kalorien zu erkennen. Keine Angst –
wenn Sie erst einmal wissen, worauf Sie achten müssen, ist es
ganz einfach, mögliche Problembereiche auszumachen.

Die zwölf am stärksten verseuchten Lebensmittel

Kommen wir zur Sache – welche Lebensmittel sind am stärksten
mit chemischen Kalorien belastet? Die nachstehende Liste habe
ich anhand der vom britischen Landwirtschaftsministerium publizierten Daten erstellt.[179]

Ich habe zu diesem Zweck die letzten vier Testjahre herange-
zogen, das heißt die zwischen 1995 und 1998 vom Ministerium
veröffentlichten Angaben. Diese beziehen sich zwar auf die in
Großbritannien erhältlichen Lebensmittel, von denen jedoch viele Importe sind. An erster Stelle der am stärksten mit chemischen
Kalorien kontaminierten Lebensmittel stehen nach meinen Berech-
nungen Aale, darauf folgen die anderen in absteigender Reihen-
folge.

1. Aal (Großbritannien)
2. Fischöl (Kanada)
3. Lamm (Neuseeland)
4. Orangen (Spanien und andere Länder)
5. Pfefferminze (keine Länderangabe)
6. Kakaobutter (in Schokolade;
   keine Länderangabe)
7. Dill (keine Länderangabe)
8. Lachs (aus britischen Zuchtfarmen)
9. Zuckererbsen (Kenia)
10. Gänse (Frankreich)
11. Kopfsalat (Großbritannien)
12. Forelle (aus britischen Zuchtfarmen)

Ich werde nicht jedes Ergebnis einzeln erläutern, sondern die wichtigsten Lebensmittelgruppen durchgehen, beginnend mit derjenigen, in der sich die meisten chemischen Kalorien finden; ich werde erklären, wie es zu der Kontamination kommt und bei jeder Gruppe speziell auf die Lebensmittel eingehen, die in besonderem, beziehungsweise nur geringem Umfang mit chemischen Kalorien belastet sind.

Diese Erklärungen sind wahrscheinlich wichtiger als die oben stehende Tabelle, denn mit weiteren Forschungen auf diesem Gebiet wird sich die Rangfolge sicher ändern. Allgemeine Regeln und Richtlinien werden jedoch auch weiterhin gelten, wenn bestimmte Lebensmittel in der Rangfolge nach oben rücken oder zurückfallen.

Fisch und Schalentiere

Allein die Tatsache, dass Fisch vier Mal in der Liste auftaucht, sollte uns eine ernste Warnung vor zu viel Fisch sein. Das mag für viele ein Schock sein – schließlich gilt Fisch als gesundes, fettarmes Nahrungsmittel.

Das Hauptproblem ist die umfassende Verseuchung unserer Seen und Meere mit Organochlorinen wie DDT. Diese, giftigen und extrem langlebigen Substanzen, haben sämtliche Lebensräume weltweit durchdrungen. Sie verdampfen in der Luft, zirkulieren in der Atmosphäre und finden mit dem Regen ihren Weg zurück auf die Erde, wo sie die Gewässer verseuchen.

Da diese toxischen Substanzen extrem fettlöslich sind, nehmen die Fische sie leicht über die Kiemen auf. Sie binden sich auch an Schwebeteilchen im Wasser, die wiederum den Fischen als Nahrung dienen, und reichern sich somit auf zweierlei Weise in den Fischkörpern an.[180] Die an erster Stelle der Liste stehenden Aale sind Aasfresser und eine Art Müllabfuhr; sie vertilgen Schmutz und Unrat, der sich auf dem Meeresboden und in Flussbetten ansammelt. Leider sind viele dieser Abfälle Überreste von Lebewesen, die jahrelang selbst Schadstoffe in ihrem Körper angesammelt haben. So ist die Nahrung von Aalen potenziell stark verseucht, was ihnen die zweifelhafte Ehre verschafft, an der Spitze der Liste zu stehen.

Doch ehe Sie sich nun erleichtert sagen, dass Sie sowieso keinen Aal mögen: Aale sind nicht die einzigen im Wasser lebenden Opfer kontaminierter Nahrungsquellen, andere Fische wie Forellen und Lachse gehören ebenfalls dazu. Erstens, weil sich geringe Mengen fettlöslicher Chemikalien im Wasser an Plankton binden, mikroskopisch kleine Pflanzen und Tierchen, die wiederum Fischen wie Lachs und Forelle als Nahrung dienen, so dass sich die nicht abbaubaren chemischen Substanzen in deren Gewebe ansammeln. Zweitens ist das Fleisch von Forellen und mehr noch von Lachsen sehr fett – ideale Bedingungen für die Ablagerung von Chemikalien.

Außerdem ernähren sich Raubfische wie Thunfisch, Lachs und Forelle von kleineren Fischen, die ihrerseits kontaminiert sind, wodurch sich die Konzentration von Giftstoffen weiter erhöht, da kein Glied der Nahrungskette in der Lage ist, die Chemikalien abzubauen oder auszuscheiden. Diesen Prozess der Anreicherung innerhalb der Nahrungskette nennen wir Biomagnifikation.

Nummer zwei auf der Liste sind Fischöle. Dies rührt daher, dass sich die langlebigsten chemischen Kalorien im Fettgewebe anreichern. Fischöle enthalten also die meisten Schadstoffe.

Zuchtlachse und -forellen werden häufig zusätzlich mit anderen chemischen Substanzen behandelt, die der Vorbeugung beziehungsweise Behandlung von Infektionen dienen. Aus diesem Grund werden Zuchtlachse und -forellen immer zu den am stärksten kontaminierten Nahrungsmitteln zählen.[181]

Beunruhigend ist, dass Aal, Fischöle, Lachs und Forelle lediglich wegen ihres Pestizidgehalts an der Spitze der Tabelle stehen. Sie können aber zusätzlich mit Schadstoffen wie PCB, Dioxin und Schwermetallen belastet sein, die extrem viele chemische Kalorien aufweisen, bei statistischen Angaben aus dem Ministerium jedoch gar nicht berücksichtigt werden.

Wenn Sie gern Fisch essen, brauchen Sie dennoch nicht zu verzweifeln. Weniger kontaminiert sind in der Regel Pflanzen und Plankton fressende Fische – dazu gehören Fische mit hellem Fleisch wie Kabeljau –, die darüber hinaus weniger fett sind, so dass sich weniger fettlösliche Schadstoffe in ihrem Gewebe anreichern. Damit enthält Fisch mit hellem Fleisch viel weniger chemische Kalorien. Nach den staatlichen Angaben zu urteilen, gilt dasselbe für Schalentiere. Diese sind jedoch mit Schwermetallen und anderen Giftstoffen relativ stark belastet, und es könnte sich irgendwann herausstellen, dass sie mehr chemische Kalorien enthalten, als in der Liste angegeben.

Fleisch und Geflügel

Bei Fleisch variiert der Gehalt an chemischen Kalorien mehr als bei den meisten anderen Lebensmitteln, weil Tiere mehr potenziellen Kontaminationsquellen ausgesetzt sind: der Umwelt, dem Futter sowie den chemischen Substanzen und Medikamenten, mit denen sie direkt »behandelt« werden.

Lammfleisch kann je nach seiner Herkunft unterschiedlich viele chemische Kalorien enthalten. Hier gilt es die Kontaminationsquelle ausfindig zu machen und zu eliminieren. So wurde beispielsweise in Kaninchen aus China jahrelang eine erhöhte Lindan-Konzentration nachgewiesen. Als man der Sache auf den Grund ging, stellte sich heraus, dass die Ursache kontaminiertes Futter war: Mit der Umstellung auf rückstandfreies Futter war das Problem behoben.

Auch der jeweilige Fettanteil scheint mit dem Gehalt an chemischen Kalorien in Zusammenhang zu stehen. Die meisten Tiere speichern Chemikalien, die der Stoffwechsel nicht verarbeiten kann, in ihren Fettdepots. Das magere Fleisch von Huhn, Pute und Wild weist deshalb weniger chemische Kalorien auf, fettreiches Gänsefleisch selbstverständlich mehr.

Weiter ist zu berücksichtigen, dass Tiere – und das gilt vor allem bei Massentierhaltung – möglicherweise mit Wachstumsförderern behandelt wurden. Leider lagen über die Rückstände von Wachstumsfördermitteln und Antibiotika in Fleisch noch keine staatlichen Angaben vor, als ich meine Tabelle erstellte, doch aus einem kürzlich publizierten Bericht von Richard Young und Alison Craig von der Soil Association geht hervor, dass eine erhebliche Anzahl der untersuchten Proben – Hühnerleber, Muskelfleisch und Hühnereier – stark mit synthetischen Antibiotika belastet war.[182]

Dies kann sich natürlich erheblich auf den chemischen Kalorienwert der Produkte auswirken, nicht nur bei Hühnern und Eiern, sondern bei allen Tieren aus Massenbetrieben. Ich rate daher zum Kauf von Fleischprodukten, die aus ökologischer Tierhaltung stammen oder jedenfalls aus Betrieben, die auf Massenzucht und den Einsatz von Antibiotika verzichten.

Da sich die Praktiken in Landwirtschaft und Industrie ändern, müssen die Tabellen anhand der jeweils aktuellen Informationen kontinuierlich auf den neuesten Stand gebracht werden, was ich auch zu tun beabsichtige. Die geschätzten chemischen Kalorienwerte können daher von Jahr zu Jahr variieren, zum Teil sogar wesentlich.

Obst

Obst ist hauptsächlich mit Pestiziden verseucht, mit denen die Früchte vor der Ernte oder vor der Lagerung behandelt werden. Da in gleichen Klimazonen für gleiche Obstsorten weltweit ähnliche Pestizidarten eingesetzt werden, gibt es keine großen Unterschiede zwischen Erdbeeren aus Großbritannien und Erdbeeren aus anderen Erzeugerländern. Das Ursprungsland spielt hier also eine weniger entscheidende Rolle.[183]

So verwenden Apfelerzeuger in den Vereinigten Staaten ungefähr gleiche Mengen der gleichen Chemikalien wie in Großbritannien.

Anders ist es bei Ländern mit weniger strengen Vorschriften, wo billigere, potenziell aber stärker dick machende Chemikalien eingesetzt werden, die anderswo verboten sind.

Orangen stehen an vierter Stelle der Tabelle und sind in der Regel die am meisten kontaminierten Lebensmittel in unseren Supermärkten. Bei den vom Ministerium untersuchten Proben fand sich die größte Belastung mit unterschiedlichen Chemikalien bei den Orangen aus Spanien, aber auch in Orangen aus anderen Erzeugerländern – Israel, Argentinien, Zypern, Südafrika, Marokko, Uruguay, Türkei und Sizilien – wurden Pestizid-Rückstände nachgewiesen. Dies liegt daran, dass überall auf der Welt der Einsatz von Pestiziden gegen Ungezieferbefall der Orangenplantagen gestattet ist. Zusätzlich wird auch nach der Ernte die (manchmal mit Wachs beschichtete) Orangenschale mit Pestiziden behandelt, um die Lagerzeit zu verlängern.

Nur wenigen Verbrauchern ist bewusst, dass die auf viele Obstsorten aufgetragene Wachsschicht unter Umständen diverse dick machende Chemikalien enthält. Zitronen, Äpfel, Kantalup- und andere Melonen, Paprikaschoten, Passionsfrüchte, Grapefruits und Tomaten können deshalb, wenn sie mit Wachs beschichtet wurden, zusätzlich mit Pestiziden belastet sein.

Orangen stehen zwar weit oben auf der Liste, doch der Großteil der nachgewiesenen Chemikalien ist in der Schale enthalten, die normalerweise ja nicht verzehrt und nur bei manchen Gerichten mitgekocht wird. Die Frucht selbst ist weit weniger kontaminiert.[184]

Empfindliche Früchte, zum Beispiel Beeren und weiches Obst (Erdbeeren, Himbeeren, Pfirsiche) werden ebenfalls meist stärker behandelt, da sich mit einem makellosen Äußeren höhere Preise erzielen lassen. Aus demselben Grund sind Äpfel und Birnen, die für den direkten Verzehr bestimmt sind, häufig stärker belastet als die zu Marmelade verarbeiteten Früchte; dies gilt auch für Orangen: Da das Fruchtfleisch ohnehin zerkocht wird, spielt das Aussehen keine Rolle.

Wie Tests ergaben, enthalten Pflaumen, Ananas, Rhabarber und bestimmte Trockenfrüchte (Feigen und Datteln) in der Regel weniger Rückstände und folglich weniger chemische Kalorien.

Kräuter und Gewürze

In dieser Kategorie erlebte ich die größten Überraschungen, weil ich mir nicht hatte vorstellen können, dass Kräuter und Gewürze überhaupt Kalorien irgendeiner Art enthielten. Doch es erwies sich, dass manche Kräuter unter Umständen einen hohen Gehalt an chemischen Kalorien aufweisen.

Kräuter werden wohl deshalb so intensiv chemisch behandelt, weil sie sehr empfindlich sind und rasch welken. Am schlimmsten belastet war Minze (frisch und getrocknet); es folgten Dill, Petersilie, Koriander und Rosmarin.

Bei Gewürzen lag der Gehalt an chemischen Kalorien erfreulicherweise niedriger, als ich erwartet hatte. Zugegeben, da wir nur geringe Mengen Kräuter und Gewürze essen, fällt die Wirkung im Vergleich zu anderen Lebensmitteln wenig ins Gewicht; es ist jedenfalls sicherer, auf weniger stark behandelte Sorten zurückzugreifen.

Bearbeitete Lebensmittel und Fertigkost

Hier handelt es sich um eine sehr heterogene Gruppe, die von Schokolade über Konserven bis hin zu Fertigmenüs reicht. Von staatlicher Seite werden nur wenig Fertiggerichte überprüft, so dass der chemische Kaloriengehalt von Standardprodukten, wie sie in jedem Supermarkt erhältlich sind, schwer einzuschätzen ist. Aus den Angaben, die für eine begrenzte Anzahl von Nahrungsmitteln zur Verfügung stehen, geht jedoch hervor, dass Schokolade besonders belastet ist. Beim Anbau von Kakaobohnen scheint der Einsatz von Lindan weit verbreitet zu sein, so dass die meisten Schokoladen- beziehungsweise Kakaoprodukte reichlich chemische Kalorien enthalten. Kakaobutter steht an sechster Stelle der Liste.

Gemüse

Auch hier sind Pestizide, mit denen die Feldfrüchte während der verschiedenen Phasen des Anbaus und vor der Einlagerung behandelt werden, die wichtigste Kontaminationsquelle.

Wie beim Obst hängen Umfang und Häufigkeit der chemischen Behandlung davon ab, wie empfindlich die jeweilige Gemüsesorte ist und ob sie für den unmittelbaren Verzehr oder zur Weiterverarbeitung vorgesehen ist, mit anderen Worten, ob das Aussehen eine Rolle spielt oder nicht. Je empfindlicher das Gemüse, desto intensiver die Behandlung mit diversen Mitteln.

Die weltweit am häufigsten verwendeten Insektizide und Fungizide sind Organophosphate[185] (auch als Wachstumsförderer eingesetzt) – es ist also kein Wunder, dass viele Gemüsesorten einen hohen Gehalt an chemischen Kalorien aufweisen.

Kopfsalat steht auf Platz elf der Liste. In der Regel wird er in jedem Anbaugebiet mit einer ganzen Reihe von Chemikalien behandelt. Jeder Brite verzehrt im Durchschnitt über drei Kilogramm Blattsalate im Jahr; in Amerika sind es mehr als fünf Kilo jährlich[186] – allein durch Blattsalate geraten also viele chemische Kalorien in den Körper. Auch Sellerie und Paprikaschoten enthalten eine Menge chemische Kalorien – die scheinbar so gesunden Lebensmittel werden damit zu erheblichen Dickmachern.

Milchprodukte und Eier

Aufgrund ihres Gehalts an hochgradig dick machenden Organochlorinen folgen Milchprodukte in der Tabelle unmittelbar auf Fleisch und Fisch. Zwar ist die Kontamination geringer als etwa bei Fisch, doch in der Ernährung westlichen Stils sind Milchprodukte sehr beliebt, so dass sie schon allein aufgrund der verzehrten Menge bedeutende Lieferanten chemischer Kalorien darstellen.

In den USA beträgt der Pro-Kopf-Verbrauch an Käse im Schnitt mehr als 13 Kilogramm im Jahr (Frischkäse nicht mitgerechnet). Dazu kommen Milch, Sahne, Eier, Butter und Joghurt – so summieren sich die chemischen Kalorien.

Milchprodukte sind deshalb so stark kontaminiert, weil eine der wenigen Möglichkeiten, sich von langlebigen Chemikalien zu befreien, bei Säugetieren die Ausscheidung mit der Milch ist, während Hühner und anderes Geflügel Chemikalien in die Eier auslagern.

Da die meisten chemischen Kalorien im Fett gespeichert werden,[187] weisen Butter, Käse, Sahne und Eigelb eine besonders hohe Konzentration auf. Umgekehrt sind fettärmere Milchprodukte wie teilentrahmte Milch oder Magermilch, fettarmer Joghurt und Hüttenkäse weniger stark mit chemischen Kalorien belastet.

Fette, Backfette und Öle

Aus den bisherigen Ausführungen wissen Sie, dass die Art und Weise, wie chemische Kalorien in unsere Nahrung gelangen, sich bei Pflanzen und Tieren leicht unterscheidet. Bei tierischen Fetten und Backfetten sind die chemischen Kalorien hauptsächlich auf Umweltschadstoffe und das mit chemischen Zusätzen mehr oder minder stark angereicherte Tierfutter zurückzuführen. Da diese Faktoren erheblich variieren, lässt sich der Gehalt an chemischen Kalorien in tierischen Fetten schwer bestimmen.

Bei pflanzlichen Ölen rührt die Kontamination hauptsächlich von den Pestiziden her, mit der die Pflanze behandelt wurde. Wegen des umfassenden Einsatzes von Pestiziden enthalten pflanzliche Fette interessanterweise in den meisten Fällen ähnlich viele chemische Kalorien wie tierische Fette, etwa Schweineschmalz.

Getränke

Getränke wie Kaffee und Wein enthalten im Großen und Ganzen relativ wenig chemische Kalorien, Tee hingegen kann geringfügig kontaminiert sein. Bei Wein liegt die Ursache daran, dass die zum Keltern bestimmten Trauben nicht makellos aussehen müssen und folglich auch weniger stark mit Chemikalien behandelt werden.

Das einzige Problem scheint Bier darzustellen. Zwar wurden vom britischen Landwirtschaftsministerium in dem Zeitraum von vier Jahren, aus dem mir die Testergebnisse vorliegen, keine Bierproben genommen, untersucht wurde jedoch der Hopfen, und die entsprechenden Proben waren leider erheblich kontaminiert – gälten sie als Lebensmittel, würden sie auf Platz vier der Tabelle rangieren. Nachdem über das fertige Produkt Bier keine Ergebnisse vorliegen, habe ich es nicht in die Liste der chemischen Kalorien in Kapitel 18 aufgenommen; sicherheitshalber sollten Sie jedoch, wann immer Sie die Möglichkeit haben, lieber auf ökologisch gebrautes Bier zurückgreifen.

Getreideprodukte

Jeder Brite verzehrt im Schnitt mehr als fünfzig Kilogramm Brot und achtzig Kilogramm Getreideflocken jährlich – schon allein angesichts der Menge schlägt also jede Kontaminierung erheblich zu Buche.

Getreide wird routinemäßig mit Chemikalien behandelt, die das Wachstum beschleunigen und wieder bremsen, Unkrautwuchs verhindern und Schädlingsbefall vorbeugen, während der Wachstumsphase ebenso wie nach Ernte und Einlagerung, und ist also mehr oder minder stark mit den potenziell dick machenden Insektiziden kontaminiert. Üblich ist auch die Praxis, Organophosphate in Pulverform unter das geerntete Getreide zu mischen, wo sie für immer verbleiben.

Nach den mir vorliegenden Unterlagen ist Hafer am stärksten kontaminiert, gefolgt von Weizen. Mais, Gerste und Reis scheinen am wenigsten belastet zu sein. Vollkorn weist doppelt so viele Rückstände auf wie raffiniertes weißes Mehl, wobei Kleie die meisten chemischen Kalorien enthält, da Rückstände vor allem an der Außenseite des Korns haften. Generell gilt: Je höher der Verarbeitungsgrad des Getreides, desto weniger chemische Kalorien hat es – freilich auch desto weniger Nährstoffe.

Nüsse, Samen und Hülsenfrüchte

Früher wurden in Nüssen, Samen und Hülsenfrüchten häufig Organochlorin-Rückstände nachgewiesen, doch die Proben, die vom britischen Landwirtschaftsministerium getestet wurden, enthielten extrem wenige chemische Kalorien.

Das ist sehr erfreulich, denn diese Nahrungsmittel sind reich an natürlichen schlankheitsfördernden Nährstoffen wie Vitaminen, Mineralstoffen, Proteinen und essenziellen Fettsäuren.

Zucker und Honig

Hier wurden nur sehr wenige Tests durchgeführt, die aber allesamt einen sehr geringen Gehalt an chemischen Kalorien ergaben.

Herkömmliche Diäten schaden nur!

Die Rangliste der mit chemischen Kalorien belasteten Nahrungsmittel zeigt deutlich, dass viele Produkte, die man gemeinhin mit kalorienarmer Ernährung assoziiert – Salate, Obst und Gemüse, Fisch – unter Umständen erheblich kontaminiert sein können. Das heißt, wenn Sie sich vorzugsweise von solchen Produkten ernähren, um nicht zuzunehmen, setzen Sie sich unwissentlich mehr chemischen Kalorien aus als ohne Diät und machen sich damit selbst einen Strich durch die Rechnung.

Dazu kommt, dass angesichts der Neigung, vorwiegend auf die oben erwähnten relativ stark kontaminierten Lebensmittel zurückzugreifen, die sogenannten »unbedenklichen Pestizidmengen« bei einer konventionellen Diät leicht überschritten werden. So wird man langfristig wahrscheinlich nicht nur noch dicker, sondern es steigt auch das Krankheitsrisiko infolge einer zu starken Belastung mit toxischen Substanzen. Das könnte auch eine Erklärung dafür sein, dass Personen mit häufigen Gewichtsschwankungen besonders anfällig für eine ganze Reihe von Erkrankungen sind.

Inzwischen ist Ihnen sicher klar geworden, dass viele Lebensmittel, von denen Sie sich bisher vorwiegend ernährt haben, und Ihre Diätversuche, der Grund für Ihren immerwährenden Kampf mit dem Gewicht sein könnten. Doch seien Sie guten Mutes, es ist durchaus möglich, die in der Vergangenheit angerichteten Schäden zu reparieren und das Risiko einer künftigen Gewichtszunahme herabzusetzen. – Im nächsten Kapitel erfahren Sie, wie Sie den Kontakt mit chemischen Kalorien so weit wie möglich vermeiden und trotzdem essen können, was Ihnen schmeckt.

8.
Bioprodukte sind die Lösung

Wie Sie am besten davon profitieren können

Sicher sind Sie entsetzt, dass vieles, was Sie bisher gegessen haben, um abzunehmen, die entgegengesetzte Wirkung hatte. Zerbrechen Sie sich nicht den Kopf – was vorbei ist, ist vorbei: Zumindest wissen Sie es jetzt und können es in Zukunft anders machen.

Sie sollten sich zum Ziel setzen, Ihre Ernährung so zusammenzustellen, dass die einzelnen Lebensmittel möglichst wenig chemische Kalorien enthalten, ohne jedoch andererseits zu viele konventionelle Kalorien zu sich zu nehmen. Damit verlieren Sie nicht nur Gewicht, sondern verbessern auch Ihre Figur. Dies lässt sich durchaus auch mit herkömmlich erzeugten Lebensmitteln erreichen, am einfachsten ist es jedoch mit Bioprodukten.

In diesem Kapitel erfahren Sie, was Bioprodukte sind, woran Sie biologische Erzeugnisse erkennen und wo sie zu beziehen sind. Weiter erfahren Sie, warum Ökoprodukte in der Regel viel weniger chemische Kalorien enthalten als die Erzeugnisse aus der konventionellen Landwirtschaft und warum sie besser schmecken.

Was bedeutet »Bio«?

Biologische oder richtig: Erzeugnisse aus kontrolliert biologischem Anbau (mit dem Zusatz kbA) sind Lebensmittel, die aus ökologischem Anbau stammen, das heißt ohne Verwendung von synthetischen Pestiziden, Antibiotika, Wachstumsförderern und

Kunstdünger erzeugt wurden – weitgehend so wie die Nahrungsmittel, die bis zum Beginn des zwanzigsten Jahrhunderts eine
Selbstverständlichkeit waren.

Da Bioobst und -gemüse idealerweise nur mit natürlichen
Mitteln behandelt werden und allenfalls durch Umweltschadstoffe, nicht aber durch absichtlich zugesetzte chemische Substanzen belastet sind, weisen sie bedeutend weniger chemische
Kalorien auf als die Erzeugnisse aus konventionellem Anbau.
Tiere aus ökologischer Zucht erhalten Medikamente nicht vorbeugend, sondern nur im Notfall, und das Futter stammt seiner-
seits weitgehend aus biologischem Anbau. Fleisch, Milch und
Eier solcher Tiere enthalten daher ebenfalls viel weniger chemische Kalorien.

Sicher fragen Sie sich jetzt, weshalb ökologische Produkte
überhaupt chemische Kalorien enthalten. Leider ist unsere gesamte Umwelt so sehr mit Schadstoffen belastet, dass auch Bioprodukte nie ganz frei von chemischen Kalorien sein können.
Auch die Institutionen, die Öko- oder Bioprodukte zertifizieren,
lassen unter bestimmten Umständen ein Minimum an synthetischen Chemikalien zu. Und selbst Naturdünger und natürliche
Schädlingsbekämpfungsmittel enthalten Chemikalien, wenn auch
natürlichen Ursprungs.

Wir müssen uns also leider damit abfinden, dass es kein völlig chemikalienfreies Lebensmittel gibt. Unsere gegenwärtigen
Ökoprodukte kommen dem Ideal aber immerhin so nahe, wie es
heute noch möglich ist.

Woran erkennen Sie ökologische Produkte? Hilfreich beim
Einkauf sind die Symbole, mit der die dazu offiziell befugten
Institutionen dem Produkt Bioqualität attestieren. Diese Institutionen führen regelmäßige Kontrollen beim Erzeuger durch und
prüfen, ob die gesetzlich vorgeschriebenen Normen eingehalten
werden. Wenn Sie beim Erzeuger direkt kaufen, sollten Sie sich
das entsprechende Zertifikat zeigen lassen.

Warum sind Ökoprodukte anders?

Hier die wichtigsten Merkmale, die Ökoprodukte von den Erzeugnissen aus konventioneller Landwirtschaft und Tierzucht unterscheiden:

- besserer Geschmack und bessere Textur,
- mehr Nährstoffe,
- weniger giftige Schwermetalle, Organochlorine und Pestizide.

Als ich zum ersten Mal in einen Apfel aus ökologischem Anbau biss, wurde mir klar, dass bei unserer Lebensmittelindustrie einiges im Argen liegt. Der Apfel schmeckte völlig anders als sämtliche Äpfel in den zwanzig Jahren zuvor, die stets einen eigenartigen Nachgeschmack im Mund hinterlassen hatten, während dieser Apfel fantastisch schmeckte und mich an die Äpfel erinnerte, die ich als Kind im Garten meiner Eltern direkt vom Baum gepflückt hatte.

Merkwürdigerweise dauerte es ziemlich lange, bis ich zu diesem ersten biologischen Apfel kam. Ich hatte mir vorgemacht, ich könne chemisch behandelte Lebensmittel essen, ohne mir zu schaden. Außerdem gab es im Supermarkt kaum Produkte aus biologischem Anbau. Und die magere Auswahl, die geboten war, wirkte im Vergleich zu dem übrigen Obst und Gemüse sehr unscheinbar und wenig appetitlich und kostete zudem auch noch erheblich mehr!

Inzwischen denke ich völlig anders. Ich bewundere die makellosen Erzeugnisse aus konventionellem Anbau nicht mehr, sondern frage mich, mit wie vielen Chemikalien sie behandelt wurden, um so perfekt auszusehen. Es stört mich auch nicht, wenn ich bei bei Bio-Obst und -Gemüse gelegentlich ein Insekt finde – ist dies doch ein Zeichen dafür, dass keine synthetische Ungezieferbekämpfung stattgefunden hat. Wenn das Insekt

überlebt hat, wird das Lebensmittel auch mir keinen Schaden
zufügen!

Besserer Geschmack und bessere Textur

Man muss weder Vegetarier sein noch ein Diätprogramm befolgen, um Bioprodukte zu schätzen: Auch Feinschmecker haben
inzwischen ihren besseren Geschmack und ihre überlegenen
Eigenschaften entdeckt. Alles schmeckt intensiver, verliert beim
Kochen nicht die Form und hinterlässt ein befriedigenderes Gefühl der Sättigung.

Das ist kein leerer Werbespruch: Es gibt handfeste Gründe für
den besseren Geschmack. Zum einen enthalten Produkte aus biologischem Anbau mehr natürlichen Zucker (etwa 21 Prozent
mehr als Produkte aus konventionellem Anbau).[188] Dies rührt
wahrscheinlich daher, dass die in Düngemitteln enthaltenen Ni-
trate und sonstigen chemischen Substanzen den Stoffwechsel der
Pflanzen beeinträchtigen und dabei speziell deren natürlichen
Zuckergehalt senken. Ohne chemischen Dünger bleibt mehr Zucker erhalten, und das Obst oder Gemüse schmeckt süßer.

Zweitens scheinen Pestizide die von den Geschmacksnerven
ans Gehirn weitergeleiteten Sinnesreize zu verändern und zudem den Geruchssinn zu beeinträchtigen. Pestizide wie Carbamate beeinflussen nicht nur Geruch und Geschmack, sondern
hinterlassen bisweilen auch einen metallischen oder bitteren
Nachgeschmack,[189] wie ich aus eigener Erfahrung bestätigen
kann. Da ich jetzt vorwiegend Bioprodukte einkaufe, reagiere
ich inzwischen ziemlich empfindlich auf Chemikalien im Essen.
Ich habe schon erlebt, wie mir nach einer Einladung, bei der es
nicht-biologisches Essen gab, stundenlang ein beißendes und
brennendes Gefühl im Mund zurückblieb, das ich vor meiner
Umstellung auf Bioprodukte nicht gekannt hatte. Nachdem die
geschmacksverändernde Wirkung von Pestiziden bekannt ist,

nehme ich an, dass dieses Phänomen auf zu viel Chemie im Essen
zurückgeht. Fleisch von Tieren aus biologischen Betrieben schmeckt nicht
nur besser, sondern weist auch eine bessere Textur auf, was wohl
daher kommt, dass die Tiere langsam heranwachsen können, na-
turbelassenes Futter bekommen, nicht mit Wachstumsförderern
behandelt werden und mehr Bewegung haben. Am deutlichsten
zeigt sich der Unterschied bei Geflügel- und Schweinefleischpro-
dukten – Erzeugnissen von Tieren, die bei konventioneller Haltung künstlich gemästet und an ausreichender Bewegung gehin-
dert werden.

Selbst mein Gatte, der sonst alles isst, was man ihm vorsetzt,
ließ kürzlich in einem Restaurant das bestellte Huhn wieder zurückgehen, weil es weder Geschmack noch Biss hatte. Nach jah-
relangem Konsum von Bioprodukten ist wohl auch sein Gaumen
empfindlicher geworden. Im Übrigen ist gerade bei Speck der
Unterschied zwischen biologischen Erzeugnissen und herkömmlichen Produkten eklatant.

Mehr schlankheitsfördernde Nährstoffe

Aus einer wissenschaftlichen Studie, die der Ernährungswissenschaftler David Thomas auf der Grundlage der Daten aus der
1940 veröffentlichten umfassenden Untersuchung *The Composition of Foods* (Die Zusammensetzung von Lebensmitteln) durchführte, geht hervor, dass Obst und Gemüse aus konventionellem
Anbau heute weniger Nährstoffe enthalten als noch vor fünfzig
Jahren.[190] Die moderne Landwirtschaft, die zur Ertragssteigerung
großzügig Agrarchemie aller Art einsetzt, hat dem Boden anscheinend wichtige Mineralien entzogen.

Daher herrscht auch in unserer Nahrung ein alarmierender
Mineralstoffmangel – es fehlt an Magnesium, Jod, Kalium, Zink,
Kalzium und Eisen. Da unser Schlankheitssystem diese Nähr-

stoffe jedoch dringend benötigt, hat der Mangel einen direkten Einfluss auf unser Gewicht.

Ein jüngst durchgeführter Vergleich von einundvierzig wissenschaftlichen Studien stellte Produkte aus ökologischem und aus konventionellem Anbau einander gegenüber und gelangte zu dem Schluss, dass Erstere durchweg mehr Vitamine und Mineralstoffe enthalten.[191] Als Ursache nimmt man die Verwendung von Naturdünger an, der dem Boden eine ausgewogenere Mischung von Mineralstoffen zusetzt. Außerdem sind die Pflanzen aus ökologischem Anbau in der Regel robuster, weil ihr Stoffwechsel nicht durch Pestizide beeinträchtigt wird und sie daher auch mehr Vitamine erzeugen können. Speziell Vitamin C, das ein Kohlenhydrat und damit für Schäden infolge der konventionellen Anbaumethoden anfällig ist, findet sich in ökologischen Lebensmitteln in weitaus höherer Konzentration. Damit nicht genug – auch die Proteine in Ökogemüse und -obst sind erwiesenermaßen qualitativ hochwertiger.[192]

Wenn Sie sich also an Ökoprodukte halten, schwelgt Ihr Körper geradezu in schlankheitsfördernden Nährstoffen und kann sein Gewicht niedrig halten.

Weniger chemische Kalorien

Unsere Umwelt ist inzwischen so verseucht, dass es nicht mehr möglich ist, chemischen Kalorien vollständig aus dem Weg zu gehen. Alle Pflanzen sind mit Giftstoffen aus der Atmosphäre angereichert, speziell mit PCB aus Luft und Regen.

Natürlich ist auch biologisch angebautes Obst und Gemüse nicht gegen Umweltschadstoffe gefeit, doch wird es während des Wachstums und bei der Lagerung zumindest mit weniger chemischen Kalorien kontaminiert. Außerdem ist in der ökologischen Landwirtschaft die Belastung durch Schwermetalle und Kunstdüngerrückstände im Boden geringer.[193] Der Ertrag aus verseuchter Erde ist ebenfalls kontaminiert. Wenn Sie Obst und Gemüse aus biologischem Anbau essen, nehmen Sie so wenig chemische Kalorien wie möglich zu sich.

Gleiches gilt für den Verzehr von Fleisch und Milchprodukten aus biologischer Tierhaltung. In ökologischen Betrieben ist das Tierfutter zu mindestens 80 Prozent natürlichen Ursprungs.[194] Da sich Futterzusätze im Lauf der Zeit im Körper der Tiere anreichern, bedeutet weniger Kontamination natürlich auch weniger chemische Kalorien in Fleisch und Milch. Zudem werden biologisch gehaltenen Tieren keine Wachstumsförderer verabreicht, so dass ihr Fleisch auch frei von solchen Rückständen ist.[195]

Leider sind viele Tiere, die zum Verzehr gezüchtet werden, den Schadstoffen aus der Umwelt in besonderem Maß ausgesetzt. Ihr Lebensraum ist zum Teil so verseucht, dass das Fleisch dieser Tiere unter Umständen sehr viele chemische Kalorien enthält, selbst wenn es aus ökologischen Betrieben stammt.

Unsere Meere sind so verschmutzt, dass alle Raubfische, auch aus biologischer Zucht, durch das Wasser und ihre Beute heute stark kontaminiert sind. Trotzdem sind Fische aus ökologischer Zucht immer noch besser als solche aus konventionellen Fischfarmen, wo sie in der Regel zu allem Überfluss auch noch mit chemischen Substanzen behandelt werden.

Warum ernähren sich nicht alle Menschen ökologisch?

Wie überall gibt es auch bei Bioprodukten ein Pro und ein Kontra. Früher waren die hohen Kosten und die Exklusivität ökologischer Lebensmittel für viele ein Hindernis, doch hat sich hier inzwischen schon einiges geändert. Nachstehend das Für und Wider von Ökoprodukten:

PRO
- generell weniger chemische Kalorien, daher hilfreich bei der Gewichtskontrolle,
- mehr essenzielle Nährstoffe, die der Gesundheit und dem Schlankheitssystem förderlich sind,
- umweltfreundliche Anbau- und Zuchtmethoden, daher auch weniger Umweltverschmutzung,
- biologische und artgerechte, also wesentlich humanere Tierhaltung,
- besserer Geschmack,
- besserer Gesundheitszustand infolge weniger toxischer Chemikalien im Körper.

KONTRA
- in der Regel 20 bis 30 Prozent teurer als konventionelle Produkte,
- nicht in allen Läden und Supermärkten erhältlich,
- geringere Auswahl, vor allem bei Fertiggerichten,
- geringere Haltbarkeit,
- manchmal wenig ansprechendes Aussehen,
- in Restaurants kaum zu finden,
- längere Zubereitungszeiten für Mahlzeiten, da diese größtenteils aus frischen Zutaten bestehen.

Wo Sie Bioprodukte kaufen können

Mit zunehmender Nachfrage werden Bioprodukte immer mehr zum Standard. Größere Supermärkte räumen ihnen zunehmend Platz ein, so dass Sie für immer mehr Produkte eine ökologische Alternative finden können.

Zusätzlich bieten Naturkostläden und Reformhäuser, Direktverkauf vom Bauernhof und Heimlieferung eine breite Palette qualitativ hochwertiger Waren an. Manche Lieferanten inserieren in Zeitschriften, und es gibt Ökoführer mit Informationen über einschlägige Läden und Restaurants vor Ort. Es wird also immer leichter, an Ökoprodukte zu kommen, und die Auswahl wird ständig größer. Vielleicht müssen Sie Ihre Einkaufsgewohnheiten ein wenig ändern, doch es lohnt sich.

Optimal ist es natürlich, wenn Sie sich aus dem eigenen Garten mit frischem Obst und Gemüse der Saison versorgen können. Wer keinen Garten oder nicht die entsprechende Zeit hat, kann sich von Bauernhöfen Ökokisten liefern lassen und kommt so gleichfalls in den Genuss jahreszeitlich variierender frischer Produkte.

Ökologische Lebensmittel sind ideal zum Abnehmen

Ökolebensmittel enthalten weniger chemische Kalorien und mehr schlankheitsfördernde Nährstoffe und eignen sich daher ideal zum Abnehmen. Vor ein paar Jahren klagte mein Mann, er passe nicht mehr in seine Hosen. Nach acht Monaten, in denen er sich fast ausschließlich biologisch ernährte, hatte er ohne irgendeine Form von Diät 10 Prozent seines ursprünglichen Gewichts abgebaut. Jetzt kann er wieder alles tragen, was ihm zuletzt vor zehn Jahren gepasst hat, und er schwört auf ökologische Lebensmittel.

Leider ist dies nicht allen Menschen möglich, aus den verschiedensten Gründen. Ist dies der Fall, werden Sie das folgende Kapitel hilfreich finden, worin erklärt wird, wie sich konventionelle Lebensmittel so zubereiten lassen, dass der potenzielle Gehalt an chemischen Kalorien so gering wie möglich ist.

Auch wenn Sie sich ohnehin schon von biologischen Lebensmitteln ernähren, werden Sie dort wertvolle Tipps finden, denn zwischen Kauf und Verzehr können selbst die hochwertigsten Lebensmittel mit chemischen Kalorien kontaminiert werden – und das lässt sich vermeiden.

9.
Weniger Chemie auf dem Teller

Auswahl, Lagerung und Zubereitung
von Lebensmitteln

Sie haben also erstmals ökologisch eingekauft und damit den ersten Schritt getan, um schlanker zu werden. Herzlichen Glückwunsch. Doch damit Sie möglichst wirkungsvoll abnehmen, ist noch einiges mehr zu beachten. Auch wenn Sie hochwertige Nahrung sorgfältig aussuchen, besteht die Möglichkeit, dass die Lebensmittel mit chemischen Kalorien kontaminiert werden, bevor sie auf den Teller kommen. Ist das der Fall, verwandelt sich auch die hochwertigste biologische Nahrung in eine chemische Kalorienbombe.

In diesem Kapitel erfahren Sie nicht nur, wie Sie verhindern, dass auf dem Weg nach Hause oder sogar in Ihrer eigenen Küche chemische Kalorien ins Essen gelangen, sondern auch, wie Sie die Belastung mit chemischen Kalorien bei konventionellen beziehungsweise die chemischen Rückstände in Ökolebensmitteln senken können. Sie haben es selbst in der Hand, die chemische Belastung auf ein Minimum zu reduzieren.

Die Auswahl der Lebensmittel

Mithilfe der Tabelle chemischer Kalorien in Kapitel 18 können Sie beim Einkauf gezielt Lebensmittel auswählen. Und wenn Sie sich nicht in jedem Fall für die ökologische Alternative entscheiden können, weil es zu teuer käme, sollten Sie zumindest die am stärksten kontaminierten Produkte durch Bioprodukte ersetzen. Sollte auch das nicht möglich sein oder sind keine entsprechenden ökologischen Alternativen verfügbar, können Sie anhand der Tabelle chemischer Kalorien zumindest die Lebensmittel aussuchen, die noch am wenigsten mit chemischen Kalorien belastet sind.

Hier einige Richtlinien für die Auswahl von Produkten mit möglichst wenig chemischen Kalorien.

- Bei Fleisch und tierischen Produkten sollten Sie im Idealfall Erzeugnisse aus ökologischer Tierhaltung wählen, zumindest aber darauf achten, dass die Produkte nicht aus Massentierhaltung stammen.
- Verzichten Sie weitgehend auf tierisches Fett. Verwenden Sie Magermilch und mageres Fleisch, auch im Fall von Biofleisch. (Bei Fleisch aus konventioneller Erzeugung ist dies noch wichtiger!) Vergewissern Sie sich, dass fettarme und überhaupt alle bearbeiteten Lebensmittel nicht zu viele Zusatzstoffe enthalten.
- Empfindlichere (zum Beispiel weichere) Obst- und Gemüsesorten sind in der Regel stärker kontaminiert als stabilere Sorten, die sich von Natur aus gut lagern lassen.
- Achten Sie bei der Verpackung auf natürliche Materialien (Pappe, Papier, Glas) beziehungsweise entfernen Sie Plastikverpackungen so bald wie möglich.

Warum wir wenig tierisches Fett zu uns nehmen sollten

Im Fettgewebe von Tieren setzen sich sehr viele Umweltschadstoffe ab und reichern sich dort an. Je weniger tierische Fette Sie essen, desto weniger chemische Kalorien geraten also in Ihren Stoffwechsel. Deshalb sollten Sie statt Vollmilch lieber fettarme Milch oder Magermilch und statt vollfettem Hartkäse lieber fettarmen Frischkäse wählen.

Während es relativ leicht ist, Fleisch mit weniger sichtbarem Fett oder fettarme Milchprodukte zu kaufen, ist es bei bearbeiteten Lebensmitteln schwieriger, Menge und Art der darin enthaltenen Fette einzuschätzen. So werden beispielsweise Fischöle, die ja besonders stark mit chemischen Kalorien belastet sind, für alle nur erdenklichen Produkte verwendet.[196]

Sie irren sich, wenn Sie meinen, für diesen Zweck rieche Fischöl zu intensiv. Fischöl findet sich in Backwaren, Margarine, Eiskrem, Tierfutter und selbst in Kosmetikartikeln. Lesen Sie das Etikett, wenn Sie das nächste Mal ein Fertiggericht kaufen, und greifen Sie, sofern möglich, lieber zu Produkten, die mit Pflanzenöl hergestellt sind, das weniger risikobehaftet ist als tierische Fette.

Noch etwas: Egal, ob es sich um konventionelle oder um Ökoprodukte handelt, die meisten Pestizide werden schneller vom Körper absorbiert, wenn sie zusammen mit Fett in den Stoffwechsel eindringen.[197] Umgekehrt können Sie die Menge der mit der Nahrung aufgenommenen Pestizide einschränken, wenn die Mahlzeit insgesamt möglichst wenig Fett enthält.

Salat aus herkömmlichem Anbau beispielsweise sollten Sie zumindest mit einem fettfreien oder fettarmen Dressing servieren. Dosenlachs und -thunfisch in Wasser ist besser als Konserven in Pflanzenöl, und nie sollten Sie Fisch kaufen, der im eigenen Öl schwimmt.

Warum die Verpackung wichtig ist

Die Vermeidung chemischer Kalorien beschränkt sich nicht auf den Kauf des richtigen Lebensmittels, sondern schließt auch die Verpackung mit ein. Leider können die heutzutage üblichen Verpackungsmaterialien unser Essen mit einer Menge weiterer Chemikalien kontaminieren.

Früher wurden Lebensmittel grundsätzlich in natürlichen

Materialien wie Papier, Pappe und Glas verpackt. Heute jedoch dienen zu diesem Zweck meist Kunststoffe, die billig herzustellen, leicht und robust, wasserdicht und hygienisch sind und dazu widerstandsfähiger als zum Beispiel Glas.[198] Das Problem ist nur, dass Kunststoffe chemische Substanzen absondern, die in die verpackten Lebensmittel eindringen und deren Belastung mit chemischen Kalorien möglicherweise beträchtlich erhöhen.[199] Der Aufdruck auf der Verpackung stellt eine weitere Quelle chemischer Kalorien dar, denn die modernen Druckfarben enthalten ihrerseits viele synthetische Chemikalien, die leicht durch die Verpackung dringen und ins Essen geraten können.[200]

Derzeit sind die Hersteller noch nicht zu Angaben über das Verpackungsmaterial verpflichtet, auch nicht bei Ökoprodukten. Deshalb sollten Sie wissen, welche Verpackungen problematisch sein können und warum.

Chemische Kalorien in Kunststoffen

Kunststoffe bestehen hauptsächlich aus zwei Komponenten: erstens aus dem Kunststoff selbst, einer Kette von Monomeren, das heißt einer Aneinanderreihung identischer Chemikalien, zwischen denen eine starke, kontinuierliche Verbindung besteht;[201] und zweitens aus einer Reihe toxischer Zusatzstoffe, die Kunststoffen die charakteristische Elastizität und Widerstandsfähigkeit verleihen.[202]

Zu den Kunststoffmonomeren gehören das Styrol im Styropor[203] und die Chemikalie Bisphenol;[204] beide sind sehr beliebt als Lebensmittel- und Cateringverpackungen und enthalten sehr viele chemische Kalorien. Und wer von uns hat noch nie ein heißes Getränk aus einem Styroporbecher getrunken?

Auch Kunststoffe aus Bisphenol werden bei der Verpackung von Lebensmitteln eingesetzt, zum Beispiel bei der Innenbeschichtung von Konservendosen aus Weißblech, als Versiegelung für Kartons und bei zahlreichen anderen Produkten.

Von den vielen Zusatzstoffen spielt wahrscheinlich die als Phthalate bekannte Chemikaliengruppe die wichtigste Rolle. Phthalate, die sehr viele chemische Kalorien enthalten, finden sich in nahezu allen Kunststoffen, denen sie Elastizität verleihen. Auch für Druckfarben werden sie häufig verwendet.[205]

Weitere gängige Zusatzstoffe sind Flammschutzmittel wie PBB (polybromierte Biphenyle), die ebenfalls die Belastung mit chemischen Kalorien erhöhen können. Tatsächlich sind Kunststoffe bisweilen mit einer ganzen Reihe von Zusätzen angereichert, die ebenfalls viele chemische Kalorien enthalten, zum Beispiel Organophosphate und Schwermetalle wie Blei.[206] Die Menge der Zusatzstoffe variiert beträchtlich. So enthält der Kunststoff PVC viel mehr Zusätze als beispielsweise Polyäthylen.[207]

Natürlich gibt es auch »unbedenklichere« Kunststoffe, die weniger Zusätze enthalten, und sogar chemiefreie Druckfarben, die von einigen Ökoerzeugern bereits für die Etikettierung benutzt werden, doch es ist praktisch unmöglich, allein am Aussehen der Verpackung zu erkennen, welche Art von Kunststoff oder Druckfarbe verwendet wurde. Solange wir nichts Genaueres wissen, sollten wir Plastikverpackungen daher generell skeptisch gegenüberstehen. Als Richtlinie gilt: Je biegsamer der Kunststoff, desto mehr Weichmacher enthält er.

Faktoren für die Kontamination von Nahrungsmitteln durch Kunststoffe

Wenn alle bei der Erzeugung von Kunststoffen verwendeten Chemikalien auch darin verblieben, wäre alles kein so großes Problem. Leider können viele Chemikalien aus dem Kunststoff austreten und in das verpackte Lebensmittel eindringen. Das Ausmaß der Kontamination hängt von folgenden Faktoren ab:

- Wärme – beziehungsweise jede Form von Erhitzung, zum Beispiel in der Mikrowelle, aber auch Lagerung an einem warmen Ort – lässt signifikant mehr Kunst- und Zusatzstoffe in Lebensmittel eindringen.[208]
- Je länger die Lagerzeit, desto mehr Chemie wandert ins Essen.[209]
- Je enger der Kontakt mit dem Kunststoff, desto höher die Kontamination, zum Beispiel bei Konserven in Dosen und Getränken in Plastikflaschen.[210]
- Je höher der Fettanteil eines Lebensmittels, desto höher die Kontamination, da die meisten toxischen Substanzen extrem fettlöslich sind.[211]

Wenn also ein Lebensmittel viel Fett enthält, lange gelagert wird, mit der Kunststoffverpackung eng in Berührung kommt und dann noch hohen Temperaturen ausgesetzt wird, ist es mit großer Wahrscheinlichkeit chemisch kontaminiert. Um die Kontamination auf ein absolutes Minimum zu reduzieren, müssen Sie bei der Lagerung und Zubereitung von Lebensmitteln vielleicht die eine oder andere Gewohnheit aufgeben.

Vor allem sollten Sie Lebensmittel nicht in Frischhaltefolie aus PVC verpacken, einem besonders giftigen Kunststoff,[212] und möglichst auch die »unbedenklichere« PVC-Frischhaltefolie mit »geringem Chemikalientransfer« meiden, da diese ungeachtet ihrer Bezeichnung die verpackten Lebensmittel in einem Maß kontaminiert, das über der Unbedenklichkeitsgrenze liegt.[213] Das Erwärmen von Nahrungsmitteln in der Frischhaltefolie verschlimmert das Problem noch – aus demselben Grund sollten Sie auch Fertiggerichte nie in ihren Kunststoffbehältern erwärmen.

Glücklicherweise scheint die Kontamination bei fettfreien Produkten viel geringer zu sein. So sind Obst und Gemüse in Kunststoffbehältern, zum Beispiel Äpfel in Kartonschalen mit einer dünnen Schicht Klarsichtfolie zwischen den einzelnen Lagen, relativ wenig kontaminiert.[214]

Auch die Aufbewahrung in Alufolie lässt anscheinend nicht allzu viele zusätzliche chemische Kalorien in die Nahrung eindringen. Allerdings kann Alufolie zur Verfärbung von Lebensmitteln führen, die viel Salz[215] oder Säure[216] enthalten. Für fettreiche Lebensmittel, Getreideprodukte und Gemüse können Sie Alufolie jedoch bedenkenlos verwenden.

Achten Sie auf versteckte Quellen chemischer Kalorien in der Verpackung

Man merkt nicht immer sofort, ob eine Verpackung Kunst- oder Zusatzstoffe enthält. Manche Verpackungen, die aus natürlichem Material zu bestehen scheinen, können trotzdem Kunststoffe enthalten. Hier einige Beispiele:

- Substanzen zur Abdichtung von Lebensmittelpackungen, zum Beispiel für Zucker, enthalten Kunststoffzusätze, die in das Lebensmittel eindringen können. (Bei der Lagerung von Zuckerpaketen bei 40 Grad gingen 80 Prozent der Phthalate in den Zucker über.[217])
- Druckfarben auf Papierverpackungen können ebenfalls Phthalate enthalten, die in das Nahrungsmittel eindringen. Viele Snacks, Kekse und Süßigkeiten sind beispielsweise durch die Druckfarbe kontaminiert.[218]
- Glasflaschen für Getränke und gewachste Pappbecher für Joghurt sind womöglich mit Verschlüssen oder Deckeln versehen, die Weichmacher enthalten, die wiederum in den Inhalt eindringen können.
- Pappkartons können innen mit Kunststoff verkleidet sein.
- Auch Konservendosen sind innen häufig mit Kunststoff beschichtet.[219]

Nehmen wir an, Sie haben eingekauft, und einige Lebensmittel sind in Kunststoff verpackt. Was tun Sie als Nächstes? Unabhängig davon, ob Sie die Verpackung entfernen oder nicht, ist ein möglichst kühler Aufbewahrungsort immer am besten. Wenn Sie kunststoffverpackte Lebensmittel im Kühlschrank lagern, sinkt der potenzielle Kontaminationsgrad erheblich. Bei fettreichen Nahrungsmitteln ist es ratsam, diese in Behälter umzufüllen, die keine chemischen Kalorien freisetzen.

Ich selbst benütze Glasschüsseln mit Deckeln und fülle fetthaltige Flüssigkeiten wie Milch in Glas- oder Keramikkrüge um. Frischhaltefolie entferne ich grundsätzlich. Damit können Sie zwar keine bereits erfolgte Kontamination rückgängig machen, doch zumindest lässt sich eine weitere Kontamination verhindern.

Weniger chemische Kalorien durch richtige Zubereitung

Wie bereits erwähnt, ist es zwar gewiss hilfreich, aber nicht unbedingt erforderlich, auf Ökoprodukte umzusteigen, um den Gehalt an chemischen Kalorien zu reduzieren. Mit den entsprechenden Informationen versehen, können Sie auch bei der Vor- und Zubereitung herkömmlicher Lebensmittel viele chemische Kalorien einsparen. Und es schadet auch nicht, wenn Sie bei Bioprodukten mit denselben Methoden arbeiten.

Waschen und säubern   Die einleuchtendste Methode, Obst und Gemüse von Pestiziden und Kunststoffrückständen zu befreien, ist natürlich das Waschen. Eine Reihe wissenschaftlicher Untersuchungen beschäftigt sich mit der Frage, ob zu diesem Zweck reines Wasser oder Wasser mit einem zugesetzten Reinigungsmittel besser ist. Ergebnis: Es hängt weitgehend davon ab, mit welchen Pestiziden das jeweilige Obst oder Gemüse kontaminiert ist.[220] Manche Pestizide sind eigens so konzipiert, dass sie an der Oberfläche verbleiben, andere hingegen sollen in das Lebensmittel einsickern. Waschen wirkt also nur gegen chemische Substanzen, die an der Schale haften, und selbst dann haben Sie nur Erfolg, wenn es sich um wasserlösliche Chemikalien handelt, die sich mit klarem Wasser abspülen lassen. Fettlösliche Chemikalien hingegen lassen sich nur mit einem Reinigungs- oder Spülmittelzusatz im Wasser entfernen.

Allerdings wird wohl kaum jemand Obst und Gemüse gern in Spülwasser waschen. Abgesehen von der geschmacklichen Beeinträchtigung enthalten viele Spülmittel ihrerseits Chemikalien. Zumindest sind inzwischen Produkte mit natürlichen Bestandteilen erhältlich, mit denen sich speziell viele der oberflächlich haftenden Toxine von Obst und Gemüse entfernen lassen.

Obwohl nicht immer wirksam, ist es trotzdem empfehlenswert, Obst und Gemüse zu waschen. Bei Sorten, die besonders viele Chemikalien absorbieren, darunter Erdbeeren, Weintrauben, Orangen, Pfirsiche, Spinat und Tomaten, ist Waschen immerhin ein Anfang, auch wenn im Inneren noch eine Menge chemischer Substanzen vorhanden sind.

<u>Schälen</u> Schälen senkt den Gehalt an chemischen Kalorien viel wirksamer als Waschen. Nehmen wir zum Beispiel Orangen. Die Orange gehört, wenn sie wie in bestimmten Getränken mit Schale verarbeitet wird, zu den verseuchtesten Lebensmitteln überhaupt. Da sich aber die meisten Chemikalien in der Schale befinden, lässt sich durch Schälen der Gehalt an chemischen Kalorien schon beträchtlich verringern.[221]

Dasselbe gilt für Äpfel: Ungeschält können sie stark kontaminiert sein; geschält, reduziert sich die Belastung erheblich.[222] Ein geschälter Apfel aus konventionellem Anbau schmeckt natürlich lange nicht so gut wie ein ungeschälter Bioapfel, bei dem Sie die Schale ruhig mitessen können! Dasselbe gilt für Tomaten und ganz besonders für Kartoffeln.

Zubereitung von Fleisch und Fisch   Da sich chemische Kalorien speziell in Fettgewebe anreichern, können Sie Toxine größtenteils eliminieren, wenn Sie bei Fleisch und Fisch sichtbares Fett entfernen.[223] Speziell bei Fisch sollten Sie zudem die Haut ablösen, da sich darunter besonders viel Fett befindet.

Weniger chemische Kalorien durch richtiges Kochen

Bestimmte Chemikalien bauen sich ganz oder teilweise durch Hitze ab, mit anderen Worten: Nach dem Kochen sind normalerweise weniger chemische Kalorien vorhanden als vorher. Generell gilt, je höher die Temperatur und je länger die Kochzeit, desto weniger chemische Kalorien.[224]

Wenn Sie zum Beispiel aus nicht-biologischen Früchten Marmelade zubereiten, sollten Sie die Fruchtmasse in einem offenen Topf auf dem Herd kochen, was sehr viel wirkungsvoller ist als das Einkochen bei kürzerer Kochzeit und niedrigerer Temperatur im Mikrowellenherd.[225]

Manche Lebensmittel, zum Beispiel Gemüse, vertragen keine so lange Kochzeit. Chemische Substanzen im Gemüse gehen aber ins Kochwasser über: Damit wird das Gemüse »unbedenklicher«, während das Kochwasser stark belastet ist. Verwenden Sie also den Gemüsesud lieber nicht für Soßen.[226]

Manche chemischen Substanzen sind hitzeresistent und werden daher durch das Kochen nicht zerstört. Es kann sogar vorkommen, dass die Toxizität von Chemikalien durch Erhitzen sogar noch zunimmt, was zum Beispiel bei einer Substanz der Fall zu sein scheint, mit der Tomaten häufig behandelt werden.[227]

Auch die langlebigen Organochlorine sind sehr hitzeresistent und werden durch den Kochvorgang nicht zerstört.[228] Gleiches gilt für bestimmte Kunststoffzusätze und Arzneimittel-Rückstände in Fleisch (beispielsweise von Entwurmungsmitteln).[229]

In solchen Fällen fahren Sie am besten, wenn Sie bei Fisch und Fleisch das Fett ablösen, zum Beispiel nach dem Grillen. Sie können das Fleisch auch als Braten zubereiten, vorausgesetzt, Sie verwenden das ausgetretene Fett nicht für die Soße. Oder Sie braten Fleisch und Fisch in Pflanzenöl, schütten das Öl anschließend weg und schneiden die fetten Fleisch- beziehungsweise Fischteile ab.

Es ist wirklich traurig, dass wir so weit gekommen sind und auf natürliche tierische Fette verzichten müssen, die doch hervorragende Geschmacksträger wären. Doch wenn wir nicht wissen, ob oder wie stark das Fett kontaminiert ist, sollten wir es lieber wegwerfen. Können Sie hingegen einigermaßen sicher sein, dass Fleisch und Fisch von biologischen Erzeugern stammen und relativ unbelastet sind, brauchen Sie hier nicht so rigoros vorzugehen.

Schälen und langes Kochen, das Abgießen von Kochwasser und Bratflüssigkeit haben allerdings den gravierenden Nachteil, dass dem Essen dadurch Nährstoffe entzogen werden – Vitamine sind beispielsweise sehr wärmeempfindlich. Dem lässt sich durch die Einnahme von Ergänzungsmitteln entgegenwirken (siehe Kapitel 15).

Keine zusätzlichen chemischen Kalorien durch Kochen und Servieren

Durch Kochen lässt sich zwar einerseits der Gehalt an chemischen Kalorien senken, andererseits jedoch kann der Kochprozess selbst zu einer potenziellen Quelle chemischer Kalorien werden. Kommen heiße Speisen oder Getränke zum Beispiel mit erwärmten Kunststoffen in Berührung, dringen die darin enthaltenen Chemikalien doppelt so schnell in das Nahrungsmittel ein. Denken Sie nur daran, wie oft Sie heißen Kaffee aus einem Styroporbecher trinken,[230] nachdem Sie Milch aus einer Kunststoffpackung dazugegossen und alles mit einem Plastiklöffel umgerührt haben. Auch der Verzehr warmer Speisen direkt aus dem Kunststoffbehälter (Fast Food!) ist nicht ratsam.

Durch das Erwärmen von Fertiggerichten in Kunststoffbehältern, auch in der Mikrowelle, und die Verwendung von Küchenutensilien aus Kunststoff (dies gilt auch für Antihaftbeschichtungen aus Kunststoff) nehmen Sie mit dem Essen gleichzeitig eine Extraportion chemische Kalorien zu sich.

Es lohnt sich also, Glas- oder Keramikgeschirr und Metallbesteck zu verwenden. In Restaurants, in denen Kunststoffteller und -besteck in Gebrauch sind, sollten Sie immer nach einer Alternative fragen – vielleicht wird man sich allmählich umstellen.

Sie sehen, es ist durchaus möglich, auch bei nicht-biologischen Lebensmitteln die chemischen Kalorien in der Nahrung auf ein Minimum zu reduzieren. Ein sehr wichtiges Gebiet habe ich bisher allerdings noch gar nicht angesprochen: Auch Wasser kann eine Quelle chemischer Kalorien sein. Mehr darüber erfahren Sie im nächsten Kapitel.

10.
Klares Wasser, der beste Begleiter jeder Diät

Nach der Nahrung ist Wasser eine der Hauptquellen chemischer Kalorien. Und da wir in mannigfaltiger Form mit Wasser in Berührung kommen, ist es wichtig, dass wir uns eingehend damit befassen. In diesem Kapitel erfahren Sie, weshalb unser Wasser so verseucht ist und was wir tun können, um die Belastung in unserem Trinkwasser so weit wie möglich zu verringern. Des Weiteren wird erklärt, wie Sie den Prozess des Abnehmens beschleunigen können, indem Sie viel Wasser trinken, das frei von chemischen Kalorien ist.

Wie steht es mit unserer Wasserversorgung?

Seit der Erfindung und der explosionsartigen Vermehrung synthetischer Chemikalien wurden im Leitungswasser mehr als 350 verschiedene Substanzen nachgewiesen, von denen viele stark mit chemischen Kalorien belastet waren.[231]

Die zunehmende und höchst alarmierende Kontamination unseres Trinkwassers hat sich größtenteils im Laufe der letzten hundert Jahre vollzogen und ist eine Folge der Verseuchung unserer Umwelt durch Industrie und Landwirtschaft. In unserem Alltag, wenn wir essen, trinken, waschen, kochen und putzen, kommen wir Tag für Tag mit sämtlichen Chemikalien in Berührung, die sich zum jeweiligen Zeitpunkt im Wasser befinden, und absorbieren sie in unterschiedlichem Umfang. Das Ausmaß der Kontamination ist abhängig von der Region, in der Sie leben, bestimmte Chemikalien sind jedoch allgegenwärtig. Dazu gehören folgende Stoffgruppen:

- Pestizide
- Schwermetalle
- Lösungsmittel
- Umweltschadstoffe (zum Beispiel Industrieschadstoffe)
- Kunststoffe

Damit wir das Problem in Angriff nehmen können, müssen wir uns zunächst klar machen, wie die Toxine ins Wasser gelangen, um eine Vorstellung davon zu gewinnen, wie sich die Qualität unseres Trinkwassers verbessern lässt und wie man einer künftigen Kontamination entgegenwirken kann.

1. Der Sickereffekt   Chemikalien aus der Erdoberfläche verseuchen unterirdische Quellen sowie Seen, Flüsse und Meere. Unkraut- und Insektenvernichtungsmittel und Kunstdünger aller Art sickern in die Erde, wo sie das Grundwasser verseuchen. Auch Wind und Regen spülen Chemikalien von der Erdoberfläche in Seen, Flüsse und Meere.

Das augenfälligste Beispiel sind die Pestizide, mit denen Pflanzen während des Wachstumsprozesses besprüht werden: Sie geraten alle in unser Trinkwasser, Jahr für Jahr. Und das Schlimmste ist, dass die permanente Vergiftung unserer Wasservorräte völlig legal ist.

Die Verseuchung des Trinkwassers mit Pestiziden hat inzwischen eine so hohe Konzentration erreicht, dass der wissenschaftliche Leiter des britischen Wasserversorgungsunternehmens Anglian Water in einer englischen Tageszeitung mit folgenden Worten zitiert wurde: »Bei rund der Hälfte unserer Wasservorräte liegt der Pestizid-Spiegel über den EU-Grenzwerten.«[232]

2. Industrieabfälle   Abfälle aus Fabriken werden immer noch mehr oder weniger ungeklärt in Flüsse eingeleitet, sie gelangen in die Atmosphäre und von dort in die Gewässer oder treten aus unzulänglich gesicherten Giftmülldepots aus. Sind sie erst einmal ins Trinkwasser geraten, können sie dauerhafte Schäden anrichten. Ein anschauliches Beispiel ist das in chemischen Reinigungen und als Lösungsmittel in der Industrie verwendete Trichloräthylen, das sehr viele chemische Kalorien enthält.

Ein weiterer Schadstoff mit nachhaltiger Wirkung ist das vor allem in Großbritannien eingesetzte MTBE (Methyl-tertiär-Butyläther). In den siebziger Jahren wurde es Treibstoff zugesetzt und sollte Benzin »sauberer« verbrennen lassen, bewirkte jedoch keinen Rückgang der Luftverschmutzung.

Vor einigen Jahren wurde das verschlafene Dorf Napoleon im Staat Michigan Schauplatz einer unerfreulichen Entdeckung. Bei Bohrungen für einen neuen Brunnen vor der Kirche stellte sich eine so alarmierende Grundwasserverseuchung heraus, dass es sich nicht mehr als Trinkwasser eignete. Durch Lecks in den unterirdischen Depots von drei Tankstellen war Benzin ausgetreten und ins örtliche Wasserrohrsystem gesickert; der Großteil der Brunnen in der Nachbarschaft war verseucht.[233]

Nach Bekanntwerden des Skandals wurden auch in anderen Gegenden Untersuchungen vorgenommen, die ähnliche Resultate zeitigten. Abgesehen von der gesundheitsgefährdenden Wirkung hat MTBE auch sehr viele chemische Kalorien.[234]

3. Absichtliche Chemikalienzusätze   Bestimmte Chemikalien werden dem Wasser bewusst zugesetzt, zum Beispiel Chlor und Aluminium. Wasserwerke setzen Aluminium ein, um das Wasser »klar« zu erhalten. Aluminium enthält nicht besonders viele chemische Kalorien, schädigt jedoch Teile unseres Schlankheitssystems und wurde sogar schon mit der Alzheimer-Krankheit in Verbindung gebracht.[235] Chlor dient als Desinfektionsmittel. Auch Chlor enthält nicht viele chemische Kalorien, geht jedoch Ver-

bindungen mit anderen Substanzen ein und verwandelt sich damit in Trihalomethan, das als kanzerogener Stoff gilt. Zudem zerstört Chlor Proteine in Haut und Haar – und nicht zuletzt schmeckt chloriertes Wasser abscheulich.

__4. Umweltverschmutzung__ Bestimmte Chemikalien wie PCB und andere Organochlorine verdunsten und steigen in die Luft auf, besonders in warmen Ländern. So gelangen sie in die Atmosphäre und kehren in kühleren Ländern wieder auf die Erde zurück, meistens mit dem Regen. Auf diese Weise werden noch die entlegensten Wasserquellen verseucht.

__5. Kontamination durch Wasserrohre und Zisternen__ Manchmal geraten auch durch das Wasservorrats- und -verteilungssystem chemische Kalorien in unser Wasser. Bleirohre (die inzwischen nach und nach ausgetauscht werden) können die Belastung des Wassers mit chemischen Kalorien erheblich erhöhen und werden zudem mit einer Beeinträchtigung der Intelligenz bei Kindern in Verbindung gebracht.[236]

Leider sind die heute anstelle der Bleirohre verwendeten Kunststoffrohre auch mit chemischen Kalorien verseucht, die sie ans Wasser weitergeben. Besonders problematisch ist PVC. Wird das Trinkwasser dann auch noch in Plastikflaschen abgefüllt, steigt der Gehalt an chemischen Kalorien weiter an. Zu diesem Ergebnis kam Professor W. Rea, ein international anerkannter Experte für Umweltmedizin, in Band 4 der Reihe *Chemical Sensivities*.[237] Er untersuchte eine große Anzahl von Wasserproben aus Plastikflaschen und stellte fest, dass alle in unterschiedlichem Ausmaß kontaminiert waren.

__6. Natürliche Kontamination__ Wasserquellen können durch natürliche Schwermetalle aus dem Boden verunreinigt sein; dies gilt besonders für säurereiches Wasser.

Aus allen einschlägigen Berichten geht hervor, dass Millionen Familien Wasser trinken, dessen Gehalt an toxischen Chemikalien über den internationalen Grenzwerten liegt.[238] Bei Millionen von Kindern zieht Blei Störungen der geistigen Entwicklung nach sich,[239] und ältere Menschen sind durch das dem Wasser zugesetzte Aluminium ernsthaft gefährdet. Und zur Krönung des Ganzen lassen uns viele Chemikalien im Wasser auch noch dick werden!

Wie absorbieren wir chemische Kalorien aus dem Wasser?

Die Annahme, dass wir chemische Kalorien aus dem Wasser hauptsächlich mit unserem Trinkwasser aufnehmen, liegt auf der Hand. Das ist aber nicht der Fall.

Chemische Kalorien können auch über Haut und Atemwege in unseren Körper geraten. Man geht davon aus, dass etwa die Hälfte des Chlorgehalts im Wasser auf diese Weise in unseren Stoffwechsel gelangt,[240] so dass wir bei jeder Dusche, bei jedem Bad in kontaminiertem Wasser verseucht werden.

Allerdings befindet sich in unserem Badewasser nicht nur Chlor: Mit großer Wahrscheinlichkeit werden auch andere Substanzen auf diese Weise absorbiert. Reines Wasser ist daher zum Baden genauso wichtig wie reines Trinkwasser, wenn wir den Kontakt mit chemischen Kalorien möglichst gering halten wollen.

Wie sich die chemische Belastung von Wasser reduzieren lässt

Glücklicherweise können wir einiges tun, um möglichst wenig chemische Kalorien aus dem Wasser aufzunehmen. Hier einige Schutzmaßnahmen:

- Lassen Sie den Wasserhahn eine Minute laufen, ehe Sie das Wasser benutzen, um etwaige aus den Rohren ins Wasser eingedrungene Bleimoleküle fortzuspülen.
- Verwenden Sie zum Trinken und Kochen stets kaltes Wasser, denn heißes Wasser kann mit Schadstoffen wie Blei und Asbest aus dem Boiler (sofern Sie einen haben) belastet sein.
- Kaufen Sie Wasser in Glasflaschen. Sollte dies nicht möglich sein, lagern Sie die Kunststoffflaschen zumindest an einem kühlen Platz.
- Filtern Sie das Wasser, das Sie trinken und im Haushalt verwenden.

Viele haben sich bereits eine mehr oder minder aufwändige Filteranlage zur Wasseraufbereitung zugelegt, um möglichst reines Wasser zur Verfügung zu haben. Am gebräuchlichsten sind folgende Methoden:

__Filterkartuschen__   Sie sind der wohl am häufigsten verwendete Filtertyp, relativ kostengünstig und einfach im Gebrauch, mit dem in erster Linie Kalk und Chlor eliminiert und der Geschmack des Wassers verbessert werden sollen. Um den Gehalt an chemischen Kalorien zu senken, ist diese Filtermethode allerdings nicht besonders effizient.

Sie sollten sich unbedingt an die Gebrauchsanleitung halten, damit nicht umgekehrt durch den Filter das Wasser verunreinigt wird. Warten Sie beispielsweise zu lange mit dem Filterwechsel, können ausgefilterte Chemikalien wieder zurück ins Wasser gelangen. Unter Umständen siedeln sich dann auch Bakterien und Pilze an, und der Kunststoff-Wasserbehälter kann selbst zur Kontaminationsquelle werden. Sie sollten die Behälter daher im Kühlschrank aufbewahren, um Bakterienbefall und die Kontamination durch den Kunststoff in Grenzen zu halten.

<u>Filtersysteme</u> Es gibt eine verwirrende Vielfalt von Filtersystemen, die direkt an der Wasserleitung angebracht sind. Manche werden unter dem Spülbecken installiert und haben einen separaten Wasserhahn neben den bereits vorhandenen Armaturen. Bei anderen Systemen wird das gesamte Wasser erst beim Austritt aus dem Hahn gefiltert.

Die Techniken sind unterschiedlich: simple Kohlefilter, Harze, Entionisierung, Destillation und Osmosereversion. Manche Filtersysteme beseitigen bestimmte Chemikalien gründlicher als andere, so dass die Entscheidung, welches System Sie wählen, auch davon abhängt, mit welchen Substanzen das Wasser in Ihrer Region belastet ist. Insgesamt gesehen lassen sich chemische Kalorien am besten mittels folgender Techniken ausfiltern:

Destillation: Sie ist wahrscheinlich das wirksamste Mittel, jedoch sehr langsam und mit hohem Energieverbrauch verbunden, da das Wasser zunächst erhitzt und danach wieder abgekühlt wird. Vier Liter Wasser zu erzeugen dauert bis zu sechs Stunden. Diese Methode eignet sich daher eher für kleine Mengen Trinkwasser; es gibt jedoch größere Destillationssysteme für Büro- und Wohngebäude.

Filterung: Billiger und praktischer als Destillation. Das Wasser läuft durch einen Filter, der zu große Partikel zurückhält. Die meisten Hersteller behaupten zwar, solche Filter entfernten 98 Prozent der Verschmutzung mit Bakterien, Schwermetallen, Pestiziden und anderem, doch die Effizienz des Filters – das heißt die Frage, wie viele chemische Kalorien er tatsächlich beseitigt – hängt von Filtertyp und -größe ab. Da viele Pestizidpartikel winzig sind, bleiben sie möglicherweise nicht im Filter hängen.

Der aktive Bestandteil des Filters hält zwischen sechs Monaten und einem Jahr und muss dann ausgewechselt werden. Erfolgt dies nicht oder nicht rechtzeitig, ist er nutzlos.

Der Vorteil dieses Systems: Es ist relativ schnell und effizient, und man kann große Mengen Wasser in »Echtzeit« direkt beim Austritt aus dem Hahn filtern. Ich habe zu Hause ein solches System an der Hauptleitung angeschlossen, und der geschmackliche Unterschied ist ebenso auffällig wie erfreulich.

Osmosereversion: Auch dies ist eine Filtermethode, bei der Wasser mittels Druck durch eine feine Membran gepresst wird und auf der anderen Seite wieder herauskommt. Laut Herstellerangaben werden dabei 80 bis 98 Prozent der Festkörper gelöst und ausgeschwemmt, wobei die verschiedenen Substanzen mit unterschiedlicher Gründlichkeit beseitigt werden. Das gefilterte Wasser läuft in einen Kunststoffbehälter. Es sind auch Behälter aus weniger kontaminierenden Materialien erhältlich.

Da das Wasser nicht so schnell gefiltert wird, wie es aus der Leitung kommt, und dann in einem Behälter zwischengelagert wird, eignet sich dieser Filtertyp wohl nur für Trinkwasser.

Eine abschließende Bemerkung zu Wasserfiltern: Je effizienter sie arbeiten, desto mehr chemische Kalorien werden entfernt. Gleichzeitig gehen allerdings auch wichtige Mineralien verloren. Da Wasser eine bedeutende Mineralstoffquelle ist, sollten Sie den Verlust durch die Einnahme entsprechender Ergänzungsmittel ausgleichen. Näheres dazu finden Sie in den Kapiteln 15 und 24.

Warum klares Wasser beim Abnehmen hilft

Sobald Ihr Wasser möglichst frei von chemischen Kalorien ist, sollten Sie jede Menge davon trinken. Als meine ältere Schwester Julia im Urlaub in Italien war und Mineralwasser bestellte, gingen alle davon aus, sie wolle sich ihre schlanken Linie erhalten. Genau so war es – Wasser kann tatsächlich in mehrfacher Weise die Gewichtsabnahme fördern:

- Ausspülen von Toxinen in Schweiß und Urin,
- Verbesserung der Vitalität durch ausreichende Flüssigkeitszufuhr,
- verbesserte Verbrennung konventioneller Kalorien,
- Verringerung der Wassereinlagerung im Gewebe.

Je mehr Wasser Sie trinken, desto mehr chemische Kalorien werden mit dem Schweiß und dem Urin ausgeschieden. Damit Toxine ausgeschwemmt werden können, sollte Sie täglich mindestens acht Gläser reines Wasser trinken.

Unser Körper besteht zu einem großen Teil aus Wasser, bei Erwachsenen sind es rund 75 Prozent. Diese Flüssigkeitsdepots müssen immer komplett versorgt werden, denn selbst ein Schwund der Zellflüssigkeit um 2 Prozent bedeutet einen Energieverlust von 20 Prozent.[241] Und wenn Ihnen weniger Energie zur Verfügung steht, werden Sie auch weniger leicht Gewicht abbauen.

Wenn ich den Flüssigkeitsbedarf des Körpers so betone, meine ich damit weder Kaffee noch Tee, noch Alkohol. Eine Ausnahme sind Kräutertees und (ungesüßte) Fruchtsäfte, doch alle anderen Getränke wirken harntreibend und entwässern den Körper. Mit jedem Schluck Alkohol, den Sie trinken, verlieren Sie dieselbe Menge Flüssigkeit. Am besten sollten Sie alkoholischen Getränken überhaupt aus dem Weg gehen, aber wenn Sie nicht widerstehen könnten, rate ich Ihnen, zu jedem »diuretischen« Getränk ein Glas Wasser zu trinken.

Chemische Kalorien, Wasser und Gewicht

Wenn Sie die Zufuhr chemischer Kalorien durch Wasser reduzieren, unterstützen Sie Ihr Schlankheitssystem und nehmen somit leichter ab. Chemiefreies, klares Wasser fördert den Gewichtsverlust allerdings auch noch auf andere Weise.

Viele Schadstoffe bewirken nicht nur, dass der Körper Energie langsamer verbrennt, sondern verursachen unter Umständen auch Schwellungen und Ödeme, weil sie die Ausschüttung des natürlichen diuretischen Hormons Vasopressin (ADH = antidiuretisches Hormon) hemmen. Je weniger der Körper chemisch geschädigt ist, desto höher ist der Vasopressinspiegel und desto weniger überschüssige Flüssigkeit staut sich im Körper.

In einer Fachpublikation stieß ich auf die interessante Tatsache, dass allein das Trinken von Wasser den Grundumsatz des Körpers erhöht. Wahrscheinlich kommt dies daher, dass der Körper sich nach Aufnahme einer relativ kühlen Flüssigkeit wieder erwärmen muss. Wenn Sie Wasser trinken, verbrennen Sie mehr Kalorien und unterstützen Ihr Schlankheitssystem beim Abbau von überschüssigem Gewicht.[242]

Bisher ging es darum, wie wir den Kontakt mit chemischen Kalorien durch Nahrung und Wasser möglichst gering halten. In den folgenden beiden Kapiteln werden Sie mehr über chemische Kalorien zu Hause und in der Umwelt erfahren. Denken Sie daran: Je mehr chemischen Kalorien Sie insgesamt aus dem Weg gehen, desto schneller erreichen Sie Ihr Traumgewicht.

Da die Hauptlieferantin langlebiger dick machender Chemikalien jedoch unsere Nahrung ist, können Sie die folgenden zwei Kapitel fürs Erste auch überpringen und direkt zu Kapitel 13 (»Reparieren und revitalisieren Sie Ihr natürliches Schlankheitssystem«) weiterblättern. Wenn Sie dann alles über die richtige Ernährung wissen, blättern Sie wieder zurück und lesen Sie die Kapitel 11 und 12.

11.
Chemische Kalorien lauern überall

*Wie Sie chemische Kalorien zu Hause und
in Ihrer Umgebung erkennen*

Inzwischen ist Ihnen vollständig klar geworden, dass fortan
ganz neue Ernährungsregeln gelten werden – um sie mit Erfolg
umzusetzen, müssen Sie freilich Ihr eigenes Tempo finden. Es
braucht eine Weile, bis all diese neuen Erkenntnisse eingedrungen sind und sich gesetzt haben. Lassen Sie sich ruhig Zeit, um
die nötigen Änderungen in Ihrem Leben vorzunehmen – wenn
Sie Schritt für Schritt vorgehen, wird Ihnen alles weniger Furcht
erregend und viel müheloser erscheinen, als zu Anfang.

Ich habe Ihnen bereits eine Reihe von Vorschlägen gemacht,
wie Sie den Gehalt an chemischen Kalorien in Nahrung und
Trinkwasser reduzieren können. Angesichts der allgemeinen Kontaminierung unserer Welt können Sie sich vorstellen, dass auch
in Ihrer unmittelbaren Umgebung eine Vielzahl chemischer Kalorien lauert, deshalb folgen nun weitere Ratschläge zur möglichst umfassenden Entseuchung Ihres Umfelds. Aber lassen Sie
sich nicht verwirren: Sie brauchen nicht alle meine Empfehlungen auf einmal zu befolgen.

Die meisten chemischen Kalorien stammen aus der Nahrung
und dem Trinkwasser, und der weitgehende Abbau chemischer
Kalorien aus diesen Quellen sollte für Sie an erster Stelle stehen.
Schon allein mit der richtigen Ernährung und den richtigen Ergänzungsmitteln werden Sie erfreulich viel abnehmen.

Wenn Ihnen dann die neuen Regeln in Fleisch und Blut übergegangen sind, haben Sie mehr Zeit zur Verfügung, um sich den
chemischen Kalorien in Ihrem Umfeld zuzuwenden. Ich halte es
für das Beste, Ihnen alles zu sagen, was Sie wissen müssen, und

Sie entscheiden dann selbst, ob und wann Sie etwas ändern wollen.

Vermutlich werden Sie feststellen, dass es Ihrem Körper, sobald die tägliche Zufuhr chemischer Kalorien abnimmt, bald erheblich leichter fällt, die chemischen Kalorien abzubauen, die er im Laufe des Lebens gespeichert hat. Der Grund dafür: Ihr Entgiftungssystem muss sich nun nicht mehr jeden Tag gegen den Ansturm neuer chemischer Kalorien zur Wehr setzen und kann damit beginnen, sich von vorhandenen Depots zu befreien.

Nun Näheres zu diesem Kapitel. Wie schon häufig erwähnt, sind wir von Jahr zu Jahr mehr chemischen Kalorien ausgesetzt. Sie finden sich in Kosmetika und Putzmitteln, in Pflanzensprays, in öffentlichen Verkehrsmitteln, am Arbeitsplatz, beim Zahnarzt – und überall in der Luft.

Leider müssen wir uns damit abfinden, dass wir uns nie gänzlich davon befreien werden. Zumindest gibt es aber eine Reihe von Möglichkeiten, uns den allgegenwärtigen toxischen Substanzen bis zu einem gewissen Grad zu entziehen. Je mehr chemische Kalorien wir meiden, desto leichter erreichen wir unser Ziel, rundum gesünder zu leben, abzunehmen und unser neues Gewicht zu halten.

Wie umweltbedingte chemische Kalorien in unseren Körper geraten

Natürlich absorbieren Sie mehr chemische Kalorien über die Rückstände von Kunststoffen in Lebensmitteln, als wenn Sie beispielsweise an einem Plastikspielzeug vorbeigehen. Nichtsdestrotz sind die chemischen Kalorien in der Luft, abgesondert von den allgegenwärtigen Kunststoffen und anderen synthetischen Substanzen, durchaus real und nicht zu unterschätzen. Wir sind ihnen ständig ausgesetzt.

Manche dieser Substanzen sind flüchtig und verdampfen in der Luft. Andere »gasen aus«, das heißt sie verströmen Gase, die chemische Kalorien enthalten. Letzteres trifft vor allem auf fabrikneue Produkte zu und ist die Ursache dafür, dass neue Teppiche und Möbel in den ersten Wochen stärker riechen. Je wärmer die Umgebung, desto mehr synthetische Stoffe gasen auch noch nach Jahren aus. Wenn Ihnen der typische Geruch eines neuen Teppichs oder neuen Autos in die Nase steigt, haben die Chemikalien nicht nur Ihre Geruchssensoren aktiviert, sondern sind auch in Ihre Lunge eingedrungen und von dort in Form chemischer Kalorien direkt in den Blutkreislauf gelangt. Dort bleiben sie, bis sie in der Leber verarbeitet werden.

Auch über die Haut geraten chemische Kalorien in den Körper, beispielsweise wenn Sie barfuß auf einem mit Chemikalien behandelten Teppich gehen, synthetische Kleidung tragen oder chemisch belastete Kosmetikprodukte benutzen.

Über Haut und Atemwege dringen insgesamt weniger Chemikalien in den Körper ein als durch die Nahrung, für unser Schlankheitssystem jedoch sind sie ebenso schädlich, wenn nicht noch schädlicher. Zwar werden sie in der Haut bis zu einem bestimmten Grad entgiftet, doch da sie nicht das Verdauungssystem passieren, werden sie auch nicht mit den Säuren und Enzymen konfrontiert, die Chemikalien in der Nahrung aufspalten und neutralisieren.

E. J. Routledge und seine Kollegen von der Brunel-Universität in England untersuchten diesen Prozess am Beispiel der Parabene[243], chemischen Konservierungsstoffen. Parabene werden für viele Lebensmittel, Kosmetikprodukte und Toilettenartikel verwendet und scheinen giftiger zu sein, wenn sie über die Haut in unseren Körper gelangen: Offensichtlich ist unser Verdauungssystem in der Lage, Parabene so weit abzubauen, dass ihre Toxizität insgesamt abnimmt. In manchen Fällen sind also umweltbedingte Kontaminationsquellen gefährlicher als die Chemie im Essen.

Wie viel Gift lauert bei Ihnen zu Hause?

Wenn Sie in einer Wohnung leben oder in einem Haus, das Sie nicht selbst gebaut haben, und Ihre Vorbesitzer oder -mieter nicht kennen, werden Sie das Ausmaß der Kontamination Ihres Heims mit chemischen Kalorien nur schwer einschätzen können. Waren Ihre Vorgänger nicht gerade für umweltfreundliches Verhalten berühmt, können Sie davon ausgehen, dass sie wohl konventionelle und möglicherweise sogar intensiv belastende Produkte benutzten.

Auch das Alter von Haus oder Wohnung ist ausschlaggebend dafür, welche Art von Chemikalien sich darin finden. Vor dreißig bis vierzig Jahren wurden Holz und Teppiche mit sehr nachhaltig wirkenden Chemikalien wie Organochlorinen behandelt. Darüber hinaus ist es ohne die Hilfe von Experten schwierig, Genaueres herauszufinden.

Sie können sich jedoch an Bausachverständige wenden, was auch ich getan habe. Der Gutachter nahm in einem Zeitraum von vierundzwanzig Stunden verschiedene Proben von der Luft im Haus sowie vom Leitungswasser, die dann in einem Labor analysiert wurden. Glücklicherweise war mein Haus relativ wenig kontaminiert, worüber ich sehr erleichtert war, vor allem wegen der Kinder.

Tatsächlich war die größte Menge Chemikalien, die entdeckt wurde, pflanzlichen Ursprungs und stammte aus den Zitrusextrakten in den ökologischen Reinigungsmitteln, die ich benutze.

Solche Untersuchungen sind allerdings nicht ganz billig, und je mehr Proben Sie analysieren lassen, desto teurer wird es natürlich. Ich entschied mich trotzdem dafür, weil das Haus sehr alt ist und ich wissen wollte, wo eventuelle Problemzonen lagen. Die Tests sind sicher sinnvoll, jedoch nicht unbedingt notwendig, denn selbst wenn die Ergebnisse vorliegen, bleibt es Ihnen nicht erspart, den chemischen Substanzen im Einzelnen nachzuspüren.

Der restliche Teil dieses Kapitels soll aufzeigen, in welchen Lebensbereichen zu Hause und am Arbeitsplatz wir möglicherweise chemischen Kalorien ausgesetzt sind. Aufgrund der schieren Menge an Chemikalien ist es natürlich unmöglich, auf einzelne Substanzen einzugehen, von denen Sie persönlich betroffen sein könnten. Manche Chemikalien sind jedoch typisch für bestimmte Situationen, und die folgenden Informationen werden auf jeden Fall Ihre Wachsamkeit schärfen.

Womit sind durchschnittliche Innenräume kontaminiert?

Chemische Kalorien in Räumen rühren hauptsächlich von folgenden Substanzen, die leider in so umfassendem Ausmaß eingesetzt werden, wie es sich kaum jemand vorstellt.

- Pestizide
- Kunststoffe
- feuerhemmende Substanzen
- Lösungsmittel

Mit diesen Stoffen behandelte Baumaterialien oder Einrichtungsgegenstände sind natürlich stark mit chemischen Kalorien belastet. Dazu gehört zum Beispiel Holz, das zum Schutz vor Holzwürmern und Trockenfäule mit Konservierungsmitteln gestrichen wurde. Das Pestizid im Holz hält sich jahrelang in aktiver Form und kontaminiert Luft und Staub in seiner Umgebung. Glücklicherweise gibt es inzwischen ökologisch vertretbare Alternativen zur vorbeugenden Behandlung von Holz und natürliche Methoden gegen einen bereits bestehenden Pilz- oder Schädlingsbefall.

Heute werden statt Holzbalken zunehmend Holzfaserstoff- und Spanplatten verwendet. Wenn sie mit ausgasenden Klebstoffen und Lösungsmitteln behandelt wurden, können leider auch diese Materialien ein Problem darstellen.

Generell weisen auch alle mit Flammschutzmitteln behandelten Materialien viele chemische Kalorien auf; das gilt besonders für die extrem nachhaltigen polybromierten Biphenyle (PBB). Auch Kunststoffe sind eine bedeutende Quelle chemischer Kalorien und finden sich nicht nur in so augenfälliger Form wie PVC-Fensterrahmen, sondern auch in Zement, Klebstoffen und Lösungsmitteln. All diese Produkte gasen aus und setzen chemische Kalorien in die Atemluft frei.

Bei älteren Häusern können auch die elektrischen Leitungen problematisch sein, sofern sie mit dem Organochlorin PCB isoliert wurden. Leider vergiftet PCB die Atemluft ganz erheblich, und in manchen Fällen ist die PCB-Kontaminierung der Bewohner alter Häuser zu einem Drittel auf das Kabelnetz zurückzuführen.[244]

Fußbodenbeläge   Teppiche aus Naturmaterialien wie Wolle können oft mehr chemische Kalorien enthalten als so manche Synthetikteppiche, wenn sie vom Hersteller mit Pestiziden gegen Motten präpariert wurden. Zudem enthalten sowohl Woll- als auch Synthetikteppiche chemische Kalorien, weil bei deren Produktion Kunststoffe und Lösungsmittel eingesetzt werden.

Je länger der Teppich liegt, desto mehr lassen die toxischen Ausdünstungen nach. Viele Teppiche aus den achtziger Jahren wurden allerdings mit organochlorinhaltigen Pestiziden wie Lindan behandelt, die länger nachwirken.

Auch Bodenbeläge aus Vinyl gasen am stärksten in den ersten Monaten nach dem Verlegen aus. Holz- und Laminatfußböden, die mit einer Kunststoffunterlage versehen oder mit Klebstoff befestigt sind, können ebenfalls chemische Kalorien enthalten.

Wandbeschichtungen   Hier gilt generell, dass alle Produkte mit Vinyl oder Kunststoff einen hohen chemischen Kaloriengehalt haben können.

Farben gehören zu den schädlichsten Substanzen, da sie eine ganze Reihe von Chemikalien enthalten können, darunter Lösungsmittel, synthetische Farbstoffe und Kunststoffe. Früher waren Bleizusätze allgemein üblich, was heute zum Glück nur noch selten der Fall ist.

Tapeten, speziell wasserfeste Küchen- und Badezimmertapeten, enthalten häufig ausgasende Kunststoffe. Zudem kann der Kleister, mit denen sie befestigt werden, mit Fungiziden versetzt sein.

Keramikfliesen sind unbedenklich, Klebe- und Fugenabdichtungsmittel stellen unter Umständen jedoch ein regelrechtes Füllhorn an Chemikalien dar.

Vorhang- und Polsterstoffe   Leider können Stoffe erheblich mit toxischen Chemikalien belastet sein, da sie nach den gesetzlichen Vorschriften bis zu einem gewissen Grad feuerresistent sein müssen. So werden sie mit feuerhemmenden Chemikalien behandelt,[245] die leider besonders viele chemische Kalorien enthalten. Polstermöbel, deren Füllung aus Schaumstoff mit Flammschutzmitteln besteht, sind eine weitere Quelle chemischer Kalorien.

Das heißt nun nicht, dass Sie auf feuerresistente Materialien verzichten sollten; ich zähle Ihnen nur die Fakten auf, damit Sie die möglichen Risiken Ihrer persönlichen Situation gegeneinander abwägen können. Generell besteht beim Möbelkauf das Problem, dass der Grad der Kontamination nicht erkennbar ist; auch Etiketten helfen hier kaum weiter. Manche Angaben sind zu Verkaufszwecken positiv verbrämt und suggerieren lediglich gute Eigenschaften. Sie sollten also speziell auf Angaben achten, die auf eine chemische Behandlung des Produkts hinweisen. Wird zum Beispiel Mottensicherheit oder Feuerbeständigkeit garantiert, können Sie davon ausgehen, dass dem Produkt potenziell toxische Chemikalien zugesetzt wurden. Sie entscheiden selbst, ob Sie mehr Wert auf die durch die chemische Behandlung erzielten Eigenschaften legen oder lieber auf die chemische Belastung verzichten.

Chemische Kalorien im Badezimmer

Ein durchschnittliches Badezimmer kann geradezu ein Minenfeld chemischer Kalorien sein. Im Gegensatz zu den Versprechungen der Werbung sind Schönheitspflegemittel oft alles andere als natürlich. Viele bestehen nahezu ausschließlich aus synthetischen Chemikalien. Schon wenn Sie ein Bad nehmen, kann die Belastung mit chemischen Kalorien steigen, und wenn Sie hinterher eine Feuchtigkeitscreme auftragen, belasten Sie sich noch mehr.

Ständig trichtert man uns ein, kosmetische Produkte ließen unser Haar gesund glänzen und erhielten die Haut jung. Das mag zutreffen oder auch nicht – eines steht jedenfalls fest: Immer mehr Pflegeprodukte enthalten chemische Kalorien in beachtlicher Menge. Kunststoffe lauern in Haarspray, Nagellack, Parfum, Schaumfestiger und vielen anderen Erzeugnissen. Oberflächenaktive Mittel – dabei handelt es sich um so genannte Reinigungsmassen, die in der Regel aus Petroleum gewonnen werden – finden sich in Reinigungsmitteln, Badezusätzen und Haarshampoos.

Außerdem geht der Trend immer mehr zu Kunststoff- statt Glasbehältern, wodurch das abgefüllte Produkt zusätzlich kontaminiert wird. Und je länger die Produkte in ihren Kunststoffbehältern verbleiben, desto größer ist die Wahrscheinlichkeit, dass toxische Moleküle aus dem Verpackungsmaterial austreten.

Eine weitere Quelle chemischer Kalorien sind synthetische Konservierungsstoffe. Die meisten Kosmetik- und Toilettenartikel enthalten irgendein Konservierungsmittel. Wie wissenschaftliche Untersuchungen ergaben, absorbiert unser Körper einen großen Teil der Inhaltsstoffe von den Cremes und Lotionen, die wir auf unsere Haut auftragen. Dr. Philippa Darbre von der Universität Reading in England stellte fest, dass die fettlöslichen Organochlorine der PCB-Gruppe sofort in die Haut eindringen und von dort in den Blutkreislauf gelangen. Somit stellen alle auf den Körper direkt aufgetragenen Produkte mit lipidlöslichen toxischen Chemikalien eine Quelle chemischer Kalorien dar.[246]

Ein weiterer Herd chemischer Kalorien im Bad kann das Arzneischränkchen sein. Ich spreche hier nicht von rezeptpflichtigen Arzneimitteln und möchte auch niemandem von der Einnahme ärztlich verschriebener Medikamente abraten. Warnen möchte ich hingegen vor »medizinischen« Shampoos, die gegen Nissen, Kopf- und Filzläuse helfen sollen. Solche Shampoos enthalten häufig starke Insektizide wie Organophosphate, die äußerst giftig sind und sehr viele chemische Kalorien enthalten. Da die Shampoos direkt auf die Kopfhaut aufgetragen werden, dringt ein Teil der Chemikalien sofort in den Körper ein. Noch schlimmer ist, dass häufig Kinder mit diesen Produkten behandelt werden – schließlich ist das Risiko eines Befalls bei ihnen am größten.

Ihr Arzt, Apotheker oder Heilpraktiker wird Ihnen in solchen Fällen sicher alternative Methoden empfehlen, zum Beispiel das gründliche Kämmen der Haare mit einem feinen Kamm und die Anwendung natürlicher Heilmittel, die ebenso wirksam sind.

Chemische Kalorien in der Küche

Die beliebtesten Verstecke für chemische Kalorien in der Küche kamen bereits zur Sprache. Was wir noch nicht erwähnt haben, ist zum Beispiel das Putzmittelschränkchen, das ganze Heerscharen chemischer Kalorien beherbergen kann. Ein Blick auf die Etiketten zeigt, dass manche Haushaltsprodukte erschreckend viele toxische Chemikalien enthalten: Konservierungsmittel, Duftstoffe, Lösungsmittel, Kunststoffe, Emulsionsmittel, Tenside und oberflächenaktive Mittel. Ich will Sie nicht auffordern, Ihr Reinigungsarsenal komplett zu entsorgen, rate Ihnen jedoch, die Produkte nach und nach durch natürliche Alternativen zu ersetzen; im nächsten Kapitel finden Sie dazu zahlreiche Anregungen.

In vielen Küchen werden auch frei verkäufliche Pestizide aufbewahrt, zum Beispiel Fliegen- und Mückensprays, Ameisengift, Rattengift und Insektenbekämpfungsmittel, bei Haustierbesitzern womöglich auch Flohpulver und -sprays sowie Shampoos gegen Läuse und Räude. All diese Produkte enthalten sehr viele chemische Kalorien, doch auch hier gibt es Alternativen.

Chemische Kalorien im Schlafzimmer

Im Schnitt verbringen wir mehr als ein Drittel unseres Lebens im Schlafzimmer, und daher ist es besonders wichtig, diesen Raum möglichst frei von chemischen Kalorien zu halten. Fangen wir beim Bett an.

Aufgrund der geltenden feuerpolizeilichen Vorschriften wird der Großteil der Matratzen mit Flammschutzmitteln behandelt, aber auch Decken und Kissen können feuerhemmende Substanzen enthalten. Bettgestelle aus Kunststoff und Schaumstofffüllungen von Matratzen sind weitere Quellen chemischer Kalorien.

Besteht ein gewisses Brandrisiko, weil sich beispielsweise ein offener Kamin im Schlafzimmer befindet oder weil Sie im Bett rauchen, ist es natürlich besser, alle mit Flammschutzmitteln behandelten Gegenstände zu behalten. Andere Möglichkeiten, chemische Kalorien zu minimieren, beschreibe ich im nächsten Kapitel.

Auch im Kleiderschrank finden sich womöglich viele chemische Kalorien. Wasserdichte Kleidungsstücke und Synthetikkleidung enthalten Kunststoffe. Inwieweit beim Herstellungsprozess Chemikalien zum Einsatz kamen, erschließt sich zum Teil aus dem

Etikett – achten Sie auf Angaben wie »feuerbeständig«, »pflegeleicht« oder »bügelfrei«.

Möglicherweise tragen Sie unabsichtlich selbst zu einer weiteren Belastung bei, wenn Sie Ihre Kleidung in die chemische
Reinigung bringen oder mit Chemikalien imprägnierte Mottenkugeln benutzen.

Chemische Kalorien im Kinderzimmer

Betreten Sie ein beliebiges Spielzeuggeschäft, und Sie werden
feststellen, dass Ihnen gleich beim Eintreten ein starker Kunststoffgeruch um die Nase weht! Wenn Sie sich umsehen, wird Ihnen klar, warum: Das meiste moderne Spielzeug besteht aus
hochgiftigem PVC und einer Reihe anderer Kunststoffe, die traditionelle Materialien wie Holz zunehmend ersetzen.

In manchen Ländern darf kein Plastikspielzeug mehr verkauft werden, auf dem die Kinder während des Zahnens herum-
beißen, doch davon abgesehen darf PVC anscheinend uneinge-
schränkt für Kinderspielzeug verwendet werden. Das Material
gast aus und verpestet den gesamten Haushalt mit giftigen, dick
machenden Chemikalien.

Sie brauchen nun nicht gleich sämtliches Plastikspielzeug
wegzuwerfen – erstens ist es nicht notwendig, und zweitens würde
Ihre Maßnahme vielleicht eine häusliche Revolution auslösen –,
sollten aber darauf achten, dass die Spielsachen nach Gebrauch
ordentlich verstaut und die betreffenden Räume gut gelüftet werden.

Weitere Gegenstände im Kinderzimmer, die chemische Kalorien enthalten: Leim zum Basteln und Modellbauen, Farben, Filz-
stifte, Plastikfiguren, Kunstoff-Schutzüberzüge, mit Schutzfolie
beschichtete Bücher und Stoffspielzeug.

Chemische Kalorien in Schuppen und Garage

Der Gartenschuppen und jeder andere Ort, an dem Sie Heimwerker- und Gartenbedarf aufbewahren, kann viele chemische Kalorien beherbergen. Farben und Lacke sind hochgradig sich verflüchtigende Substanzen und enthalten eine Reihe synthetischer Chemikalien wie Kunststoffe, oberflächenaktive Mittel, Blei, Styrole und Lösungsmittel. Gleiches gilt für Leim und andere Klebemittel und Holzkonservierungsstoffe. An einem warmen Tag können Sie die toxischen Substanzen sogar riechen, weil sie dann noch schneller in die Luft verdampfen.

Garagen sind keine besonders gesunden Aufenthaltsorte: Dort befinden sich in der Regel viele leicht evaporierende Substanzen wie Öl und Benzin, Lösungs- und Reinigungsmittel. Zudem sind Öl und Benzin beziehungsweise Diesel mit einer Reihe von Zusatzstoffen versetzt, darunter Blei, Organophosphaten, Kunststoffen und Tensiden. Ist die Garage direkt vom Haus aus zugänglich und schlecht belüftet, verpesten die Ausdünstungen auch das Haus. Bei Einbaugaragen führt auch das Anlassen des Motors auf so engem Raum dazu, dass noch mehr Ausdünstungen in die Wohnräume gelangen.

Was den Garten betrifft, so wird dieser in der heutigen Zeit allmählich zum Schlachtfeld der Gifte. In den meisten Schuppen wimmelt es von Pestiziden und Unkrautvernichtungsmitteln. Diese Chemikalien sind im Garten schon schlimm genug, häufig werden sie jedoch auch an den Schuhsohlen oder durch Haustiere ins Hausinnere getragen und kontaminieren dort langfristig den Bodenbelag. Eine Studie ergab, dass bei Hunden, die sich auf mit Herbiziden behandelten Grasflächen wälzen, eine erhöhte Anfälligkeit für das Non-Hodgkin-Lymphom besteht, eine Krebserkrankung.[247]

Dies alles spricht sich allmählich herum, und in vielen Gartenbüchern werden bereits ökologische Methoden zur Unkraut- und Ungezieferverichtung empfohlen. Wenn Sie sich daran halten, werden auch Ihr Heim und Garten zu einem sichereren Aufenthaltsort.

Chemikalien am Arbeitsplatz

Die Belastung mit chemischen Kalorien hängt natürlich weitgehend von der Art der ausgeübten Tätigkeit ab. Bei Fabrikarbeitern, Malern, Dekorateuren, Friseuren und Mechanikern ist die Belastung relativ hoch, die Kontamination erfolgt meist über die Atemwege und die Haut. Doch auch Büroangestellte können durchaus unterschiedlichen Chemikalien ausgesetzt sein, die sich im Teppich, im Papier oder in verschiedenen Reinigungsflüssigkeiten befinden. In manchen Gebäuden wird vorbeugend regelmäßig Insektengift versprüht. Um herauszufinden, wie es um Ihren persönlichen Arbeitsplatz bestellt ist, müssten Sie entsprechende Erkundigungen einholen, welche Substanzen wie oft verwendet werden. Seien Sie jedoch gewarnt: Das Ergebnis könnte schockierend sein.

Chemische Kalorien beim Zahnarzt

Fortschritte in der Zahnheilkunde und ein gestiegenes Bewusstsein für Zahnhygiene haben dazu geführt, dass uns die Zähne länger erhalten bleiben als unseren Vorfahren. Zahnärzte verfügen über eine Reihe von Materialien, mit denen sie kariöse Zähne reparieren und unrettbar beschädigte ersetzen. Das Problem ist, dass winzige Partikel dieser Substanzen zusammen mit der Nahrung zermahlen und geschluckt werden.

Kürzlich musste ich mich einer längeren Behandlung unterziehen, da mir ein Zahn abgebrochen war, als ich – welche Ironie! – auf ein Stück selbst gemachtes Popcorn aus biologischem Anbau biss. Das Erlebnis öffnete mir die Augen, weil mir klar wurde, welche Substanzen Zahnärzte heute routinemäßig verwenden: Das Material, das als vorläufige Füllung dient, ist eine Mischung aus Chemikalien und Kunststoffen; auch Abdrücke werden mittels Kunststoff gemacht; weiße Füllungen enthalten ebenfalls Kunststoff, Amalgam-Quecksilber-Füllungen dagegen Schwermetalle.

Auch Porzellankronen werden normalerweise in Kunststoff verankert, außer Sie verlangen explizit eine Alternative aus Keramik. Selbst in künstlichen Zähnen befindet sich Kunststoff. Aus all diesen Materialien sickern chemische Kalorien in den Mundraum. Zwar handelt es sich nur um geringe Mengen, doch durch das beständige Auswaschen und Schlucken kann die Kontamination so ausgeprägt sein, dass sie sogar im Blut nachweisbar ist.

In der Fachzeitschrift *Canadian Dental Association Journal* regt Dr. M. Levy eine vermehrte Forschung über die gesundheitlichen Auswirkungen bestimmter Materialien aus der zahnärztlichen Praxis an. Zudem schlägt er vor, mehr Gewicht auf die Prophylaxe zu legen und bei restaurativen Maßnahmen eine überlegte Materialwahl zu treffen.[248] Es ist also durchaus sinnvoll, wenn Sie Ihren Zahnarzt nach den verschiedenen Möglichkeiten fragen und sich dann für die unbedenklichste Option entscheiden.

Chemische Kalorien sind überall

Wo wir gehen und stehen, werden wir von chemischen Kalorien bombardiert. Ob Sie mitten in der Stadt oder nahe einer Autobahn leben, ist die Luft in den Wohnräumen und der Umgebung des Hauses mit ziemlicher Sicherheit mit Auspuffgasen verschmutzt, ganz besonders, wenn der Verkehr häufig ins Stocken gerät. Städtische Grünflächen und Parks werden womöglich mit starken Pestiziden behandelt. Fabriken, Chemiewerke und Tankstellen verschmutzen ebenfalls die Umwelt. Alle diese

Faktoren zusammen erhöhen die Belastung mit chemischen Kalorien.

Städte sind freilich nicht die einzigen Gefahrenzonen. Auch intensiv genutzte landwirtschaftliche Gebiete können stark mit Pestiziden verseucht sein. Da im schlimmsten Fall lediglich ein Prozent der versprühten Substanzen auf die Pflanzen fällt und der Rest entweder in der Luft bleibt oder auf den Boden zurücksinkt,[249] ist auch das Landleben durchaus nicht immer risikolos.

Jetzt kennen Sie alle Problembereiche. Im nächsten Kapitel erfahren Sie, wie Sie die chemischen Kalorien in Ihrem Zuhause im Zaum halten können: Sie werden bald merken, dass Sie auch ohne besondere Kosten und ohne viel Aufwand sehr viel bewirken können.

12.
Schlagen Sie den chemischen Kalorien
ein Schnippchen

*Wie Sie die Belastung in Ihrem Umfeld
senken können*

Schon wenn Sie die chemischen Kalorien in Ihrem Zuhause reduzieren, tragen Sie dazu bei, künftigen Schäden an Ihrem
Schlankheitssystem vorzubeugen, weil Sie die Belastung insgesamt verringern. Mit der Zeit werden Sie so Ihr Idealgewicht erreichen und halten.

Seit ich durch die Nahrung und in meinem häuslichen Umfeld weniger chemischen Kalorien ausgesetzt bin, fürchte ich
mich nicht mehr vor der Waage. Mein Schlankheitssystem ist
inzwischen so stark, dass es mein Gewicht von allein aufrecht-
erhält. Obwohl ich weder Diät halte noch auf meine Lieblingsspeisen verzichte, nehme ich immer noch ab – zugegeben, es
geht langsam, aber es geht stetig. Ich bin jetzt sehr zufrieden mit
meiner Figur und muss mich kaum dafür anstrengen. Ich verrate
Ihnen gleich mein Geheimnis!

Lüften Sie ausgiebig

Gehen Sie Schritt für Schritt vor. Da es nicht möglich ist, sich
über Nacht ein von chemischen Kalorien freies Umfeld zu schaffen, sollten Sie dort anfangen, wo es am wenigsten Mühe macht.

Viele chemische Kalorien in Haus und Wohnung sind in der
Atemluft, und Sie brauchen nur die Fenster zu öffnen, um sie
loszuwerden. Dabei ist ein Durchzug wichtig, vor allem bei Neu-
bauten, die oft hermetisch abgedichtet sind. Eine halbe Stunde
Lüften kann eine Menge bewirken.

Selbst in Städten ist die Luft im Zimmer meist viel stärker verschmutzt als die Außenluft. Natürlich sollten Sie, wenn Sie an einer viel befahrenen Straße wohnen, nicht gerade zu Stoßzeiten lüften. Falls die Außenluft außergewöhnlich stark verseucht ist, sollten Sie sich vielleicht einen Luftfilter zulegen, der Schadstoffe, zum Beispiel aus Auspuffgasen, eliminiert.

Auch Zimmerpflanzen helfen bei der Verringerung chemischer Kalorien. Grünlilien, Farne, Philodendron, Efeu und Aloe Vera scheinen besonders leistungsfähige »Luftfilter« zu sein und saugen zum Beispiel evaporierte Lösungsmittel aus der Atmosphäre.[250]

Trennen Sie sich von Haushaltspestiziden

Wenn Sie keine Pestizide mehr benutzen, verringern Sie die Belastung mit chemischen Kalorien erheblich. Trennen Sie sich also von Fliegensprays und sonstigen Insektenbekämpfungsmitteln, von Flohpulver und -shampoo, Läuseshampoo, Unkrautvertilgungsmitteln, Ameisen- und Schneckengift und allen anderen Pestiziden, die Sie früher in Haushalt und Garten verwendet haben. Natürlich dürfen Sie die Gifte nicht einfach in die Toilette kippen oder in den Müll werfen, sondern müssen sie bei einer Giftmülldeponie entsorgen.

Nun brauchen Sie selbstverständlich alternative Mittel. Zur Bekämpfung von Hundeflöhen eignen sich Kräutershampoos oder umweltverträgliche Flohhalsbänder mit natürlichen Abwehrstoffen wie Poleiminze (»Flohkraut«) und Eukalyptusöl. Es gibt sogar ökologisches Flohpulver zum Bestäuben von Teppichen und Möbeln. Die Produkte enthalten Pflanzenextrakte wie Pyrethrum und Borax.

Zur Fliegenabwehr hat sich Zitrusöl bewährt. Mischen Sie essenzielle Zitrusöle mit Wasser und versprühen Sie die Mischung in den Räumen.

Schaben bekämpfen Sie, indem Sie zu gleichen Teilen Natriumbikarbonat (Backpulver) und Puderzucker vermengen und diese Mischung dort ausstreuen, wo die Schaben auftreten. Einmal wöchentlich oder alle vierzehn Tage sollten Sie das Gemisch neu ausstreuen, bis die Schaben verschwunden sind.

Bei der Ameisenabwehr hilft Minze – sie hassen dieses Kraut. Geben Sie zwei Teelöffel Pfefferminzölextrakt in eine Tasse Wasser und besprühen Sie damit alle Stellen, an denen Ameisen ins Haus kommen, zum Beispiel Fensterbretter und Bodenleisten.

Es gibt so viele natürliche Mittel, dass ich sie gar nicht alle aufzählen kann. Erkundigen Sie sich im Reformhaus und in Naturkostläden oder forschen Sie im Internet. Sie werden merken, dass infolge wachsender Bedenken gegenüber modernen Pestiziden viele längst vergessene tradidionale Methoden wieder entdeckt und immer beliebter werden.

Alternative Reinigungsmittel

Der überwiegende Teil der Haushaltsreiniger enthält so viele toxische Chemikalien, dass Sie sich um Alternativen bemühen sollten. Das ist gar nicht so schwer. Verdünnte Essigessenz, Backpulver oder Borax ergeben billige und sichere Putz- und Reinigungsmittel. Essigwasser eignet sich hervorragend zum Fensterputzen, und Zitronensaft leistet gute Dienste beim Geschirrspülen und bei der Toilettenreinigung.

Wenn Sie das nicht so anspricht, finden Sie im Reformhaus und im Supermarkt ein reichhaltiges Angebot an alternativen, biologisch abbaubaren Reinigungsmitteln. Wenn sich für bestimmte Produkte tatsächlich kein ökologischer Ersatz finden lässt, sollten Sie das synthetische Mittel zumindest in einem luftdicht verschlossenen Behälter aufbewahren, da die Substanz dann weniger ausdünstet.

Kosmetika und Toilettenartikel mit wenig chemischen Kalorien

Einer der direktesten Wege, chemische Kalorien zu absorbieren, ist das Auftragen von Cremes und anderen Kosmetika direkt auf die Haut. Ich empfehle Ihnen also dringend, vorzugsweise Produkte ohne künstliche Duft-, Farb- und Konservierungsstoffe zu verwenden.

Bei Kosmetika gilt es besonders auf der Hut zu sein, weil die Werbung zum Teil sehr irreführend ist und den Eindruck erweckt, es handle sich um »gesunde« Produkte, obwohl sie stark mit Chemikalien belastet sind. Studieren Sie das Etikett! Ökoprodukte müssen laut gesetzlicher Vorschrift ausschließlich natürliche Bestandteile enthalten und das entsprechende Zertifizierungszeichen tragen. Ist dies nicht der Fall, ist das Produkt nicht natürlich im Sinne von chemikalienfrei, sondern möglicherweise in dem Sinne »natürlich«, dass es aus Ingredienzen auf tierischer oder pflanzlicher Basis besteht, was selbstverständlich etwas ganz anderes ist.

Da immer mehr Menschen sich für Naturkosmetik interessieren, wird die Auswahl immer größer. Sie werden vielleicht eine Weile brauchen, bis Sie einen Ersatz für bisherige Kosmetika gefunden haben, aber lassen Sie sich nicht entmutigen – es lohnt sich.

Können Sie es hingegen gar nicht über sich bringen, sich von Ihren Lieblingsprodukten zu trennen, versuchen Sie zumindest, weniger davon zu benutzen. Oder fragen Sie bei der Herstellerfirma nach alternativen oder für die Zukunft geplanten Produkten mit weniger Zusatzstoffen nach. Wenn genügend Kunden Änderungen fordern, wird die Firma den Bedürfnissen wahrscheinlich bald Rechnung tragen.

Denken Sie immer daran: Nur weil ein Kosmetikprodukt teuer ist, bedeutet dies noch lange keine Garantie für weniger Chemikalien und mehr natürliche Inhaltsstoffe; oft ist sogar das Gegenteil der Fall.

Feuchtigkeitscremes und andere Pflegeprodukte in Kunststoffbehältern sollten Sie in Glasbehälter umfüllen. Andernfalls bewahren Sie die Behälter zumindest im Kühlschrank auf; dadurch
sinkt die Belastung mit chemischen Kalorien. Oft werden Produkte in Plastikbehältern jahrelang aufbewahrt, was eine starke
Kontamination nach sich ziehen kann, denn je länger der Kontakt mit dem Kunststoff besteht, desto größer ist die Verseuchung. Dies gilt besonders, wenn der Behälter auf dem Fenster-
brett steht und Sonneneinstrahlung ausgesetzt ist.

Vor kurzem wollte ich auf eine schon ältere Flasche mit »Natur«-Shampoo zurückgreifen. Beim Öffnen der Flasche registrier-
te ich entsetzt beißenden Kunststoffgeruch. Natürlich entsorgte
ich die Flasche umgehend. Halten Sie es ebenso: Wenn irgendetwas, das Sie essen oder sonstwie verwenden möchten, stark
nach Kunststoff riecht, sollten Sie es lieber wegwerfen.

Weniger chemische Kalorien bei Textilien

Chemische Kalorien in Kleidung und Stoffen lassen sich auf
dreierlei Weise meiden. An erster Stelle steht der Kauf von Produkten aus Naturfasern. Zweitens sollten Sie, sofern kein spezi-
elles persönliches Risiko besteht, darauf achten, dass die Ware
nicht mit feuerhemmenden Substanzen behandelt wurde. Drittens ist es besser, um Stoffe mit dem Etikett »pflegeleicht« einen
Bogen zu machen, denn auch diese wurden mit Chemikalien behandelt.

Synthetische Gewebe bestehen im Wesentlichen aus Kunststoff, das heißt sie dünsten chemische Kalorien aus. Untersuchungen ergaben, dass bei Kindern und Erwachsenen, die Synthetikkleidung tragen, Herzschlag und Blutdruck unregelmäßiger sind
als bei Personen, deren Kleidung ausschließlich aus Baumwolle
und Wolle besteht.[251, 252]

Eine Umstellung auf Naturfasern ist aufgrund der riesigen

Auswahl kein Problem. Allerdings ist darauf zu achten, dass die Gewebe nicht chemisch behandelt wurden. Die ideale Lösung sind Naturtextilien ökologischer Herkunft. Es gibt unbehandelte Textilien aus Hanf, Baumwolle, Wolle, Seide und Leinen aus biologischem Anbau. Das gestiegene Umweltbewusstsein und die Bedenken über den extensiven Einsatz von Pestiziden hat diesen Markt rasch wachsen lassen. Es ist traurig, aber wahr, dass etwa ein Drittel der weltweiten Pestizidproduktion für den Baumwollanbau verwendet wird.[253] Ökotextilien enthalten garantiert weder Pestizid-Rückstände noch Chemikalien. Zudem können wir uns darauf verlassen, dass infolge der umweltfreundlichen Herstellung die Erde nicht weiter kontaminiert wird.

Die einzigen Nachteile von Naturstoffen sind die begrenzte Auswahl an Farben und Mustern sowie der höhere Preis. Doch die Produzenten stellen sich zunehmend auf Pflanzenfarben oder sanftere Färbemethoden um. Bei Letzteren wird zwar mit Synthetikfarben gearbeitet, doch dafür werden beim Färbeprozess selbst die Chemikalien auf ein Minimum reduziert. Wie überall bestimmt auch hier die Nachfrage das Angebot: Je mehr Verbraucher chemiefreie Textilien verlangen, desto eher werden neue Produktlinien auf den Markt kommen.

Können Sie keine Ökotextilien bekommen, sollten Sie zumindest nach Stoffen fragen, die nicht mit Flammschutzmitteln behandelt wurden. Viele Firmen haben inzwischen von einer routinemäßigen Behandlung mit feuerhemmenden Chemikalien abgesehen, vor allem bei Baby- und Kinderkleidung.

Kleidungsstücke, Vorhänge und andere Textilien enthalten, wenn sie frisch aus der chemischen Reinigung kommen, reichlich chemische Kalorien und sollten daher einige Tage im Freien auslüften. Noch besser wäre es, Sie suchen sich eine Reinigung, die nicht mit Lösungsmitteln arbeitet, sondern mit Dampf.

Ein letzter Punkt: Beim Waschen zu Hause sollten Sie möglichst wenig Waschmittel und Zusatzmittel wie Weichspüler ver-

wenden. Probieren Sie einfach aus, wie viel Sie tatsächlich benötigen, und beachten Sie vor allem die umweltfreundlichen
Waschmittel, die in wachsender Zahl angeboten werden.

Weniger chemische Kalorien bei Möbeln

Laut gesetzlicher Vorschrift muss heute der Großteil der Möbel
mit Flammschutzmitteln behandelt werden – Bezug und Schaum-
stofffüllung Ihrer Couch enthalten also mit ziemlicher Sicherheit
viele chemische Kalorien. Selbst Holzmöbel werden heute häufig
mit Flammschutz- oder Konservierungsmitteln behandelt.

Wenn Sie Ihr persönliches Brandrisiko gegen die Gefahren
giftiger Chemikalien abwägen und zu dem Schluss gelangen,
dass Sie auf die Chemie lieber verzichten wollen, können Sie sich
ältere, gebrauchte Möbel zulegen, die oft billiger und dabei qualitativ hochwertiger sind, mit natürlichen Materialien wie Ross-
haar und Baumwolle gepolstert wurden, und die Bezugsstoffe
sind nicht chemisch behandelt.

Ziehen Sie hingegen neue Möbel vor, halten Sie sich an natürliche Materialien wie Holz, Glas und Metall. Füllungen und
Bezüge sollten aus unbehandelten Naturfasern wie Baumwolle,
Wolle, Jute oder Seide sein. Kaufen Sie keine Möbel aus Spanplatten oder Kunststoff, die Gase ausströmen. Gleiches gilt für
Polsterungen und Füllungen aus Schaumstoff, Schaumgummi
und Styrol.

Da der Mensch ziemlich viel Zeit im Bett verbringt, sollten
Sie bei ihren Schlafzimmermöbeln besonders darauf achten, dass
sie möglichst wenig chemische Kalorien absondern: Die ersten
»biologischen« Einrichtungsgegenstände, die mir ins Haus kamen, waren Ökomatratzen für die ganze Familie, die ihr Geld
wert sind. Wenn Sie Ihre Matratze nicht austauschen können oder
wollen, sollten Sie sie zumindest mit mehreren Laken beziehen.
Auch bei Bettdecke, Kissen und Bezügen sind unbehandelte Na-

turfasern wie Wolle, Baumwolle, Leinen und Seide natürlich vorzuziehen.

Leider sind Schulen, Kindertagesstätten und andere öffentliche Einrichtungen aufgrund der Sicherheitsvorschriften gezwungen, mit Flammschutzmitteln behandelte Produkte zu verwenden. Auch wenn bei Ihnen zu Hause eine besondere Brandgefahr besteht oder ein Raucher in der Familie ist, sollten Sie lieber nicht auf feuerhemmende Materialien verzichten.

Auf jeden Fall sollten Sie bewusster einkaufen. Wählen Sie Produkte, die von Natur aus feuersicher sind, wie Glas und Metall, und achten Sie bei behandelten Materialien darauf, dass zumindest weder PBB noch PBDE verwendet wurden – die Chemikalien mit der vermutlich höchsten Toxizität und Langlebigkeit. Wahrscheinlich fehlen diesbezügliche Angaben auf dem jeweiligen Produkt, sollten jedoch in den Unterlagen des Herstellers zu finden sein. Falls nicht, fragen Sie beim Verkäufer nach.

Weniger chemische Kalorien in Innenräumen

Sehen wir uns einmal den durchschnittlichen Innenraum an und untersuchen wir verschiedene Möglichkeiten, um die Menge an chemischen Kalorien weitgehend zu reduzieren.

Ein sehr wichtiger Punkt sind Bodenbeläge. Kaufen Sie keine Fußböden aus Vinyl, keine synthetischen und keine mit Pestiziden behandelten Wollteppiche. Am besten sind natürliche, unbehandelte Materialien wie Holzparkett, Kork, Linoleum (die natürliche Version ohne Kunststoffzusätze), Terrakottafliesen, Schiefer, Sand- oder Kalkstein. Solche Fußböden sind strapazierfähig und verströmen keine Gase. Verwenden Sie zur Parkettpflege keine Kunststoffpolitur, sondern natürliches Wachs.

Sind Ihnen nackte Fußböden zu hart und kalt, können Sie sich Brücken und Teppiche zulegen, die natürlich aus unbehandelten Naturfasern bestehen sollten. Es gibt sogar Öko-Teppiche und Öko-Teppichunterlagen, die praktisch gar keine chemischen Kalorien enthalten.

Beim Kauf von Wollteppichen sollten Sie darauf achten, dass sie weder mit den Flammschutzmitteln PBB und PBDE noch mit Pestiziden behandelt wurden. Auch sollte die Unterseite des Teppichs aus Naturfasern und nicht aus Kunststoff bestehen. Das Angebot ist inzwischen reichhaltig, und wenn Sie sich umsehen, werden Sie feststellen, dass Teppichunterlagen aus Naturstoffen häufig sogar billiger sind als die üblichen Kunststoff- und Gummiunterlagen.

Kommen wir zu den Wänden. Tapeten sollten keine Kunststoffe wie Vinyl enthalten und mit fungizidfreiem Kleister angebracht werden. Zum Ausmalen können Sie Naturfarben verwenden, die in großer Auswahl angeboten werden. Ist die gewünschte Farbe nicht als ökologisches Produkt erhältlich, achten Sie zumindest darauf, dass die Farbe möglichst wenig Lösungsmittel enthält.

Bewahren Sie Farben und Terpentin unbedingt in luftdicht verschlossenen Behältern und möglichst nicht in Wohnräumen auf, da sie sonst im ganzen Haus chemische Kalorien verbreiten.

Weniger chemische Kalorien beim Hausbau

Dieser Abschnitt betrifft Sie nur, wenn Sie einen Um-, An- oder Neubau planen. Bauarbeiten, egal in welchem Umfang, sind an sich schon anstrengend genug, aber es lohnt sich, eine zusätzliche Anstrengung auf sich zu nehmen und beizeiten auf die chemische Belastung des Materials zu achten. Viele gängige Baumaterialien sind erheblich mit Chemikalien behandelt und stellen daher ein Problem dar.

Vor kurzem ließ ich meine Küche umbauen und fand einen Bauunternehmer, der Erfahrung mit natürlichen beziehungsweise weniger behandelten Materialien hatte. Er listete mir die chemischen Substanzen in den Produkten auf, mit denen er arbeiten wollte, und wir suchten gemeinsam bei einem auf umweltfreundliches Baumaterial spezialisierten Betrieb für alles, was ich nicht akzeptieren wollte, alternative Produkte heraus. Ich war zuerst überrascht, wie viele Produkte des Alltags mit Chemikalien kontaminiert sind! Natürlich kann ich hier nicht auf Ihre spezifische Situation eingehen, ein paar allgemeine Richtlinien will ich Ihnen jedoch ans Herz legen:

- Halten Sie sich an Bautechniken, die möglichst wenig Klebstoffe erfordern.
- Muss unbedingt Klebstoff verwendet werden, sind Silikon-Kautschuk-Kleber, Latex, Heißleim und wasserfester Holzleim den giftigeren Epoxydprodukten vorzuziehen.
- Die besten Dichtungsmittel sind reines Silikon und Leinölkitt.
- Solides, unbehandeltes Hartholz ist gesünder als chemisch behandelte weichere Holzarten wie zum Beispiel Kiefer. Meiden Sie auf jeden Fall Sperrholz, Holzfaserplatten und Spanplatten.
- Fensterrahmen aus Holz sind besser als PVC-Rahmen.
- Verwenden Sie möglichst keine Produkte, die aus Kunststoff bestehen oder mit Flammschutzmitteln behandelt wurden.

Weniger chemische Kalorien im Garten

Wenn Sie sich erst einmal von allen Unkraut- und Schädlingsvertilgungsmitteln, Insektensprays, künstlichen Düngern und sonstigen riskanten Substanzen getrennt haben, ist die Belastung mit chemischen Kalorien bereits merklich geringer. Nun wollen Sie freilich wissen, wie Sie Unkraut und Ungeziefer auf natürlichem Wege loswerden.

Da die Landwirtschaft in der Geschichte der Menschheit stets eine wichtige Rolle gespielt hat, gibt es eine Menge natürlicher Methoden aus der Zeit vor dem ersten Auftauchen der Agrarchemie. Viele gerieten in Vergessenheit, inzwischen kommen aber immer mehr Landwirte wieder darauf zurück.

Über ökologischen Gartenbau finden Sie heute eine Fülle von Literatur mit nützlichen Informationen zu detaillierten Problemen, und ich will hier nur ein paar Beispiele nennen. Gegen Ungezieferbefall im Gemüsebeet können Sie folgendermaßen vorgehen: Manche Insekten identifizieren Pflanzen am Geruch, und wenn Sie neben das betreffende Gemüse ein stark riechendes Gewächs (wie Zwiebeln) pflanzen, lenken Sie die Insekten ab und verwirren sie. Rosen zum Beispiel können Sie durch Schnittlauch im Rosenbeet schützen, der überraschenderweise nicht nur Blattläuse verhindert, sondern außerdem den Blütenduft intensiviert.

Eine andere Methode besteht darin, Käfer und andere Tiere, die sich von Schädlingen ernähren, zu Ihren Verbündeten zu machen. Ein Pestizid macht keinen Unterschied zwischen schädlichen und nützlichen Insekten und vernichtet alle. Wenn Sie aber über den Winter Holz-, Stein- und Laubhaufen in Ihrem Garten anlegen, bieten Sie Marien- und Blattlauskäfern sowie anderen Nutzinsekten Schutzräume zum Überwintern und haben im Frühjahr Helfer bei der Schädlingsbekämpfung. Ein Marienkäfer vertilgt im Lauf seines Lebens Tausende von Blattläusen!

Auch Vögel sind exzellente Schädlingsvernichter; allerdings naschen sie auch an Ihrem Obst. Ich habe vor kurzem Blumenbeete neben meinen Gemüsebeeten angelegt: Die eine Hälfte ist mit Blumen bepflanzt, die Bestäuber anlocken sollen, in der anderen wachsen Pflanzen, die Saatkerne für die Vögel hervorbringen. Beim Gemüseanbau halte ich mich streng an die biologischen Prinzipien und habe das ganze Jahr über chemiefreies, frisches Gemüse. Natürlich gibt es auch einen Komposthaufen für die Garten- und Küchenabfälle.

Weniger chemische Kalorien am Arbeitsplatz

Da die meisten Menschen einen großen Teil ihrer Zeit am Arbeitsplatz verbringen, sollten wir dafür sorgen, dass wir dort möglichst wenig mit chemischen Kalorien in Berührung kommen.

Nicht anders als zu Hause ist auch am Arbeitsplatz gute Belüftung wichtig, vor allem, wenn Sie mit Chemikalien zu tun haben. Wenn Sie in einem traditionellen Büro arbeiten, sollten Sie Materialien wie Stempelfarbe, Kohlepapier und Radiergummis in luftdicht verschlossenen Behältern aufbewahren. Pflanzen tragen dazu bei, die Luftverschmutzung zu verringern. Wenn bei der Büroreinigung zu viele Chemikalien eingesetzt werden, versuchen Sie darauf hinzuwirken, dass die chemischen Produkte durch biologische ersetzt oder zumindest in geringerer Menge benutzt werden – was ein gutes Argument für den Arbeitgeber ist, denn damit spart er Geld. Sie sollten sich auch erkundigen, ob im Gebäude Pestizide eingesetzt werden.

Natürlich ist es bei bestimmten Berufsgruppen wie Friseuren, Malern oder Dekorateuren besonders schwer, den Kontakt mit chemischen Kalorien zu vermeiden. Sie können jedoch auf Naturprodukte umsteigen oder versuchen, Ihren Arbeitgeber entsprechend zu beeinflussen – was Ihnen umso leichter gelingen wird, wenn entsprechende Produkte nicht mehr kosten. Womöglich lassen sich dadurch sogar neue Kunden gewinnen – zumal wenn Sie Kollegen wie Kunden über die Nebenwirkungen chemischer Substanzen informieren.

Da Pestizide und Chemikalien sich nicht nur negativ auf das Gewicht, sondern auch auf die Gesundheit auswirken, liegt es auch im Interesse des Unternehmers, ein gesünderes Umfeld zu schaffen. Sie können also mehr bewirken, als Sie zunächst vielleicht vermuten.

Weniger chemische Kalorien in Ihrem Umfeld

Während Sie einiges unternehmen können, um die Belastung mit chemischen Kalorien in Ihrer häuslichen Umgebung zu verringern, sieht es bei der allgemeinen Luftverschmutzung relativ schlecht aus. Wenn Sie einen Umzug beabsichtigen, liegen die besten Wohngegenden naturgemäß nicht in der Nähe von Fabriken, großen Städten, Hauptverkehrsadern und Gebieten mit intensiver landwirtschaftlicher Nutzung – aber man hat natürlich nicht immer die Wahl.

Doch auch wenn kein Umzug bevorsteht, können Sie einiges tun. Wohnen Sie in der Nähe von Feldern, die regelmäßig besprüht werden, so fragen Sie nach dem genauen Zeitpunkt, damit Sie dann alle Fenster schließen können. Wenn Sie häufig in Parks spazieren gehen, versuchen Sie herauszufinden, ob und wo Unkrautvernichtungsmittel eingesetzt werden, und meiden gegebenenfalls die betreffenden Zonen.

Im Auto sind wir einer Unmenge chemischer Kalorien von den übrigen Verkehrsteilnehmern ausgesetzt. Zu dichtes Auffahren auf den Vordermann treibt die Auspuffgase direkt in Ihren Wagen: Sie sollten also ausreichend Abstand halten, möglichst vier Wagenlängen. Müssen Sie oft im Stau stehen, lohnt sich womöglich die Anschaffung eines Luftfilters, der keine Schadstoffe von außen ins Wageninnere lässt.

Der nächste Schritt

Sie wissen nun, wie Sie den Kontakt mit chemischen Kalorien in allen möglichen Lebensbereichen reduzieren können, und wenn Sie sich Schritt für Schritt umstellen, sind Sie Ihrem Ziel schon viel näher gekommen. Ihr Körper braucht jedoch Zeit, um die Depots chemischer Kalorien abzubauen, die sich im Laufe der Jahre angesammelt haben.

Die meisten fänden schnellere Ergebnisse natürlich befriedigender, und tatsächlich können Sie den Entgiftungsprozess beschleunigen und intensivieren, wenn Sie sich nicht nur richtig ernähren, sondern auch entsprechende Ergänzungsmittel einnehmen, die Nahrungsaufnahme insgesamt verringern und sich genügend bewegen.

Teil 3 dieses Buches verrät Ihnen, wie Sie mit diesen Methoden nicht nur Ihr Schlankheitssystem reaktivieren, sondern auch den Abbau chemischer Kalorien beschleunigen können. Im Unterschied zu vielen anderen Diätbüchern, die Ihnen meist nur Empfehlungen geben, wie Sie sich möglichst viele Kalorien herunterhungern, geht es hier um Stabilisierung und Schutz des körpereigenen Schlankheitssystems. Das nächste Kapitel enthält zahlreiche Tipps zur Wiederherstellung des Schlankheitssystems, wobei Sie nichts weiter zu tun brauchen, als ihm die entsprechende Nahrung und die erforderlichen Ergänzungsmittel zuzuführen.

Dritter Teil

Entgiftung und Gewichtsabbau

13.
Reparieren und revitalisieren Sie Ihr
natürliches Schlankheitssystem

Inzwischen kennen Sie zahlreiche Möglichkeiten, um den Kontakt mit chemischen Kalorien sehr weitgehend zu verringern. Das ist allerdings nur ein Teil des Programms zur dauerhaften Gewichtsreduktion. Der nächste Schritt besteht darin, Ihr natürliches Schlankheitssystem zu optimieren.

Wenn das Schlankheitssystem ordnungsgemäß funktioniert, erledigt es alles automatisch: Es regelt Ihren Appetit und Ihren Stoffwechsel, so dass Ihr Körper überflüssiges Gewicht abbaut, ohne dass Sie sich bewusst darum bemühen müssen. Dann ist es endlich nicht mehr nötig, ständig Diät zu halten und zu darben.

Wie also lässt sich das Schlankheitssystem wiederherstellen? Sehr viel erreichen Sie allein schon mit der Kombination der richtigen Nahrungs- und Ergänzungsmittel. Vermutlich sind Sie in Ihre gegenwärtige Lage geraten, weil Ihrem Körper viele essenzielle schlankheitsfördernde Nährstoffe fehlen, die er in wachsender Menge braucht. Im Folgenden gehe ich detaillierter auf die betreffenden Lebens- und Ergänzungsmittel ein.

Warum manche Fette schlank machen

Fett hat leider in jeder Form einen sehr schlechten Ruf und gilt meistens als natürlicher Feind jeder Diät. Das stimmt nicht: In Wahrheit helfen bestimmte Fette beim Abnehmen, weil ohne sie unser Schlankheitssystem nicht richtig funktioniert.

Fett ist nicht gleich Fett. Im Wesentlichen unterscheiden wir zwei Arten von Fett. Die meisten Fette bestehen aus den (»schlechten«) gesättigten Fettsäuren; dabei handelt es sich vorwiegend um tierische Fette. Die ungesättigten (»guten«) Fettsäuren hingegen sind in der Regel in Fisch- und Pflanzenölen (Nuss- und Kernölen) enthalten. Gesättigte Fettsäuren müssen gar nicht mit der Ernährung zugeführt werden – der Körper erzeugt sie selbst; die meisten Menschen essen viel zu viele gesättigte Fettsäuren.

Anders verhält es sich mit den essenziellen Fettsäuren, insbesondere den so genannten mehrfach ungesättigten Fettsäuren, die unbedingt über die Ernährung zugeführt werden müssen, da der Körper sie nicht selbst erzeugen kann. Auch für unser Schlankheitssystem spielen sie eine wichtige Rolle: Ohne sie wären wir schlicht nicht imstande, wirksam Gewicht abzubauen. Die Vorstellung, durch Fette abzunehmen, wird sicher vielen als paradox erscheinen – hier die Erklärung:

- Körperfettdepots werden schneller abgebaut.[254]
- Aus Nahrung wird mehr Energie gewonnen. (Je mehr Energie wir erzeugen, desto weniger Kalorien lagern wir als Fettdepots ab).[255]
- Der Blutzuckerspiegel stabilisiert sich, wodurch gelegentlicher Heißhunger auf Süßes abnimmt (was zugleich eine Vorbeugung gegen Diabetes bedeutet).
- Es werden mehr schlankheitsfördernde Hormone produziert, vor allem Katecholamine, die den Appetit auf fetthaltige Nahrung hemmen.
- Der Körper reagiert besser auf die schlankheitsfördernden Hormone, so dass Kalorien schneller verbrannt werden.
- Der Körper ist besser in der Lage, schlankheitsfördernde Vitamine und Mineralien zurückzuhalten.[256]
- Essenzielle Fettsäuren hemmen die freien Radikale, was eine Vorbeugung gegen weitere Schädigungen des Schlankheitssystems bedeutet (speziell in den kritischen Fettgeweben).[257]

Wenn Ihre Nahrung bisher nicht genügend essenzielle Fettsäuren enthalten hat, werden Sie Ihrem Schlankheitssystem auf die Sprünge helfen, sobald Sie Ihre Ernährung entsprechend umstellen. Die meisten Menschen essen sehr fettreich (in der Regel macht Fett 40 Prozent der Gesamtkalorienmenge aus), allerdings vorwiegend in Form von gesättigten Fettsäuren. In der Regel herrscht in der Ernährung der meisten sogar ein Mangel an essenziellen Fettsäuren, sofern wir uns nicht eigens darum bemühen.

Die Bedeutung der essenziellen Fettsäuren Omega 3 und Omega 6

Zu Beginn unserer Geschichte waren wir ein Volk von Küstenbewohnern und ernährten uns überwiegend von Fisch sowie von Nüssen und Samen. Diese Lebensmittel enthielten viele Omega-3- und Omega-6-Fettsäuren (die schlankheitsfördernde Eigenschaften haben), unser Körper gewöhnte sich daran und nutzte sie extensiv – tatsächlich benötigen wir sie heute noch genauso.[258]

Doch im Laufe der Zeit änderte sich unsere Ernährung radikal. Wir essen weniger Fisch und Nüsse und immer mehr industriell bearbeitete Lebensmittel. Damit hat auch die Menge der essenziellen Fettsäuren in der Ernährung beträchtlich abgenommen.

Auch sonst trägt der moderne Lebensstil dazu bei, dass wir immer weniger essenzielle Fettsäuren zu uns nehmen. So zerstört Hitze nicht nur die schlankheitsfördernde Wirkung essenzieller Fettsäuren, sondern verwandelt sie darüber hinaus in schädliche Substanzen, die so genannten Transfettsäuren, die die Aufnahme weiterer essenzieller Fettsäuren verhindern. (Olivenöl und Butter sind jedoch unbedenkliche Fette, da sie sich auch beim Erhitzen nicht in Transfettsäuren verwandeln.)

Durch den Verzehr industriell bearbeiteter Lebensmittel wie Kartoffelchips, die solche Transfettsäuren enthalten, wirken wir also der Absorption essenzieller Fettsäuren entgegen. Auch bei anderen Formen der Lebensmittelbearbeitung entstehen Transfettsäuren, etwa bei der Fetthärtung, auch Fetthydrierung genannt, mittels deren Pflanzenöl in Margarine umgewandelt wird.

Nur wenige bearbeitete Lebensmittel und Fertiggerichte enthalten überhaupt essenzielle Fettsäuren, denn sie verderben ziemlich rasch und verkürzen damit die Haltbarkeit der Lebensmittel, in denen sie enthalten sind. Unsere modernen Essgewohnheiten enthalten dem Körper also häufig viele essenzielle Fettsäuren vor.

Wie schaffen wir Abhilfe?

Am meisten mangelt es uns vermutlich an Omega-3-Fettsäuren, zumal diese in ihrer natürlichen Form auch sehr empfindlich sind. Sie scheinen für die Gewichtsreduktion wichtiger zu sein als andere Fette. Viele nehmen bereits in Form von Fischöl Omega-3-Fettsäuren zur Nahrungsergänzung ein, doch davon würde ich vorerst abraten, denn manche Fischöle sind stark mit chemischen Kalorien belastet.[259] Zwar sind sich viele Hersteller inzwischen des Problems bewusst und versuchen die Schadstoffe aus dem Fischöl zu eliminieren, doch trifft dies leider nicht auf alle Produzenten zu.

Leinöl (auch Flachsöl genannt) aus ökologischem Anbau ist eine gute Alternative zu Fischöl. Seine Bedeutung wurde schon vor Jahren erkannt; es ist eine der ältesten Kulturpflanzen, und seine lateinische Bezeichnung lautet »das Vielbenutzte« *(linum usitatissimum)*. Leinöl gibt es als Flüssigkeit und in Kapselform (zu den empfohlenen Dosen siehe Kapitel 15 und 19).

Denken Sie daran, die entsprechenden Präparate stets im Kühlschrank aufzubewahren, da sie leicht oxydieren. Außerdem sollten Sie nicht unmittelbar vor dem Schlafengehen essenzielle Fettsäuren zu sich nehmen: Sie wirken so energiefördernd, dass Sie womöglich hellwach im Bett sitzen und an Schlaf nicht mehr zu denken ist.

Sie können sich auch unmittelbar über die Nahrung Omega-3-Fettsäuren zuführen: Sie sind in Leinsamen, Kürbiskernen und verschiedenen Nüssen, beispielsweise Walnüssen, enthalten; in geringerer Menge finden sie sich auch in Wild und bestimmten anderen Fleischsorten, vor allem im Fleisch von Tieren aus ökologischer Zucht – denn je hochwertiger das Futter ist, desto mehr Omega-3-Fettsäuren finden sich im Fleisch der Tiere.

Wir sollten jedoch vorsichtig sein. Für manche Eier wird mit der Aussage »reich an Omega-3-Fettsäuren« geworben. Vor dem Kauf sollten Sie sich vergewissern, dass die Legehennen nicht mit Fischöl gefüttert wurden, sonst könnten Sie zusätzlich eine hohe Dosis chemischer Kalorien abbekommen.

Verbreiteter sind hingegen Omega-6-Fettsäuren: Sie sind in vielen verschiedenen Lebensmitteln enthalten, und wir nehmen sie deshalb in größerem Umfang über die Ernährung auf. So finden sich in den meisten Pflanzenölen viel mehr Omega-6- als Omega-3-Fettsäuren; auch Leinöl, Samen, Nüsse und Fleisch sind Omega-6-Träger, und eine Nahrungsergänzung ist hier weniger nötig. Um wirklich sicherzugehen, empfehle ich Ihnen, jeden Abend einen Löffel Nachtkerzenöl einzunehmen und ansonsten zu bedenken, dass Sie umso eher Gewicht abbauen, je mehr essenzielle und je weniger gesättigte Fettsäuren Ihre Ernährung insgesamt enthält.

Kohlenhydrate und das Schlankheitssystem

In letzter Zeit kam eine neue Generation von Ernährungs- und Diät-Ratgebern auf den Markt, in denen Kohlenhydrate verteufelt und für eine Reihe von Problemen verantwortlich gemacht wurden, unter anderem auch für die Gewichtszunahme. Unbestritten macht ein Übermaß an Kohlenhydraten dick, doch umgekehrt wäre es kontraproduktiv, vollständig darauf zu verzichten: Für ein funktionierendes Schlankheitssystem ist ein gewisser Anteil Kohlenhydrate in der Nahrung unabdingbar. Kohlenhydrate sind Treibstoffe und werden für wichtige Stoffwechselprozesse benötigt. Sie lassen sich in zwei Hauptgruppen unterteilen:

1. Zucker, enthalten in Früchten und einer Reihe anderer Lebensmittel. Zucker kann vom Körper sehr leicht in Energie umgewandelt werden.
2. Stärke (Polysacharid) besteht aus langen Ketten von Zuckermolekülen. Um sie in Energie umzuwandeln, muss der Körper sie aufspalten.

Für das Schlankheitssystem sind Kohlenhydrate von unschätzbarer Bedeutung, weil sie:

- gewährleisten, dass den Muskeln rasch zugängliche Zuckerdepots zur Verfügung stehen, so dass genügend Bewegungsenergie vorhanden ist;
- die Energie steigern und so den Bewegungstrieb fördern;
- durch Stimulation des sympathischen Nervensystems die Freisetzung der schlankheitsfördernden Hormone Katecholamine, Epinephrin und Norepinephrin anregen und damit den Grundumsatz erhöhen. Dadurch werden bis zu 20 Prozent der Kalorien aus Kohlenhydraten in Wärme verwandelt, die wiederum schnell verpufft;
- den Appetit auf Kohlenhydrate bremsen und dadurch ungezügelte Heißhungerattacken unterbinden.

Wie ich selbst erleben musste, führt die Präsenz chemischer Kalorien zu einer Schädigung des Kohlenhydratstoffwechsels. Als

ich mich noch nicht ökologisch ernährte und keine Nahrungsergänzungsmittel einnahm, war ich kaum in der Lage, meinen
Blutzuckerspiegel zu kontrollieren, der rapide absackte, wenn
ich nicht alle zwei oder drei Stunden etwas aß. Dann konnte ich
mich nicht mehr konzentrieren, der Schweiß brach mir aus, und
der Zustand wurde immer schlimmer, wenn ich nicht unverzüg-
lich einen Kalorienschub bekam.

Das Problem ist verschwunden, seitdem ich weniger mit Chemikalien in Kontakt komme und zudem Ergänzungsmittel nehme, denn mein Körper ist nun in der Lage, den Blutzuckerspiegel
ohne Nahrungszufuhr selbst zu regulieren. Ich war daher nicht
überrascht, als ich bei meinen Nachforschungen entdeckte, dass
chemische Substanzen den Kohlenhydratstoffwechsel auf unterschiedliche Weise beeinträchtigen:

- Der Appetit auf Kohlenhydrate steigt. Ursache dafür ist
  unter anderem eine Schädigung der den Appetit auf
  Zucker steuernden Hormone.[260]
- Chemikalien beeinträchtigen die Umwandlung von Glukose in verwertbare Energie. Mit anderen Worten, unter
  dem Einfluss toxischer Substanzen kann der Körper Kohlenhydrate weniger gut abbauen.[261]
- Konventionelle Diäten verschärfen die Situation. Nach
  einer Diät neigen speziell Frauen zu mehr zucker- als stärkehaltigen Lebensmitteln.[262]

Durch chemische Kalorien verursachte Schäden könnten der
Grund sein, weshalb übergewichtige Menschen Kohlenhydrate
anscheinend weniger gut aufspalten können. Wenn Übergewichtige – die in der Regel stärker chemisch belastet sind als Normalgewichtige – eine Fastenkur durchführen, verbrauchen sie nur
etwa halb so viele Kohlenhydrate wie Schlanke.[263] Selbst bei der
Aufnahme sofort verwertbarer Glukose neigen Übergewichtige
dazu, Energie aus Fett statt aus Kohlenhydraten zu schöpfen.

Die beeinträchtigte Fähigkeit, Kohlenhydrate zu metabolisieren, erklärt wohl, weshalb kohlenhydratarme Diäten den Markt überschwemmen. Oberflächlich betrachtet, scheint das ein guter Ansatz zu sein, doch eine praktisch kohlenhydratfreie Ernährung wirft eine Reihe neuer Probleme auf.

Für und Wider einer kohlenhydratarmen Ernährung

Die reduzierte Kohlenhydratzufuhr allein führt unbestritten bereits zum Abbau überschüssiger Kohlenhydrate, die sonst als zusätzliches Gewicht zu Buche schlagen würden. Desgleichen sinkt der Insulinspiegel, wodurch Körperfettdepots rapide schwinden. So kommt es vorübergehend zu erfreulichen Gewichtsverlusten.

Doch mit der Einschränkung der Kohlenhydrate rückt man dem Übel der dick machende Chemikalien im Körper natürlich nicht zu Leibe. Zu wenig Kohlenhydrate in der Ernährung können sogar die folgenden negativen Auswirkungen haben:

- höhere Pestizidabsorption, da fettreiche Lebensmittel mehr Pestizid-Rückstände enthalten als kohlenhydratreiche Lebensmittel;[264]
- schlechtere Verarbeitung toxischer Substanzen durch den Stoffwechsel, da hierfür Kohlenhydrate erforderlich sind;[265]
- geringere Stimulation des sympathischen Nervensystems und dadurch eingeschränkte Fettverdauung;[266]
- Heißhunger auf Kohlenhydrate aufgrund des niedrigen Blutzuckerspiegels, der zur Freisetzung appetitfördernder Hormone führt;
- Rückgang schlanken Muskelgewebes, das der Körper abbaut, um rasch zugängliche Zuckerdepots zur Verfügung zu haben;
- weniger schlankheitsfördernde Mikro-Nährstoffe, die

vor allem in kohlenhydratreichen Lebensmitteln wie Obst
und Gemüse enthalten sind;

- erhöhte Freisetzung fettlöslicher Toxine infolge eines
gestiegenen Fettabbaus;
- Arteriosklerosegefahr, da durch die Freisetzung von Fett
aus den Körperfettdepots der Cholesterinspiegel im Blut
steigt. In Kombination mit einem anhaltend niedrigen
Insulinspiegel steigt nachweislich das Risiko für Herzkrankheiten und Schlaganfälle.

Fazit: Zu viele Kohlenhydrate machen dick, doch eine zu geringe Kohlenhydratzufuhr hat langfristig dieselbe Wirkung; zudem
kann es im zweiten Fall auch zu ernsten Gesundheitsstörungen
kommen. Ihre Ernährung sollte also einen gewissen Anteil an
Kohlenhydraten enthalten, am besten komplexe Kohlenhydrate,
die ihre Zuckermoleküle nicht auf einmal, sondern allmählich
freisetzen. Und einfache Kohlenhydrate sollten Sie am besten in
Form von Obst und Gemüse zu sich nehmen.

Solange Ihr Schlankheitssystem nicht in Ordnung ist, werden
Sie nach wie vor Appetit auf Süßes verspüren. Doch je mehr chemische Kalorien abgebaut werden, desto besser funktioniert auch
die Verarbeitung von Kohlenhydraten. Dann lässt der Heißhunger
auf Süßes nach, und Kohlenhydrate werden besser verdaut.

Die Proteine, die Sie schlank halten

So gut wie alle Bestandteile des Schlankheitssystems werden von
proteinhaltigen Substanzen und Strukturen gesteuert. Wenn der
Eiweißstoffwechsel aus dem Gleichgewicht gerät oder ein bestimmtes Protein fehlt, kann es zu Störungen der Gewichtskontrollmechanismen kommen.

Proteine sind komplexe, aus Aminosäuren bestehende Moleküle. Im Organismus existieren etwa 25 verschiedene Amino-

säuren, von denen zehn so genannte essenzielle Aminosäuren sind – das heißt, der Körper kann sie nicht selbst erzeugen, sondern ist auf die Zufuhr von außen, durch Ernährung und Nahrungsergänzungsmittel, angewiesen.

Auch viele der nicht essenziellen Aminosäuren sind wichtig für den Körper, doch er ist in der Lage, sie selbst zu produzieren, falls die Versorgung aus anderen Quellen nicht ausreicht.

Proteine sind wie folgt in unser Schlankheitssystem integriert:

- Sie bilden das Gerüst der wichtigsten schlankheitsfördernden Hormone.
- Sie beschleunigen den Grundumsatz für die Dauer von drei bis zwölf Stunden um bis zu 30 Prozent.
- Sie ermöglichen den Prozess der Energieerzeugung.
- Sie fördern den Aufbau von Muskelgewebe und ermöglichen den Abbau von Körperfett durch Bewegung.

Wie chemische Substanzen Proteine schädigen

Toxische Chemikalien beeinträchtigen die Proteinabsorption, -verarbeitung und -erzeugung und beschleunigen die Eiweißausscheidung aus dem Körper. Zudem schädigen sie die Proteine selbst.

Auch wenn Sie glauben, genügend Eiweiß zu sich zu nehmen, kann es sein, dass Ihr Körper aufgrund chemisch verursachter Störungen die Proteine nicht richtig extrahiert oder verwertet und Ihr Schlankheitssystem beeinträchtigt ist. Chemikalien schädigen es auf folgende Weise:

- Die zur Produktion schlankheitsfördernder Hormone wie Katecholamine und Schilddrüsenhormon erforderlichen Aminosäuren sind nicht mehr ausreichend vorhanden.[267]
- Der Körper reagiert nicht richtig auf schlankheitsfördernde Hormone.

- Der natürliche Körperrhythmus gerät ins Wanken. Millionen zeitlich abgestimmter Abläufe greifen nicht mehr ineinander, wodurch der gesamte Stoffwechsel weniger leistungsfähig wird. Folglich wird auch weniger Fett verbrannt.[268]
- Die Produktion körpereigener Eiweiße wie beispielsweise Muskelgewebe, die für die Energieerzeugung und Kalorienverbrennung wesentlich sind, wird behindert.[269]

Was können Sie dagegen unternehmen?

Gemeinhin herrscht die Auffassung, die meisten Proteine seien in Fleisch, Milchprodukten und Eiern enthalten. Tatsächlich sind dies besonders gute Eiweißlieferanten, doch es gibt noch etliche andere, zum Beispiel Obst, Gemüse, Nüsse, Bohnen und Hülsenfrüchte.

Da jedoch die toxischen Chemikalien im Körper die Aufnahme von Proteinen aus der Nahrung erschweren, sollten wir ihm die fehlende Menge in Form von Nahrungsergänzungsmitteln zuführen. Meiner Ansicht nach sind die folgenden vier Aminosäuren ausreichend: Methionin, Glutathion, Tyrosin und Serotonin.

Am wichtigsten ist Methionin – es ist die Aminosäure, die am empfindlichsten auf Chemikalien reagiert; sie fördert den Energiestoffwechsel. Glutathion spielt eine wichtige Rolle bei der Entgiftung. Tyrosin bildet das Gerüst für viele schlankheitsfördernde Hormone wie Katecholamine und Schilddrüsenhormone. – Viele Menschen leiden heute unter Tyrosinmangel, da ihr Körper infolge chemisch verursachter Schäden nicht ausreichend Tyrosin erzeugen kann. Tyrosin erhöht die Energie, und als Nahrungsergänzungsmittel sollten Sie es am besten morgens einnehmen. – Und Serotonin schließlich bremst den Appetit: Ein Mangel äußert sich häufig in Heißhungerattacken. Serotonin ist ebenfalls sehr empfindlich und wird durch toxische Chemikalien leicht geschädigt. Das beste Ergänzungsmittel ist die Serotonin-Vorstufe L-5-Hydroxytryptophan, die Sie am besten vor dem Schlafengehen einnehmen, da sie oft müde macht. Mit dem Abbau chemischer Kalorien kann der Körper Proteine zunehmend besser verwerten beziehungsweise selbst produzieren, so dass eine Nahrungsergänzung weniger dringend geboten ist.

Vitamine und Mineralstoffe

Vitamine und Mineralien spielen eine wichtige Rolle für unser Schlankheitssystem, das wegen der Vergiftung durch Chemikalien immer mehr davon benötigt. Was sind eigentlich Vitamine und Mineralien, und in welchen Nahrungsmitteln sind sie zu finden?

Vitamine sind natürlich vorhandene Substanzen, die der Organismus nicht selbst erzeugen kann, so dass sie ihm über die Ernährung zugeführt werden müssen. Da sie nur in winzigen Mengen benötigt werden, bezeichnet man sie als Mikronährstoffe. Vitamine sind komplexe Substanzen, die sich in ihrer Struktur jeweils stark voneinander unterscheiden. Sie werden von Pflanzen erzeugt, sind empfindlich und werden durch Wärme leicht zerstört.

Mineralstoffe befinden sich in der Erdkruste. Sie werden von Pflanzen absorbiert, die sie zum Wachsen benötigen. Auch Mineralien sind Mikronährstoffe und enthalten wie Vitamine keine (konventionellen) Kalorien. Mineralien sind Katalysatoren für viele lebenswichtige Abläufe im Körper, sie fördern Wachstum und Energieerzeugung, beschleunigen den Stoffwechsel, ermöglichen Entgiftungsprozesse, regen das Immunsystem an – und helfen uns beim Abnehmen.

Warum Vitamine und Mineralstoffe so wichtig für das Schlankheitssystem sind

Vitamine und Mineralstoffe spielen eine zentrale Rolle bei der Gewichtskontrolle. Sie fungieren als Katalysatoren, beschleunigen die millionenfach ablaufenden Stoffwechselprozesse im Körper und ermöglichen so die Umwandlung von Nahrung und Körperfett in Energie. Mit anderen Worten, sie bestimmen darüber, wie gut wir in der Lage sind, Kalorien zu verbrennen. Vitamin A zum Beispiel ist unverzichtbar, um Fett abzubauen und in Wärme umzuwandeln. Desgleichen wird es für die Verarbeitung von Chemikalien benötigt. Je mehr Chemikalien der Körper also ausgesetzt ist, desto weniger Vitamin A bleibt für die Fettverdauung übrig, was wiederum zu einer Gewichtszunahme führt. Da bestimmte Chemikalien die Vitamindepots des Körpers um die Hälfte schrumpfen lassen, können wir uns über die Konsequenzen kaum hinwegtäuschen.

Nicht nur Vitamin A, sondern auch andere Vitamine und Mineralien sind für das Schlankheitssystem unabdingbar.[270] Deswegen habe ich diese Mikronährstoffe so oft als schlankheitsfördernd bezeichnet: Oft ist genau das ihre Wirkung.

Weshalb unser Vitaminbedarf steigt

Obwohl der Absatz an Nahrungsergänzungsmitteln wächst, leidet ein Großteil der Bevölkerung unter einem Mangel an mindestens einem Vitamin oder Mineralstoff, wenn man die amtlichen Richtlinien für die empfohlenen Mindestmengen zugrunde legt.[271] Dies beruht weitgehend auf veränderten Ernährungsgewohnheiten sowie der Allgegenwart toxischer Chemikalien, die den Bedarf an Vitaminen und Mineralstoffen steigen lassen. Wenn selbst Ergänzungsmittel den Bedarf nicht decken, stellt sich ein Dauermangel ein und unterbindet die Fähigkeit des Körpers, überflüssiges Gewicht abzubauen. Auch wird unser Schlankheitssystem dadurch immer anfälliger für Schädigungen durch Chemikalien. Bei Frauen wirkt sich dies besonders verheerend aus, da speziell Frauen dazu neigen, das Essen einzuschränken, so dass sie ihrem Körper noch weniger Nährstoffe zuführen. Möglicherweise erklärt dies auch, weshalb Fauen jährlich doppelt so viel zunehmen wie Männer.

Wie Sie Ihren Nährstoffspiegel optimieren

Zu den für das Schlankheitssystem wichtigsten Mikronährstoffen gehören die Vitamine A, B_1 (Thiamin), B_2 (Riboflavin), B_6 (Pyridoxin), Vitamin C, Vitamin E, das Koenzym Q_{10}, Magnesium und Zink. (Die Kapitel 15 und 24 enthalten Tabellen mit den jeweils empfohlenen Dosen.)

Auch wenn es kaum möglich ist, sich sämtliche Mikronährstoffe über die Nahrung zuzuführen, sollten Sie möglichst viele nährstoffreiche Lebensmittel wie rohes Gemüse, Salat und Obst essen. Die meisten schlankheitsfördernden Nährstoffe scheinen sich in Produkten aus biologischem Anbau zu finden. Je frischer das Produkt, desto besser, denn der Vitamingehalt nimmt mit der Lagerungsdauer ab. Da die meisten Vitamine und Mineralien wärmeempfindlich sind, wirken sich Erhitzen oder gar Kochen ebenfalls negativ aus. Neben Mikronährstoffen enthalten unbehandeltes rohes Obst und Gemüse viele weitere Nährstoffe, die dem Schlankheitssystem förderlich sind, und Sie sind auf jeden Fall gut beraten, wenn Ihre tägliche Ernährung frisches rohes Gemüse und Obst aus biologischem Anbau enthält.

Zusätzlich sollten Sie täglich einen Vitamin-Mineralstoff-Komplex als Nahrungsergänzung einnehmen. So ist sichergestellt, dass das Schlankheitssystem unabhängig von der Ernährung mit sämtlichen erforderlichen Nährstoffen versorgt wird. Am praktischsten sind Multivitaminpräparate, die eine Mischung verschiedener Vitamine und Mineralien enthalten. Gegebenfalls können Sie zusätzlich einzelne Vitamine und Mineralien einnehmen, wobei die Betonung auf »zusätzlich« liegt: Einzelne Vitamine und Mineralien in hoher Konzentration ohne ein gutes Multivitaminpräparat als Grundlage richten weitaus weniger aus und bringen zudem das Schlankheitssystem aus dem Gleichgewicht.

Wir brauchen Ergänzungsmittel nicht nur zum Ausgleich von Mängeln (die so genannte empfohlene Tagesdosis), sondern in einer Konzentration, die unser Schlankheitssystem optimiert. Zum Glück lassen sich viele durch Nährstoffmängel verursachten Schäden rückgängig machen: Dafür ist es nie zu spät!

Nachdem wir nun wissen, welche Stoffe wir unserem Schlankheitssystem zuführen müssen, damit es so gut wie möglich funktioniert, müssen wir uns als Nächstes mit der Frage befassen, wie wir gegen die in unserem Körper abgelagerten chemischen Kalorien vorgehen können, die unablässig unser Schlankheitssystem beeinträchtigen, vor allem wenn wir absichtlich die Nahrungszufuhr verringern.

14.
Bauen Sie Ihre Depots chemischer Kalorien ab

Inzwischen wissen wir, wie sich der Kontakt mit chemischen Kalorien in der Nahrung, im Wasser und in unserem Umfeld so weit wie möglich vermeiden lässt. Doch um in vollem Ausmaß von unserer neuen chemiearmen Umgebung profitieren zu können, müssen wir zunächst die Unmengen chemischer Kalorien abbauen, die sich im Laufe eines Lebens im Körper angereichert haben.

Zum Glück gibt es dafür zuverlässige Mittel und Wege, die Sie in diesem Kapitel kennen lernen: Mit dem Abbau langlebiger Depots an chemischen Kalorien werden Sie nicht nur Ihr Schlankheitssystem revitalisieren, sondern auch Ihren allgemeinen Gesundheitszustand verbessern und Ihre Energie steigern.

Wie entstehen Depots von Chemikalien im Körper?

Im Laufe der letzten dreihunderttausend Jahre hat unser Körper gelernt, mit mannigfaltigen Toxinen aus der Nahrung und der Umwelt umzugehen. Jahrhundertelang schützte uns unser Immunsystem, indem es täglich Tausende von Giften neutralisierte und anschließend ausschied.

Bis vor kurzem funktionierte dieser Mechanismus prächtig, doch nun steht unser Immunsystem vor einer neuen Herausforderung. Unser Essen ist heute mit Industriechemikalien, Pestiziden, Fungiziden, Antibiotika, Wachstumsförderern und anderen Chemikalien versetzt, die in den unterschiedlichen Stadien der

Lebensmittelerzeugung eingesetzt werden. Viele dieser Substanzen sind extrem toxisch und langlebig. Unser Körper kann sie nicht aufspalten und verarbeiten, kann sie auch nicht ausscheiden oder auf andere Weise loswerden, und so bleibt ihm nichts anderes übrig, als sie im Gewebe abzulagern. Folglich verbleiben die unverarbeiteten Gifte im Körper – in unseren Fettdepots, in Leber, Blut und Knochen – und reichern sich fortwährend an.

Den toxischen Substanzen in der Nahrungskette entgeht keiner, so dass wir alle hochgradig kontaminiert sind. Manche hartnäckigen (und in hohem Maß dick machenden) Chemikalien halten sich jahrzehntelang im Körper.

Auch weniger gefährliche chemische Kalorien, die der Körper, hätte er genügend Ressourcen, ohne weiteres verarbeiten könnte, setzen sich ab und reichern sich an,[272] weil die Ausscheidungsmechanismen aufgrund fehlender Vitamine und Mineralstoffe nicht mehr ordnungsgemäß funktionieren. Selbst die ausgewogenste Ernährung gewährleistet keine ausreichende Versorgung mit Nährstoffen mehr. Um beispielsweise genügend Vitamin E aufzunehmen, müssten wir riesige Mengen fettreicher Nahrungsmittel zu uns nehmen.

Die schlimmsten Übeltäter

Am schädlichsten sind die langlebigen, sehr resistenten, fettlöslichen Organochlorine, die unser Organismus leider nicht auf natürlichem Weg aufspalten und ausscheiden kann, so dass sie sich im Körper sozusagen häuslich niederlassen.

Toxische Chemikalien lagern sich im Körperfett ab, und es herrscht daher die fälschliche Meinung, dort seien sie an einem sicheren Ort. Fett ist jedoch nicht träge und verbleibt nicht ein Leben lang an derselben Stelle. Alle zwei bis drei Wochen werden sämtliche Körperfettdepots abgebaut, das Fett zirkuliert im Blutkreislauf und setzt sich danach erneut fest. Da es praktisch unmöglich ist, die Chemikalien von den Fettmolekülen zu trennen, gelangen sie mit ihnen überall hin.

Konventionelle Diäten können noch dicker machen

Fast jeder, der ein- oder mehrmals eine Diät befolgt hat, weiß aus Erfahrung, dass man zwar vorübergehend abnimmt, nach ein paar Monaten jedoch nicht nur alles wieder zugenommen hat, sondern häufig sogar noch mehr wiegt als zuvor. Noch schlimmer ist, dass sich das zusätzliche Gewicht meist in Form von Fett anlagert. Warum?

Das Prinzip jeder herkömmlichen Diät besteht darin, weniger zu essen beziehungsweise dem Körper weniger Kalorien zuzuführen. Da der Organismus jedoch dringend Energie erzeugen muss und Körperfett zu den am leichtesten zugänglichen Energiequellen gehört, holt er sich die Kalorien von dort. Wenn der Energiebedarf jedoch hoch ist, werden die Körperfette zu schnell aufgespalten, und mit ihnen gelangen Giftstoffe in großer Menge in den Blutkreislauf. Dort zirkulieren sie und richten überall im Körper Schaden an.[273]

Da die wesentlichen Bestandteile des Schlankheitssystems wie die hormonproduzierenden Drüsen und das Gehirn sehr gut durchblutet sind und zudem einen hohen Fettanteil aufweisen, sind sie für Schädigungen durch fettlösliche Chemikalien extrem anfällig, und es kommt zu regelrechten Vergiftungen, die sich in Form von Übelkeit, Erschöpfung, Kopfschmerzen und allgemeinem Unwohlsein äußern.[274] Dies erklärt auch, weshalb sich viele Menschen während der ersten Tage einer Diät unwohl fühlen oder unter Kopfschmerzen leiden.

Die Schädigung des Schlankheitssystems führt zur Gewichtszunahme: Je massiver die Schäden sind, desto höher schraubt sich das Sollgewicht. Das ist einer der Hauptgründe, weshalb der Langzeiteffekt einer konventionellen Diät meist das Gegenteil der angestrebten Wirkung ist, nämlich eine Gewichtszunahme.

Auch Fasten kann gefährlich sein

Nicht nur Diäten können gefährlich sein, sondern auch die extremeren Formen des Nahrungsentzugs wie das Fasten. Jahrhundertelang entwickelten Kulturen und Religionen eigene Methoden, um den Körper zu entgiften, was ihnen bis vor kurzem vorzüglich gelang. Bei den meisten Methoden verzichtet der Fastende vollständig auf Nahrung und trinkt entweder viel Wasser oder Obst- und Gemüsesäfte; bei manchen Formen des Fastens sind auch bestimmte Kräuter oder Nahrungsmittel erlaubt.

In einer chemikalienfreien Welt bedeutete Fasten ebenso spirituelle Erfahrung wie Entschlackung des Körpers. Doch nun, da unser Organismus mit gefährlichen Chemikalien belastet ist, können solche Methoden sogar sehr gefährlich sein. Fasten ist riskanter als jede Diät, da die Nahrungszufuhr hier noch strenger reduziert, häufig überhaupt eingestellt wird. Dadurch werden sehr viele Toxine in den Blutkreislauf freigesetzt, und dies in einer Menge, die bis zu 300 Prozent über dem normalen Spiegel liegen kann. (Wer aus religiösen Gründen fastet, findet in Kapitel 20 Anregungen und Empfehlungen, damit der Nahrungsverzicht nicht zu einer Gesundheitsgefährdung wird.)

Die schädliche Wirkung von Diäten –
meine persönliche leidvolle Erfahrung

Einige Monate nach der Geburt meines zweiten Sohnes wollte ich verzweifelt abnehmen, um endlich wieder in meine alten Kleider zu passen – schon der Anblick meiner Umstandskleider war mehr, als ich ertragen konnte.

Meine zwei Kleinkinder hielten mich ziemlich in Atem, und ich entschied mich deshalb für eine kohlenhydratarme Diät, die ich schon früher befolgt hatte. Aber diese Methode war völlig ungeeignet, denn ich entwickelte einen ungeheuren Heißhunger auf Kohlenhydrate und hatte zudem fast ständig Kopfschmerzen. Als das Kopfweh endlich nachließ, hatte ich monatelang Muskelschmerzen und litt an ständiger Erschöpfung. Manchmal ging es mir so schlecht, dass ich mich wohl oder übel ins Bett legen musste. Schließlich gab ich die Diät auf.

Diese Erfahrung möchte ich Ihnen gerne ersparen. Inzwischen weiß ich, dass ich die toxische Wirkung zu spüren bekam, die sich bemerkbar macht, wenn Chemikaliendepots in den Blutkreislauf gelangen.

Was Sie tun können, um den Körper von langlebigen chemischen Kalorien zu befreien

Meine schmerzlichen Diäterfahrungen zeitigten auch positive Resultate. Nachdem ich die Wirkung chemischer Kalorien am eigenen Leib zu spüren bekommen hatte, begann ich zum ersten Mal das Ausmaß des Problems zu erahnen und war ausreichend motiviert, um der Sache auf den Grund zu gehen.

Tatsächlich gibt es mehrere Möglichkeiten, unseren Körper von chemischen Kalorien zu befreien. Interessanterweise wurden die ersten Studien größtenteils an Kühen und anderen Nutztieren durchgeführt, die über das Futter mit Organochlorinen kontaminiert worden waren. Die Züchter mussten letztendlich dafür sorgen, dass die Tiere die Chemikalien ausschieden, sonst wäre das Fleisch nicht für den Verzehr freigegeben worden. Wie Tests ergaben, schieden Tiere, die eine Extraration bestimmter Vitamine und Mineralien bekamen, teilweise doppelt so viele Organochlorine aus:[275] eine zwar effiziente, aber relativ langwierige Methode, so dass man nach anderen Wegen suchte.

Bald stellte sich heraus, dass eine der besten Entgiftungsme-
thoden darin bestand, vom natürlichen Fettrecycling im Körper
zu profitieren: Beim Abbau von Fett gelangen zusammen mit
den Fettmolekülen die darin enthaltenen Organochlorine in den
Blutkreislauf. Ein Teil des Fetts wird im Magen-Darm-Trakt durch
Verdauungssäfte aufgespalten, wandert durch den Darm und dif-
fundiert durch den Dünndarm wieder ins Blut, und so gelangt
das Fett wieder in die Körperdepots: Es entsteht ein »Fettkreis-
lauf« von den Depots durch den Darm und wieder zurück. Nun
besteht die Möglichkeit, die Chemikalien in der Phase auszuscheiden, in der sie sich im Darm befinden,[276] und zwar indem man
dem Körper Substanzen zuführt, die nicht nur Fett, sondern auch
die darin enthaltenen Chemikalien binden. Hängen sie erst einmal fest an ihren Trägern, werden die Chemikalien nicht erneut
absorbiert, sondern mit den übrigen Schlacken aus dem Körper
ausgeschieden.[277]

Um kontaminierte Tiere von Chemikalien zu befreien, mischte man ihnen also Chemikalien bindende Substanzen ins Futter;
bei frühen Forschungsstudien handelte es sich hauptsächlich
um Holzkohle. Wie eine Studie ergab, ging durch die Holzkohle
im Futter die Konzentration des dick machenden Organochlorins
DDT im Körper so stark zurück, dass die Tiere sogar abnahmen.[278]
Für Züchter sind Gewichtsverluste natürlich geschäftsschädigend,
so dass die Autoren der Studie diesen Effekt als problematisch
bezeichneten.

Vom Standpunkt des Übergewichtigen aus ist er jedoch ausgezeichnet und ein Zeichen dafür, dass der Körper, nachdem er
die langlebigen chemischen Kalorien losgeworden ist, auch Gewicht abbaut.

Die Schlussfolgerung aus allen diesen Erkenntnissen ist ein-
leuchtend. Die umfassende Kontamination unseres Körpers mit
chemischen Kalorien bedeutet, dass wir auf ganz neue Art und
Weise abnehmen müssen: Jeder Versuch, Fett abzubauen, muss
mit einem Entgiftungsprogramm einhergehen. Wenn wir nicht

gegen die vielfältigen Giftstoffe in unserem Organismus vorgehen, werden die üblichen Diäten, die nur auf Nahrungsreduktion
beruhen, nicht nur unser Schlankheitssystem schädigen und uns
noch dicker machen, sondern können auch unsere Gesundheit
beeinträchtigen (siehe Kapitel 22).

Nur wer seine Ernährungsweise an die gegenwärtigen Gege-
benheiten anpasst, wird sein durch Diät erzieltes Gewicht halten
können. Wie sollen wir also vorgehen? Um dies zu verstehen,
müssen wir wissen, wie der Körper sich entgiftet.

Körpereigene Entgiftungsmethoden

Die Fähigkeit zum Abbau von Giftstoffen kann individuell erheblich variieren. Inwieweit sich chemische Kalorien in Fett und anderem Gewebe ablagern, hängt nicht nur vom Ausmaß der früheren und gegenwärtigen Kontamination mit Chemikalien ab,
sondern auch davon, wie effizient der Körper die Chemikalien
wieder ausscheidet.

Ein wichtiger Faktor ist die genetische Disposition. Die Entgiftung funktioniert umso besser, je effizienter die Enzymsysteme
einer Person imstande sind, chemische Substanzen aufzuspalten.
Im umgekehrten Fall könnte dies bedeuten, dass manche für
Krankheiten wie Krebs und Allergien und toxisch bedingte Probleme wie Übergewicht anfälliger sind als andere.

Neben den Erbanlagen spielt natürlich auch die Ernährung
eine wichtige Rolle. Wer sich weitgehend von Fertigkost und stark
bearbeiteten, nährstoffarmen Lebensmitteln ernährt, bringt das
natürliche Entgiftungssystem aus dem Gleichgewicht.

Als der Mensch noch in Höhlen lebte, enthielt die Nahrung
weitaus mehr Vitamine und Mineralstoffe als heute, weil er viel
mehr rohe Lebensmittel aß. Heute ist die Auswahl unvergleichlich größer als damals, doch der Anteil an roher, nährstofffrei-
cher Kost ist so drastisch zurückgegangen, dass unser Vitamin-

und Mineralstoffspiegel niedriger ist als je zuvor. Wenn wir dann auch noch auf konventionelle Weise Diät halten und die Nahrungszufuhr reduzieren, sinkt der Nährstoffmangel noch mehr, und wir verfügen über immer weniger Ressourcen für die Entgiftung, so dass sich im Lauf der Zeit die Giftstoffe immer schneller anreichern.

Haben wir das Problem erfasst, können wir den Spieß umdrehen

Unsere genetische Veranlagung können wir nicht ändern, trotzdem ist es möglich, die Situation positiv zu beeinflussen. Die Einnahme bestimmter Nahrungsergänzungsmittel versetzt unsere Entgiftungssysteme wieder in die Lage, ordnungsgemäß zu funktionieren und Toxine schneller aus dem Körper auszuscheiden.

Ein weiteres Problem entsteht aus unserer Vorliebe für Fertigkost und industriell bearbeiteten Lebensmitteln, die nicht nur fast keine schlankheitsfördernden Nährstoffe enthalten, sondern sich auch schädigend auf das natürliche Entgiftungsvermögen auswirken, da sie bei der Metabolisierung den Säurewert des Körpers erhöhen: In saurer Umgebung aber arbeiten die Entgiftungsenzyme langsamer.

Auch Fleisch und Milchprodukte wirken im Körper sauer, während basische Nahrungsmittel wie die meisten Obst- und Gemüsesorten sowie bestimmte Nahrungsergänzungsmittel die Entgiftungsfähigkeit des Körpers positiv beeinflussen.[279]

Nicht nur die genetische Veranlagung, sondern auch das Alter bestimmen über das Entgiftungsvermögen, beziehungsweise über die Anfälligkeit für Chemikalien. Besonders empfindlich reagieren sehr junge und sehr alte Menschen, am verletzlichsten aber sind wir in ganz jungem Alter, wenn das Immunsystem noch nicht vollständig ausgebildet ist und mit toxischen Substanzen noch weniger zurechtkommt als im späteren Leben. Folglich wirkt sich schon eine viel geringere Chemikalienkonzentration bei Kleinkindern fataler aus als bei Erwachsenen.[280]

Im fortgeschrittenen Alter sinkt die Entgiftungsfähigkeit wieder beträchtlich, da alle Körpersysteme weniger effizient arbeiten.[281] Glücklicherweise lässt sich jedoch das Entgiftungssystem in jedem Lebensalter positiv beeinflussen.

Die zuverlässige Entgiftung von chemischen Kalorien

Zuallererst müssen Sie dafür sorgen, dass sich keine weiteren chemischen Kalorien in Ihrem Körper anreichern. Dies erreichen Sie, indem Sie sich vorwiegend von Lebensmitteln aus kontrolliert biologischem Anbau und durch möglichst wenig kontaminierte Kost ernähren und darüber hinaus darauf achten, in Ihrem häuslichen und beruflichen Umfeld den Kontakt mit chemischen Kalorien so weit wie möglich zu vermeiden (siehe Kapitel 7 bis 12). Wenn der Körper nicht ständig mit neuen Belastungen konfrontiert wird, hat er endlich Gelegenheit, gegen die angesammelten Rückstände vorzugehen.

Als Nächstes müssen Sie das natürliche Entgiftungssystem des Körpers reaktivieren, indem Sie ihm alle erforderlichen Nährstoffe zuführen. Und drittens sollten Sie ihren Organismus mit »Bindemitteln« versorgen, damit er die vorhandenen chemischen Kalorien auf natürlichem Weg ausscheiden kann.

Alles über Bindemittel

Sehr nützliche Bindemittel sind, neben Holzkohle, lösliche Ballaststoffe, die mit Wasser vermischt eine zähflüssige Masse von gelartiger Konsistenz bilden.

Ein löslicher Ballaststoff ist zum Beispiel das ebenfalls in

Bohnen und Hafer enthaltene Psyllium, auch indischer oder
blonder Flohsamen genannt, oder die natürliche Pflanzenfaser
Pektin, die sich in vielen Früchten wiederfindet. Ein anderer Typ
von »Bindemitteln« sind die auf Löss basierenden Heilerden. Die
genannten Substanzen sind als Nahrungsergänzung in Apothe-
ken und Reformhäusern erhältlich; ich werde später erläutern,
wie sie einzunehmen sind.

Diese Bindemittel sind unerlässliche Werkzeuge zur Entgiftung des Körpers von langlebigen chemischen Kalorien, da sie in
der Lage sind, gefährliche Toxine an sich zu binden und zuverlässig aus dem Körper auszuscheiden.[282]

Leider binden diese Stoffe nicht nur chemische Kalorien, sondern auch essenzielle Nährstoffe.[283] Zugleich mit der Einnahme
solcher Entgiftungshilfen sollten Sie also Ihren Körper großzügig mit Vitaminen und Mineralstoffen als Nahrungsergänzung
versorgen, die Sie eine halbe, besser noch eine Stunde nach den
Bindemitteln einnehmen.

Außerdem können sich diese Bindemittel als so wirksam erweisen, dass Sie möglicherweise auch die Wirkung von Medikamenten verringern. Konsultieren Sie also Ihren Arzt, falls Sie
verschreibungspflichtige Medikamente einnehmen; das gilt insbesondere für die Pille sowie für Schilddrüsenhormone.

Mit dieser neuen Methode, im Körper zirkulierende chemische
Kalorien mittels natürlicher Bindesubstanzen zu absorbieren, werden Diäten viel sicherer. Wenn Sie nun gleichzeitig etwas weniger essen und sich mehr bewegen, werden chemische Kalorien
immer schneller aus dem Körper ausgeschieden.

Dank der Bindemittel zirkulieren auch im Blut immer weniger
chemische Kalorien, so dass Ihr Schlankheitssystem sich erholen
kann. So schwindet mit den Toxinen auch das Gewicht, und Sie
werden nicht nur gesünder, sondern auch schlanker: Dieses System ist die einzige Methode des Abnehmens, die den Problemen
des einundzwanzigsten Jahrhunderts angemessen ist.

Was wir tun müssen, um uns von chemischen Kalorien zu befreien

Hier noch einmal zusammengefasst die fünf Schritte, mit denen Sie sogar sehr langlebige chemische Kalorien loswerden:

1. Halten Sie die chemische Belastung gering. Je weniger Ihr Körper mit chemischen Kalorien in Berührung kommt, desto besser kann er sich von vorhandenen chemischen Kalorien befreien.
2. Versorgen Sie Ihr Entgiftungssystem mit Nährstoffen. Mit den richtigen Nährstoffen werden Sie chemische Kalorien schneller los und schützen Ihr natürliches Schlankheitssystem vor Schäden durch toxische Substanzen.
3. Nehmen Sie Bindemittel ein, um langlebige Chemikalien, denen mit anderen Mitteln kaum beizukommen ist, aus dem Verdauungssystem auszuscheiden.
4. Schränken Sie Ihre Nahrungszufuhr gemäßigt ein, um die in Fettdepots eingelagerten Toxine in Bewegung zu bringen.
5. Bewegen Sie sich mehr, um Fettdepots abzubauen und den Entgiftungsprozess zu fördern.

Nahrungsergänzungsmittel sind für die Entgiftung unverzichtbar

Viele Ergänzungsmittel werden in größeren Mengen benötigt, damit chemische Kalorien schneller abgebaut werden. Eines der wichtigsten Entgiftungsorgane ist die Leber. Um ihre Aufgabe zu erfüllen, benötigt sie eine Reihe von Vitaminen, Mineralstoffen, Aminosäuren und essenziellen Fettsäuren sowie Kohlenhydrate in ausreichender Menge. Je größer die Belastung der Leber durch chemische Kalorien, desto mehr Nährstoffe braucht sie, um funktionieren zu können.

Doch nicht nur die Leber benötigt Nährstoffe. Allein das Vorhandensein toxischer Substanzen im Körper schafft weiteren Bedarf an Nährstoffen, da viele chemische Kalorien die Freisetzung von freien Radikalen ins Gewebe auslösen.

Freie Radikale

Freie Radikale sind Partikel mit bestimmten Verhaltensweisen.[284] Sie wüten im umgebenden Gewebe und versuchen alle anderen Strukturen zu zerstören.

Der Körper kann die gewebezerstörenden freien Radikale zwar unschädlich machen, verbraucht dabei aber seine kostbaren Vorräte an Antioxidantien wie Vitamin C und Vitamin E, die ihm dann für die Aufrechterhaltung und Stärkung des Schlankheitssystems fehlen.

Chemische Kalorien entziehen uns nicht nur viele wichtige Nährstoffe, sondern beeinträchtigen auch unsere Fähigkeit, Nährstoffe aus der Nahrung überhaupt zu absorbieren, weil sie die dafür erforderlichen komplexen Mechanismen schädigen. Überdies beschleunigen sie unter Umständen die Ausscheidung von Nährstoffen aus dem Körper.[285] Mit anderen Worten: Wegen der Depots chemischer Kalorien bleiben unserem Körper immer weniger Nährstoffe für die Entgiftung. Je größer der in der Vergangenheit entstandene Schaden ist, desto mehr Nährstoffe müssen wir uns nun zuführen.

Allerdings müssen Sie sich eines klar machen: Bei Beginn der Einnahme von Vitaminen und Mineralstoffen geht es manchen während der ersten Wochen etwas schlechter als zuvor. Das klingt merkwürdig, ist jedoch dadurch zu erklären, dass dem Körper nun zum ersten Mal seit Jahren genügend Ressourcen zur Verfügung stehen, um die massive Anhäufung von Toxinen nach und nach abzubauen.

Ich habe diese unerwartete Nebenwirkung am eigenen Leib

verspürt. Ein mit mir befreundeter und auf diesem Gebiet sehr erfahrener Professor erklärte mir, dies seien die typischen Begleiterscheinung einer Entgiftung. Damals war ich noch sehr skeptisch, aber seither habe ich dasselbe Phänomen bei vielen anderen erlebt, die sich auf den Entgiftungsprozess einließen. Das Krankheitsgefühl entsteht wahrscheinlich durch die vermehrte Freisetzung von Chemikalien in den Organismus.

Lassen Sie sich also nicht entmutigen, sondern sehen Sie darin im Gegenteil ein gutes Zeichen, dass die Ergänzungsmittel die gewünschte Wirkung zeitigen. Der Lohn dieser Phase des Unwohlseins ist ein besserer Gesundheitszustand – und natürlich ein dauerhafter Gewichtsverlust.

Versorgen Sie Ihr Entgiftungssystem

Viele Multivitaminpräparate sind wahrscheinlich zu niedrig dosiert, um das Entgiftungssystem wirksam anzukurbeln, denn bei den empfohlenen Tagesrationen handelt es sich in der Regel um die jeweilige Mindestmenge zur Vorbeugung gegen Vitaminmangel.

Wie wir inzwischen wissen, ist unser Bedarf an Vitaminen gestiegen, weil sie infolge chemischer Belastung entweder schneller vom Körper ausgeschieden oder im Kampf gegen Toxine in großen Mengen verbraucht werden. Neuere Studien belegen, dass unser Bedarf an den Vitaminen A, C und E heute weit über der empfohlenen Tagesdosis liegt.[286]

Die Nahrungsergänzungsmittel zur Entgiftung des Organismus sollten also Vitamine und Mineralstoffe in höherer Dosierung enthalten. Die jeweils empfohlenen Mengen finden Sie in Kapitel 15 und 24.

Da es sich speziell um »schlankheitsfördernde« Vitamine handelt, können wir erwarten, dass eine Person mit erwiesenem Mangel an den entsprechenden Nährstoffen übergewichtig ist.

Genau dies ist der Fall, wie mehrere Studien belegen – mehr noch: Der Vitaminmangel erwies sich als proportional zum ermittelten Übergewicht.[287] Vermutlich beruht dieses Phänomen darauf, dass Übergewichtige die Nährstoffe schneller aufbrauchen und/oder durch die Nahrung nicht ausreichend damit versorgt werden. Die Folge ist eine Beeinträchtigung des Schlankheitssystems und im Weiteren das entsprechende Übergewicht.

Welche Nährstoffe wir jetzt brauchen, um die Entgiftung zu fördern

Gesundheitsbewusste Menschen sind vermutlich schon von sich aus geneigt, ihre Nahrung mit Multivitamin- und Mineralstoffpräparaten zu ergänzen. Doch der Ansturm chemischer Kalorien und der wachsende Absatz von Fertigkost hat auch unseren Bedarf an anderen Nährstoffen in die Höhe getrieben, die für die Entgiftung nicht minder wichtig sind. Deshalb sollten Sie dafür sorgen, dass sie dem Körper in ausreichender Menge zugeführt werden. Im Einzelnen handelt es sich um folgende Substanzen:

Aminosäuren   Wie bereits erläutert, beeinträchtigen chemische Schadstoffe die Erzeugung, Absorption, Verwertung und Verarbeitung von Aminosäuren. Daher gehen chemische Schädigungen häufig mit einem Aminosäuremangel einher, obwohl die Ernährung der betroffenen Personen scheinbar genügend Aminosäuren enthält.[288]

Bestimmte Aminosäuren sind für die Fähigkeit des Körpers, sich von chemischen Schadstoffen, speziell von den besonders hartnäckigen Organochlorinen, zu befreien, eine wesentliche Voraussetzung.[289] Dabei handelt es sich unter anderem um Methionin, Cystein, Taurin und Glutathion. Sie finden sich in vielen Lebensmitteln der im Folgenden beschriebenen Entgiftungsdiät für das Schlankheitssystem, bei Bedarf können Sie jedoch zusätzlich Ergänzungsmittel einnehmen, damit die optimale Versorgung des Körpers gewährleistet ist (siehe Kapitel 15 und 24).

__Lipide__   Zugegeben, der Gedanke, dass wir Fett brauchen, wenn wir abnehmen wollen, ist gewöhnungsbedürftig, doch bestimmte Fettsäuren sind tatsächlich notwendig, da die Schlankheitshormone sonst nicht ihre volle Wirkung entfalten können. Fette verändern auch die Toxizität von Chemikalien, da sie den Körper besser in die Lage versetzen, giftige Substanzen auszuscheiden: Ein ernährungsbedingter Mangel an essenziellen Fettsäuren wie Omega-3 und Omega-6 schwächt das natürliche Entgiftungssystem des Körpers.[290] Leinöl zum Beispiel ist ein hervorragender Lieferant essenzieller Fettsäuren.

Essenzielle Fettsäuren sind also ebenfalls eine wesentliche Voraussetzung für ein funktionierendes Entgiftungssystem. Gesättigte Fettsäuren wie tierische Fette scheinen hingegen keine Schutzwirkung zu haben.

Bei jeder Diät nimmt der Bedarf an essenziellen Fettsäuren sogar noch zu, denn die Freisetzung einer großen Menge chemischer Kalorien auf einmal zerstört essenzielle Fettsäuren – möglicherweise infolge einer vermehrten Anzahl freier Radikale. Dafür spricht der Umstand, dass während einer Diät oder Fastenkur der Omega-3-Spiegel im Körper zurückgeht.[291]

Bei eingeschränkter Nahrungszufuhr sollten Sie also mehr essenzielle Fettsäuren zu sich nehmen, um zu verhindern, dass ausgerechnet dann ein Mangel entsteht, wenn Sie am meisten brauchen. Die empfohlenen Mengen finden Sie in den Kapiteln 15 und 24.

__Ausgewogener pH-Wert__   Die meisten Menschen wissen, wie wichtig bestimmte Nährstoffe sind, doch nur wenigen ist die Bedeutung des pH-Wertes bekannt: Er zeigt die saure, neutrale oder basische Reaktion einer Lösung an, das heißt in diesem Fall ein etwaiges Ungleichgewicht im Säure-Basen-Haushalt des Körpers.

Nur bei einem ausgewogenen pH-Wert funktionieren die Entgiftungsenzyme reibungslos.

Leider essen die meisten Menschen zu viele saure Lebensmittel wie Fleisch und Käse und zu wenig basische Nahrung wie Obst und vor allem Gemüse. Daher ist bei den meisten das Enzymsystem und infolgedessen auch das Entgiftungsvermögen ernsthaft beeinträchtigt. Bei jeder Diät sollten Sie daher unbedingt Basenpulver oder die basische Heilerde einnehmen.

Wenn Sie ohnehin viel Obst und Gemüse essen oder sich an den Diätplan in diesem Buch halten, ist eine basische Nahrungsergänzung vielleicht überflüssig. Prüfen Sie selbst, ob Ihr Urin basisch oder sauer reagiert, indem Sie ein Stück Lackmuspapier in den Harnstrahl halten (Apotheke). Wer an Bluthochdruck, Nieren- oder Herzstörungen leidet, sollte allerdings kein Basenpulver einnehmen, sondern lieber mehr Gemüsesaft trinken.

__Bindemittel__ Darunter sind alle Stoffe zu verstehen, die dem Körper chemische Kalorien entziehen. In meinem Diätprogramm spielen sie eine sehr wichtige Rolle, denn sie gehören zu den wenigen Stoffen, die sich praktisch gegen alle im Körper vorhandenen chemischen Kalorien einsetzen lassen.

Lösliche Ballaststoffe wie Flohsamen und Pektine sind die bekanntesten Bindemittel und in Naturkostläden und Reformhäusern erhältlich. Wahrscheinlich essen wir insgesamt viel zu wenig Ballaststoffe: In Großbritannien beträgt der Pro-Kopf-Verbrauch im Schnitt zwölf Gramm täglich – das britische Gesundheitsministeriums empfiehlt hingegen 18 bis 24 Gramm pro Tag und hält 32 Gramm für optimal.[292]

Ein sehr gutes Mittel, um langlebige chemische Kalorien im Magen-Darm-Trakt zu binden, ist Holzkohle. Sie sollte jedoch nicht über einen längeren Zeitraum eingenommen werden, denn sie kann auch manche wichtigen Nährstoffe binden und die Wirkung von Medikamenten herabsetzen, was vor allem für orale Empfängnisverhütungsmittel gilt.

Bestimmte Tonerden wie zum Beispiel Bentonit und vor allem Heilerde binden ebenfalls erfolgreich eine Reihe toxischer Schadstoffe.[293] In Fruchtsaft eingerührt, wird sie gaumenfreundlicher. Kohle und Heilerde erhalten Sie im Reformhaus. Bei Bentonit ist allerdings zu bedenken, dass der Aluminiumgehalt hoch sein kann, und der vermehrte Kontakt mit Aluminium wurde mit der Alzheimer-Krankheit in Verbindung gebracht. Achten Sie also darauf, dass die Heilerde möglichst aluminiumarm ist, und nehmen Sie sie nur kurzzeitig – während der Zeit der eingeschränkten Nahrungszufuhr – und in der auf der Packung angegebenen Menge ein. Konsultieren Sie auch Ihren Arzt, falls Sie Medikamente einnehmen.

Wie und wann Sie Bindemittel einnehmen sollten: Ein guter Zeitpunkt ist unmittelbar nach dem Aufstehen, noch vor dem Frühstück, da der Körper während der nächtlichen Ruhepause Fett abgebaut hat, das zusammen mit chemischen Kalorien in den Blutkreislauf gelangt ist. Sie können Bindemittel auch zu den Mahlzeiten einnehmen, speziell wenn Sie die Entgiftungsdiät für das Schlankheitssystem befolgen, da eine reduzierte Nahrungszufuhr eine größere Menge chemischer Kalorien freisetzt.

Zeitweise wurden Bedenken laut, Ballaststoffe entzögen dem Körper Mineralstoffe, doch bei der oben erwähnten Studie ergab sich, dass dies bei unlöslichen Ballaststoffen wie Weizenkleie eher zutrifft als bei löslichen. Auch bei ganzen Bevölkerungsgruppen mit traditionell ballaststoffreicher Ernährung ließ sich kein signifikanter Mineralstoffmangel nachweisen. Tatsächlich leiden unter einem Mangel an Mineralien und Spurenelementen allein Personen, die sich mineralstoffarm ernähren, sowie viele ältere Leute. Die empfohlenen Ballaststoffmengen dürften bei Erwachsenen also keine nachteiligen Konsequenzen haben.

Vorsichtshalber sollten Sie aber Vitamin- und Mineralstoffpräparate nicht zusammen mit Bindemitteln einnehmen, vor allem nicht mit Holzkohle und Tonerde. Außerdem ist es empfehlenswert, bei der Einnahme von Ballaststoffen – und insbesondere Flohsamen – reichlich zu trinken, da diese auch viel Flüssigkeit absorbieren.

__Pflanzliche Mittel__ Es gibt noch viele weitere natürliche Substanzen, mit denen Sie die Entgiftung Ihres Körpers fördern und beschleunigen können. Das vielleicht bekannteste pflanzliche Mittel ist die Mariendistel, auch Gänsedistel genannt, ein wirksames Antioxidantium, das freie Radikale bindet und die Lebertätigkeit anregt. Entgiftend wirken außerdem Klette, Rotklee, Echinacea, Sauerampfer, Löwenzahnwurzel, Ginkgo Biloba und Ingwerwurzel. Diese Substanzen sind zwar keine für den Körper essenziellen Nährstoffe, doch sie scheinen tatsächlich die Entgiftungsfähigkeit zu fördern.

__Wasser__ Es ist unbedingt erforderlich, ausreichend Wasser zu trinken, damit die chemischen Kalorien aus dem System geschwemmt werden, besonders wenn durch verstärkte körperliche Bewegung oder durch reduzierte Nahrungszufuhr chemische Kalorien aus den Fettdepots freigesetzt werden. Ich empfehle zwei bis drei Liter täglich, bei eingeschränkter Nahrungszufuhr mindestens drei. Denken Sie immer daran, dass der Körper, auch wenn er nur leicht dehydriert ist, bereits 20 Prozent weniger Energie erzeugt.

__Kohlenhydrate__ Auch Kohlenhydrate sind für die Entgiftung unverzichtbar, weil für bestimmte Prozesse leicht verfügbarer Zucker benötigt wird. Bei einer sehr kohlenhydratarmen Ernährung werden die Entgiftungsenzyme unzureichend versorgt und können nicht richtig arbeiten, die natürliche Entgiftungsfähigkeit des Körpers ist folglich beeinträchtigt.

Nahrungseinschränkung, Bewegung und
weitere Methoden, um die Entgiftung zu verbessern

Wenn Sie chemische Kalorien so weit wie möglich meiden und zusätzlich die genannten Ergänzungsmittel einnehmen, sind Sie auf dem richtigen Weg, die im Körper angereicherten chemischen Kalorien abzubauen und auf diese Weise langfristig und dauerhaft abzunehmen. Diese Maßnahmen sind an sich völlig ausreichend, wenn Sie nur wenig abnehmen wollen beziehungsweise wenn es Sie nicht stört, dass sich der Prozess des Abnehmens über eine längere Zeit hinzieht. Wollen Sie den Prozess hingegen beschleunigen, so stehen Ihnen mehrere Möglichkeiten offen.

Nahrungseinschränkung Eine extreme Einschränkung der Ernährung und ganz besonders Fasten können riskant sein, denn wie erwähnt, werden dabei größere Mengen chemischer Kalorien in den Blutkreislauf freigesetzt, ohne dass eine wirksame Ausscheidungsmöglichkeit besteht. Schränken Sie die Nahrungszufuhr hingegen nur leicht ein und ergänzen die Ernährung gleichzeitig mit Multivitaminpräparaten und Bindemitteln, lassen sich hoch toxische, dick machende Chemikalien schneller und zuverlässig aus dem Körper ausscheiden.

Bewegung Verstärkte körperliche Aktivität über einen längeren Zeitraum hat dieselbe Wirkung wie Fasten: Durch intensive Bewegung wird mehr Fett abgebaut, so dass mehr chemische Kalorien freigesetzt werden.

Der Vorteil gegenüber Fasten: Bewegung erhöht den Sauerstoffgehalt im Körper, was den Entgiftungsprozess unterstützt.[294]

Am besten ist regelmäßige Bewegung; wenn Sie jedoch Ihre Nahrung eingeschränkt haben, sollten Sie es in den ersten Wochen mit der Bewegung nicht übertreiben, weil gerade zu Beginn der Diät die meisten chemischen Kalorien in den Blutkreislauf gelangen, so dass Sie die ohnehin hohe chemische Belastung

nicht zusätzlich durch exzessiven Sport in die Höhe treiben
sollten.

Näheres zu diesem Thema finden Sie in Kapitel 21.

Noch etwas: Um durch Bewegung den bestmöglichen Entgif-
tungseffekt zu erzielen, sollten Sie unbedingt die in den Kapiteln
15 und 24 empfohlenen Ergänzungsmittel einnehmen: Damit wird
Ihr Schlankheitssystem zusätzlich vor den durch intensivere Bewegung vermehrt produzierten freien Radikalen geschützt.

__Wärmebehandlung__   Auch Saunagänge und Dampfbäder führen zur Freisetzung chemischer Kalorien. Wie körperliche Aktivität sind sie eine Methode, um die Entgiftung zu fördern. Auch in
diesem Fall sollten Sie die empfohlenen Ergänzungsmittel einnehmen.[295] Und vergessen Sie nicht, ausreichend zu trinken!

Durch Nass- oder Trockenbürsten stößt der Körper vermehrt
tote Hautzellen ab – eine der wenigen Möglichkeiten, auf sozusagen mechanischem Weg langlebige chemische Kalorien loszuwerden. Viele schwören darüber hinaus auf die Darmspülung
mittels Einlauf; dabei besteht allerdings immer das Risiko, dass
auch nützliche Darmbakterien ausgeschwemmt werden, weshalb
Einläufe nicht unbedingt empfehlenswert sind.

Nun wissen wir, wie sich bestehende Depots chemischer Kalori-
en abbauen lassen. Der nächste Schritt ist die Diät als solche.

Inzwischen ist Ihnen klar geworden, dass synthetische Chemikalien zur Veränderung bestimmter Körperfunktionen geführt
haben und dass konventionelle Diäten, die dem nicht Rechnung
tragen, nicht nur nutzlos, sondern unter Umständen sogar gefährlich sind. Zum Glück besitzen wir nun das erforderliche
Basiswissen für eine völlig neuartige, moderne Diät. Lesen Sie
weiter und entdecken Sie das Geheimnis, wie Sie nicht nur für
ein paar Wochen abnehmen, sondern Ihr neues Gewicht für den
Rest Ihres Lebens halten können!

15.
Anleitung zur Entgiftungsdiät

Wir erkennen jetzt, dass sich der Begriff Diät als solcher radikal verändert hat. Eine simple Einschränkung der Nahrungszufuhr, früher das A und O jeder Diät, ist nicht mehr die einzige und gewiss nicht die wirksamste Methode, um abzunehmen. Natürlich ist die Nahrungseinschränkung nach wie vor ein wichtiges Hilfsmittel, denn auf diese Weise bauen Sie große Mengen gespeicherter chemischer Kalorien ab, was wiederum einen Gewichtsverlust nach sich zieht, weil das Schlankheitssystem entlastet wird und überschüssiges Fett besser verbrennen kann.

Ich will Ihnen nun erläutern, wie die Nahrungseinschränkung als Teil der umfassenden Entgiftungsdiät beim Gewichtsabbau hilft und für wen sie sich eignet. Anschließend erkläre ich weitere Techniken.

Was heißt eigentlich »Diät halten«?

Bisher bedeutete »Diät halten« eine Einschränkung der Kalorienzufuhr auf die eine oder andere Weise, in der Hoffnung, die Fettdepots im Körper abzubauen. Nahezu alle konventionellen Diäten beruhen auf diesem Prinzip. Der Unterschied besteht lediglich in den unterschiedlichen Nahrungsmitteln und Kombinationen, die verschiedene Methoden empfehlen: fettarm, eiweißreich, kohlenhydratarm, ballaststoffreich, Rohkost, weizenfrei, zuckerarm, milcheiweißfrei, Heilfasten und so weiter. Jede nur erdenkliche

Konstellation behauptete von sich, sie sei imstande, den gewünschten Erfolg zu gewährleisten.

Zweifellos helfen viele dieser Diäten beim Abnehmen, doch nur solange Sie sich strikt daran halten. Langfristig gesehen werden wahrscheinlich alle fehlschlagen. Wenn Sie mit der Diät wieder aufhören, nehmen Sie meist schnell wieder zu, denn die Nahrungseinschränkung hat nur das Symptom Übergewicht behandelt, nicht aber dessen Ursache.

Um mit solchen Diäten einen dauerhalften Erfolg zu erzielen, müssten wir uns lebenslang daran halten – was an sich schon einen eisernen Willen voraussetzt. Mit jedem neuen Diätversuch aber wird das natürliche Schlankheitssystem schwächer und schwächer, das heißt, um Ihr Gewicht zu halten, dürften Sie immer weniger Kalorien zu sich nehmen. Und sobald Sie aufhören, die Nahrungszufuhr immer weiter einzuschränken – geschweige denn, wenn Sie einmal über die Stränge schlagen! – nehmen Sie sofort wieder zu: nicht eben erfreuliche Aussichten.

Es geht auch anders

Selbstverständlich ist es wichtig, weniger zu essen, wenn wir abnehmen wollen – mit Völlerei ist noch nie jemand schlank geworden. In meinem Programm hat die Nahrungseinschränkung jedoch ihre Funktion verändert: Sie dient nicht mehr nur dazu, die Menge der aufgenommenen Kalorien zu reduzieren, sondern leistet einen wesentlichen Beitrag zum Abbau der im Körper gespeicherten chemischen Kalorien.

Wenn wir weniger essen, gelangen große Mengen chemischer Kalorien in den Blutkreislauf, zirkulieren im ganzen Körper und können unser Schlankheitssystem erheblich schädigen, sofern es uns nicht gelingt, ihre Freisetzung zu steuern und die toxische Wirkung zu neutralisieren.

Sorgen wir jedoch dafür, dass die Chemikalien nur allmählich in den Blutkreislauf gelangen, schaffen wir damit eine ausgezeichnete Gelegenheit, sie für immer loszuwerden. Dies erreichen wir jedoch nur mit der richtigen Kost und den richtigen Ergänzungsmitteln. Mit dem Abbau der Chemikaliendepots revitalisieren Sie Ihr natürliches Schlankheitssystem, so dass der Körper fortan wieder in der Lage sein wird, sein Gewicht selbst zu kontrollieren.

Nahrungseinschränkung und Entgiftungsdiät

Der Grundpfeiler der Entgiftungsdiät zum optimalen Abbau chemischer Kalorien ist ein 28-Tage-Programm mit gemäßigter Nahrungseinschränkung. Wenn Sie sehr viel abnehmen wollen, können Sie das Programm so lange wiederholen, bis Sie Ihr Idealgewicht erreicht haben. Zwischen den einzelnen Diätblöcken sollte eine Pause von jeweils zwei Wochen liegen, in denen Sie sich an die Empfehlungen in Kapitel 24 halten: In dieser Zeit folgen Sie im Wesentlichen denselben Prinzipien wie bei der Entgiftungsdiät, verzichten jedoch auf die Nahrungseinschränkung.

Bitte bedenken Sie, dass es vermutlich Jahre gedauert hat, bis Sie Ihr heutiges Gewicht erreicht haben, und dass es unrealistisch wäre, zu glauben, Sie könnten praktisch über Nacht massiv abnehmen. Je mehr Übergewicht Sie angesammelt haben, desto länger werden Sie das Entgiftungsprogramm befolgen müssen. Denken Sie jedoch immer daran, dass nur kontrolliertes, langsames Abnehmen einen dauerhaften Erfolg verspricht. Lassen Sie sich also Zeit!

Unbedenkliche Nahrungseinschränkung

Nicht nur der Beweggrund einer Nahrungseinschränkung hat sich geändert, sondern auch die Art der Durchführung. Wenn

Sie weniger essen, müssen Sie sicherstellen, dass Sie sich damit nicht schaden.

Als Erstes müssen Sie dafür sorgen, dass Sie durch Ernährung und Umwelt möglichst wenig mit chemischen Kalorien in Berührung kommen, um einerseits Ihren Körper nicht täglich neu zu belasten und sich andererseits auf den Abbau der vorhandenen chemischen Depots konzentrieren zu können, die nun infolge der Nahrungseinschränkung in den Blutkreislauf freigesetzt werden.

Als Nächstes müssen Sie sich die richtigen Nahrungsergänzungs- und Bindemittel zuführen, um Ihr Schlankheitssystem zu stärken und vor weiteren Schädigungen durch die aus den Körperdepots freigesetzten chemischen Kalorien zu schützen.

Drittens brauchen Sie die geeignete Kost sowie die entsprechenden Nahrungsergänzungsmittel, um die chemischen Kalorien aus dem Körper auszuscheiden. In dieser Phase hilft regelmäßige Bewegung, das Entgiftungssystem anzukurbeln und die Leistungsfähigkeit des Schlankheitssystems zu erhöhen.

Sie sehen: In der Kombination mit den neuen Methoden kann die konventionelle Nahrungseinschränkung nach wie vor eine wichtige Rolle beim Abnehmen spielen.

Für wen kommt eine Nahrungseinschränkung in Frage?

Sehr übergewichtige Erwachsene sollten auf jeden Fall eine Nahrungseinschränkung in ihr Entgiftungsprogramm integrieren, da sich der Gewichtsverlust auf diese Weise beschleunigen lässt. Nähert man sich dem Zielgewicht, kann man auf die Einschränkung verzichten und die letzten Pfunde einfach mithilfe der Empfehlungen in Kapitel 24 abbauen. Aber nicht jeder muss unbedingt weniger essen.

Wenn Sie nur geringfügig zu viel wiegen, ist es wahrscheinlich ausreichend, die Ratschläge in Kapitel 24 zu befolgen. Dazu gehören die Einnahme der richtigen Ergänzungsmittel und regelmäßige Bewegung. Damit stärken Sie Ihr Schlankheitssystem und senken Ihr Sollgewicht. Allerdings wird der Prozess eine Zeit lang dauern.

Wenn Sie mit Ihrem Gewicht zufrieden sind und nur eine bessere Figur und festere Muskeln bekommen möchten, ist diese sanfte Methode ebenfalls ausreichend.

Kinder, Schwangere und Stillende sollten hingegen ihre Ernährung nicht einschränken, auch wenn sie abnehmen möchten. Embryonen und Föten reagieren besonders empfindlich auf Schäden durch Chemikalien, so dass es keine besonders gute Idee wäre, während der Schwangerschaft weniger zu essen.[296] Hingegen sind ökologische Nahrungsmittel mit wenig chemischen Kalorien, natürlichen schlankheitsfördernden Nährstoffen und löslichen Ballaststoffen sowohl für die Schwangere als auch für das Ungeborene nur von Vorteil.

Gleiches gilt während des Stillens. Wie ich aus eigener Erfahrung weiß, haben stillende Mütter oft gerade in dieser Zeit das unbedingte Bedürfnis abzunehmen; wenn Sie aber in dieser Phase weniger essen und dadurch eine Menge chemischer Kalorien aus den Fettdepots in den Blutkreislauf freisetzen, konzentrieren sich diese mit großer Wahrscheinlichkeit in der fettreichen Muttermilch und gelangen damit in den Organismus des Säuglings.[297]

Selbstverständlich kann jeder, der aus dem einen oder anderen Grund seine Nahrungszufuhr nicht einschränken sollte, alle sonstigen Richtlinien meines Programms befolgen. Mehr darüber in Kapitel 20.

Was vor Beginn der Entgiftungsdiät für das Schlankheitssystem zu beachten ist

Als Erstes sollten Sie die erforderlichen Ergänzungsmittel besorgen und die jeweils empfohlenen Mengen einnehmen.

Beginnen Sie mindestens zwei Wochen vor Diätbeginn mit der Einnahme. Dies ist aus folgenden Gründen erforderlich:

- Sie gewöhnen sich an, die Ergänzungsmittel zu bestimmten Tageszeiten zu nehmen – früher oder später ist Ihnen diese Routine in Fleisch und Blut übergegangen.
- Ihrem Organismus geben Sie damit die Möglichkeit, die am leichtesten zu beseitigenden chemischen Kalorien loszuwerden; das bedeutet zu Beginn der Diät eine kleine Entgiftungslast weniger.
- Das natürliche Schlankheitssystem des Körpers wird gestärkt und kann sich dadurch besser vor potenziellen Schäden zu Beginn der Diät schützen.

Falls Sie bereits Ergänzungsmittel einnehmen, jedoch nicht in der von mir empfohlenen Kombination und Menge, sollten Sie Ihrem Körper trotzdem eine Woche Vorbereitungszeit geben.

Schritt 1: Ergänzungsmittel für die Entgiftungsdiät

Im Anschluss an diese Ausführungen finden Sie eine Liste mit Vitaminen, Mineralstoffen und anderen Ergänzungsmitteln, die Sie einnehmen können, um den Gewichtsabbau zu fördern, während Sie Ihre Nahrung einschränken. Wahrscheinlich werden Sie mehrere Ergänzungsmittel zusammenstellen müssen, um die angemessene Dosis zu erreichen – am besten kombinieren Sie Multivitamin- und Mineralstoffpräparate, Leinöl und lösliche Ballaststoffe mit weiteren Ergänzungsmitteln.

Meine Empfehlungen stützen sich auf eine Reihe von Forschungsberichten und speziell auf die Studie von Dr. E. J. Cheraskin, der über einen Zeitraum von 15 Jahren an einer repräsentativen Auswahl von zehntausend Amerikanern testete, wie die optimale Ergänzung mit Vitaminen zu bemessen sei.[298] Des Weiteren stütze ich mich auf Dr. W. Reas Erkenntnisse aus der Behandlung von über zwanzigtausend überempfindlichen und allergischen Patienten im Zentrum für Umweltmedizin in Dallas, USA.[299] Und schließlich wurden auch die vom britischen Gesundheitsministerium empfohlenen Werte berücksichtigt.[300]

Vielleicht sind Sie angesichts der Menge der einzunehmenden Ergänzungsmittel ein wenig verwirrt, doch wenn Sie definitiv abnehmen wollen, ist dies der richtige Weg. Auch ist es vielleicht nicht ganz einfach, alle empfohlenen Mittel zu bekommen, auch nicht die Zusammenstellung der entsprechenden Dosen, doch versuchen Sie einfach Ihr Bestes: Wenn Sie nur die allerwichtigsten Ergänzungsmittel bekommen können, das heißt ein gutes Vitamin- und Mineralstoffpräparat, Leinöl und lösliche Ballaststoffe, lässt sich damit auch schon einiges erreichen.

essenzielle Ergänzungsmittel	Gesamtmenge pro Tag
Vitamin A (Retinol oder Betakarotin)	5000 – 10 000 iE (internat. Einheiten)*
Vitamin B1 (Thiamin)	10 – 50 mg
Vitamin B2 (Riboflavin)	10 – 50 mg
Vitamin B3 (Niacin)	25 – 50 mg
Vitamin B5	25 – 50 mg
Vitamin B6	25 – 100 mg
Vitamin B12	10 – 50 µg
Vitamin C	500 – 3.000 mg
Vitamin E	200 – 400 iE
Folsäure	200 – 400 mg
Cholin	25 – 100 mg
Zink	15 – 30 mg
Magnesium	200 – 400 mg
Eisen	15 – 20 mg
Coenzym Q10	10 – 50 mg
* schwangere oder empfängniswillige Frauen maximal 10 000 iE Retinol	

essenzielle Fettsäuren	Gesamtmenge pro Tag
Omega-3-Fettsäuren	
Leinöl	5 – 15 g (ca. 1 – 3 Teelöffel)
Omega-6-Fettsäuren	
Nachtkerzenöl (oder Ähnliches)	500 – 1000 mg

Aminosäuren (Eiweiß)	Gesamtmenge pro Tag
Tyrosin	200 – 500 mg
L-5-Hydroxytryptophan (= 5 HTP, natürliche Serotonin-Vorstufe)	25 – 50 mg
Methionin	200 – 500 mg
Glutathion	200 – 500 mg

Falls es Ihnen nicht gelingt, diese Aminosäuren im Handel aufzutreiben (was besonders bei 5 HTP und Methionin womöglich nicht ganz einfach ist), machen Sie sich keine Sorgen, sondern nehmen Sie die ein, die Sie zurzeit bekommen.

Entgiftungshilfen	Gesamtmenge pro Tag
Lösliche Ballaststoffe*	
Grapefruit-Pektin	3 x täglich bis zu 3 g vor den Mahlzeiten
oder Apfel-Pektin	3 x täglich bis zu 3 g vor den Mahlzeiten
oder Psyllium	3 x täglich bis zu 3 g vor den Mahlzeiten
* alle löslichen Ballaststoffe müssen unbedingt mit der angegebenen Flüssigkeitsmenge eingenommen werden	
Holzkohle (nur kurzfristig und nicht bei Einnahme von Medikamenten)	
Aktiv-Holzkohle	3 x täglich bis zu 500 g vor den Mahlzeiten
Tonerde (nur kurzfristig und nicht bei Einnahme von Medikamenten)*	
Heilerde	1 – 2 Teelöffel in einem Glas Wasser

Entgiftungshilfen	Gesamtmenge pro Tag
oder	
Betonit	1 Teelöffel in einem Glas Wasser
* zur Geschmacksverbesserung auch mit Fruchtsaft statt mit Wasser	

Wichtiger Hinweis zu den Einnahmezeiten Wenn es nicht anders geht, können Sie sämtliche Ergänzungsmittel, essenziellen Fettsäuren und Aminosäuren morgens einnehmen, besser ist es jedoch, die Gesamtmenge auf morgens und abends aufzuteilen. Dies gilt besonders für Vitamin C, das nur acht Stunden im Körper bleibt: In zwei Portionen aufgeteilt, schützt es das Schlankheitssystem besser vor freien Radikalen.

Denken Sie immer daran, die Ergänzungsmittel nicht zusammen mit den entgiftenden Substanzen einzunehmen, da letztere sonst womöglich einen Teil der Nährstoffe »aufsaugen«.

Am besten nehmen Sie die Entgiftungsmittel morgens nach dem Aufstehen mit etwas Wasser ein und lassen einen Zeitraum von mindestens dreißig Minuten (besser mehr) vergehen, ehe Sie die Ergänzungsmittel einnehmen.

Wenn Sie die Vitamine über den Tag verteilen, ist es am günstigsten, die Entgiftungsmittel vor und die Ergänzungsmittel nach den Mahlzeiten einzunehmen. Wenn Sie noch nie Ergänzungsmittel eingenommen haben, scheint Ihnen das alles wahrscheinlich ziemlich aufwändig. In Kapitel 17 finden Sie Speisepläne und Richtlinien, wie Sie die Einnahme der Ergänzungsmittel in Ihren Tagesablauf am besten integrieren. Tipps zur Beschaffung der erforderlichen Ergänzungsmittel finden Sie auf unserer Website www.chemicalcalories.com.

Schritt 2: Weniger chemische Kalorien

Bei der Suche nach den erforderlichen Ergänzungsmitteln können Sie sich gleichzeitig informieren, wo Lebensmittel aus biologischem Anbau und ökologische Haushaltsprodukte mit wenig chemischen Kalorien erhältlich sind. Das Angebot ist breit gefächert, und es kann eine Zeit lang dauern, bis Sie alle nötigen Zutaten für Ihre Entgiftungsdiät beisammen haben. Bei Haushaltsprodukten und Kosmetika mag die Umstellung sogar Wochen und Monate in Anspruch nehmen – aber versuchen Sie einfach, wann immer etwas nachgekauft werden muss, die ökologische Alternative zu beschaffen.

Vor Beginn der Diät sollten Sie sich auch überlegen, mit welcher Methode Sie am besten Ihr Wasser filtern; auch dies erfordert womöglich einigen Zeitaufwand.

Schritt 3: Körperliche Bewegung

Überlegen Sie sich, wie Sie regelmäßige körperliche Bewegung in Ihren Tagesablauf einbauen können. Ideal wäre es, wenn Sie schon aktiv werden, ehe Sie mit der Nahrungseinschränkung beginnen. Mehr zu diesem Thema in Kapitel 21.

Schritt 4: Führen Sie Buch

Eine gute Methode, die Motivation während der Diät aufrechtzuerhalten, besteht darin, über die Erfolge Buch zu führen. Messen und wiegen Sie sich vor der Diät und tragen Sie alle Angaben in die Listen in Kapitel 18 ein. So haben Sie während des Entgiftungsprozesses Ihre Fortschritte immer vor Augen.

16.
Die Entgiftungsdiät

Diese Diät wurde für all jene konzipiert, die schneller abnehmen möchten, als zu erwarten wäre, wenn sie lediglich den Kontakt mit chemischen Kalorien verringern würden. Eine zeitweilige gemäßigte Nahrungseinschränkung kann eine beschleunigte Ausscheidung der chemischen Kalorien aus dem Körper bewirken. Das Ziel ist deshalb eine sichere Methode, die Selbstentgiftung des Körpers von chemischen Kalorien zu maximieren. Was die Ernährung selbst betrifft, so habe ich mich um Gerichte bemüht, die sich einfach zubereiten lassen – egal, ob Sie gern kochen oder ob Sie möglichst wenig Zeit in der Küche verbringen wollen.

Gemäßigte Einschränkung bedeutet, dass Sie nicht wie bei vielen anderen Diäten täglich mit sich kämpfen müssen. Die ausgewählten Nahrungsmittel unterstützen darüber hinaus die Leistungsfähigkeit des Schlankheitssystems und tragen so zum schnellstmöglichen Abbau von Körperfett bei.

Je strenger eine Diät, desto schwerer ist es, sie einzuhalten; das weiß ich aus eigener Erfahrung. Deshalb habe ich darauf geachtet, die Richtlinien möglichst flexibel zu halten. Jeder hat andere Vorlieben, und nicht jeder kann sich ohne weiteres Lebensmittel aus kontrolliert biologischem Anbau beschaffen. Deshalb brauchen wir einen flexiblen Diätplan, den wir überall anwenden können, zu Hause ebenso wie am Arbeitsplatz und im Restaurant.

Wenn Sie statt einzelner Menüvorschläge ganze Speisepläne bevorzugen, finden Sie in Kapitel 17 ein komplettes Programm für zwei Wochen mit entsprechenden Empfehlungen, wie sich die diversen Ergänzungsmittel am besten in den Tagesablauf integrieren lassen.

Grundsätzliches

1. **Versorgen Sie das Entgiftungssystem des Körpers**   Lassen Sie Ihrem Körper alle Stoffe zukommen, die er zur Entgiftung braucht. Ausreichende Versorgung mit den richtigen Lebensmitteln ist wichtiger als die generelle Nahrungseinschränkung. Ebenso wichtig sind die in den Kapiteln 15 und 24 empfohlenen Ergänzungsmittel.

2. **Essen Sie das Richtige**   Essen Sie so häufig wie möglich Rohkost, insbesondere rohes Gemüse, womit Sie die Entgiftungsfähigkeit Ihres Körpers aus folgenden Gründen fördern:

- Rohkost enthält große Mengen schlankheitsfördernder Nährstoffe.
- Sie enthält reichlich Ballaststoffe.
- Sie ist vorwiegend basisch und unterstützt dadurch die Entgiftung.
- Sie enthält wichtige Verdauungsenzyme und entlastet damit den Körper von der Notwendigkeit, die zur Metabolisierung erforderlichen Enzyme selbst zu erzeugen.

3. **Halten Sie die Belastung mit chemischen Kalorien niedrig** Es ist sehr wichtig, dass Sie sich während der Diät möglichst wenig chemischen Kalorien aussetzen, damit der Körper seine gesamte Energie für die Beseitigung bereits vorhandener Depots einsetzen kann. Wählen Sie Lebensmittel, die nachweislich wenig chemische Kalorien enthalten (siehe Kapitel 18) oder so zube-

reitet sind, dass die chemische Belastung abnimmt (siehe Kapitel 19).

Praktisch alle im Diätplan enthaltenen Nahrungsmittel sind auch aus biologischem Anbau erhältlich, und nachdem die Verfügbarkeit biologischer Lebensmittel je nach Jahreszeit erheblich variiert, habe ich für ausreichende Flexibilität gesorgt, damit Sie so weit wie möglich vom Obst und Gemüse der Saison profitieren können.

Da wir aus Fetten weit mehr chemische Kalorien aufnehmen als aus Kohlenhydraten, sollten Sie bei der Verwendung nicht ökologischer Lebensmittel auf Fett weitgehend verzichten – auch dann, wenn das verwendete Öl oder Pflanzenfett aus biologischem Anbau stammt.

Eine weitere Möglichkeit, die Belastung mit chemischen Kalorien möglichst gering zu halten, besteht darin, potenziell stark belastete Kost mit Nahrungsmitteln zu kombinieren, die reich an löslichen Ballaststoffen sind. Bohnen, Linsen und andere Hülsenfrüchte, Hafer und Obst wie Äpfel und Orangen saugen chemische Kalorien auf, so dass der Körper weniger davon absorbiert.

4. Gemäßigte Nahrungseinschränkung Bei der Entgiftungsdiät sollen Sie nicht radikal weniger essen, sondern Ihre Nahrung nur gemäßigt einschränken, denn wenn Fettdepots zu schnell abgebaut werden, kann der Körper mit der Entgiftung nicht mehr Schritt halten. Rechnen Sie also nicht damit, jede Woche mehrere Kilogramm abzunehmen. Stellen Sie sich auf etwa 450 Gramm wöchentlich beziehungsweise auf 1 Prozent Ihres aktuellen Körpergewichts ein. Sollte der Gewichtsverlust weit darüber liegen, bauen Sie vermutlich nicht Fett, sondern Muskeln und Wasser ab, was langfristig mit Sicherheit nicht schlank macht. Außerdem ist zu beachten, dass Sie umso langsamer abnehmen, je geringer Ihr Übergewicht ist.

Was Sie in beliebiger Menge essen dürfen

Noch eine gute Nachricht vor Diätbeginn. Folgende Nahrungs-mittel dürfen Sie in beliebiger Menge zu sich nehmen, voraus-gesetzt, sie stammen aus kontrolliert biologischem Anbau oder enthalten wenig chemische Kalorien:

- Kräuter, Gewürze, Senf, Chilischoten, Pfeffer, Zitronen-saft, Essig, Worcestersoße, Hefeextrakt, Brühwürfel, fett-freie Gemüsesuppe.
- Die folgenden Gemüse in roher oder gedünsteter Form und in fettfreier Gemüsesuppe: Auberginen, Bambus-sprossen, Blattgemüse, Blumenkohl, grüne Bohnen, Boh-nensprossen, Brokkoli, Brunnenkresse, Chinakohl, Endivie, Gurken, Karotten, Kohl, Kopfsalat, Kürbis, Lauch, Mangold, Okraschoten, Paprikaschoten (gelb, grün und rot), Pilze, Radieschen und Rettich, Rosenkohl, Rote Bete, Sellerie, Spargel, Tomaten, Wasserkastanien, Zucchini, Zwiebeln.
- Koffeinfreien Kaffee, Tee, Pulverkaffee, Kräutertee, gefilter-tes Wasser, nach Belieben mit Zitronen- oder Orangen-scheiben aus ökologischem Anbau. Sie dürfen auch Milch hinzufügen, müssen die jeweilige Menge aber von der täg-lich zulässigen Ration abziehen.

Durchhaltetipps

Hier ein paar Anregungen, wie Sie Versuchungen widerstehen:

- Halten Sie für einen Snack zwischendurch immer rohes, notfalls auch gekochtes Gemüse im Kühlschrank bereit.
- Essen Sie jeden Tag eine Schüssel frischen Salat.
- Eine gute warme Zwischenmahlzeit ist fettfreie Gemüse-

suppe. Bereiten Sie eine größere Menge davon zu und halten Sie Einzelportionen in Kühl- und Gefrierschrank bereit. Suppe können Sie auch in einem Thermosbehälter zur Arbeit mitnehmen. (Rezeptvorschläge in Kapitel 17.)

- Trinken Sie vor jeder Mahlzeit sowie mehrmals am Tag ein großes Glas gefiltertes Wasser (oder Mineralwasser aus der Flasche). So bleibt der Körper ausreichend hydriert, und durch den Gewichtsabbau freigesetzte Chemikalien werden leichter ausgeschwemmt. Noch besser funktioniert die Entgiftung, wenn Sie das Wasser mit Zitronen- oder Limonensaft versetzen.
- Entfernen Sie vor der Zubereitung von Fleisch und Fisch die Haut und alles sichtbare Fett.
- Entfernen Sie auch bei bereits zubereitetem Fleisch und Fisch (zum Beispiel beim Essen im Restaurant) die Haut und alles sichtbare Fett.

Wie die Diät konzipiert ist

Sie suchen sich jeden Tag aus, auf welche Nahrungsmittel aus den drei Kategorien Eiweiß, Kohlenhydrate und Fett Sie Lust haben. Innerhalb der jeweils zulässigen Menge können Sie die Zusammenstellung beliebig gestalten. Wenn Sie sich an die empfohlenen Rationen halten, erhalten Sie automatisch die richtige Nährwertmenge.

Zu Beginn sollten Sie die Rationen auswiegen, damit Sie das richtige Gespür bekommen. Zusätzlich können Sie die oben genannten Nahrungsmittel in beliebiger Menge verzehren.

Halten Sie Ihre Mahlzeiten möglichst schriftlich fest. So haben Sie immer vor Augen, wie viel Sie im Laufe des Tages noch zu sich nehmen dürfen, und es fällt Ihnen leichter, die Diät konsequent einzuhalten. Zu diesem Zweck finden Sie in Kapitel 19

Blankotabellen, die Sie kopieren oder nach Ihren persönlichen Vorstellungen umgestalten können. Die Eintragungen sind in Sekundenschnelle gemacht und eine große Hilfe bei der Kontrolle Ihrer Fortschritte.

Kategorie 1: Kohlenhydrate

Sie dürfen jeden Tag acht Rationen Kohlenhydrate zu sich nehmen, davon vier aus der Gruppe »Obst« und vier aus der Gruppe »Stärke«.

__Obst__ Wählen Sie jeden Tag zwei Sorten Frischobst und zwei Sorten sonstiges Obst aus der Liste, also täglich insgesamt vier Rationen Obst und Obstprodukte, die Ihnen einen regelmäßigen Energieschub verschaffen.

Eine Ration Frischobst kann ein Apfel sein, eine Orange, eine halbe Grapefruit, zwei mittelgroße Pflaumen, ein Pfirsich, eine kleine Banane oder 100 Gramm einer anderen Obstsorte. Suchen Sie sich zwei Rationen aus.

Wählen Sie zusätzlich zwei Rationen aus der folgenden Liste:

- 20 g Trockenobst
- 125 ml Fruchtsaft
- eine Ration (ca. 100 g) frisches Obst – roh, gekocht oder gebacken, jedoch ohne Zucker

__Stärke__ Suchen Sie sich täglich vier Rationen aus der Liste aus. Sie können auch mehrmals dasselbe wählen – eine Ausnahme sind lediglich Getreideflocken zum Frühstück: Davon sollten Frauen nur eine und Männer maximal zwei Rationen pro Tag verzehren. Verteilen Sie die Rationen über den Tag, damit Ihre Energie nicht jäh absackt.

- 80 g gekochte Hülsenfrüchte (entspricht 30 g Trockengewicht) – Linsen, Kidneybohnen, Erbsen, Kichererbsen etc.
- 100 g Baked Beans (Kidneybohnen in Tomatensoße)
- 120 g Kartoffeln, in der Schale gekocht, gedämpft oder gebacken
- 25 g Mehl oder Getreide, vorzugsweise Hafer, aber auch Gerste, Bulgur, Buchweizen, Weizen, Couscous, Roggen, Reis, Quinoa
- 30 g Frühstücksflocken, entweder Müsli ohne Zuckerzusatz, Kleieflocken, Knusperreis (Rice Krispies) oder Cornflakes
- 30 g Brot (etwa eine Scheibe)
- 70 g gekochter Reis (entspricht 25 g Trockengewicht)
- 70 g gekochte Eiernudeln (entspricht 25 g Trockengewicht)
- 75 g gekochte Hartweizenteigwaren (entspricht 25 g Trockengewicht)

Kategorie 2: Eiweiß

Wählen Sie täglich zwei Rationen Eiweiß. Wenn Sie sich für ein Milchprodukt entscheiden, zum Beispiel Käse oder Joghurt, sollte die andere Ration an diesem Tag kein Milchprodukt sein, außer bei Vegetariern. Vegetarier sollten zudem versuchen, Hülsenfrüchte mit Getreide zu kombinieren, um eine ausreichende Proteinzufuhr zu gewährleisten.

- 100 g gekochtes mageres Fleisch: Wild, Rind, Lamm, Huhn, Schwein, Schinken, Truthahn
- 160 g gekochte Hülsenfrüchte (entspricht 60 g Trockengewicht): Kichererbsen, Erbsen, Bohnen, Linsen
- 200 g Baked Beans in Tomatensoße
- 125 g Tofu (roh und fest)

- 100 g Tempeh
- 55 g Hartkäse
- 200 g Hüttenkäse
- 250 g fettarmer Naturjoghurt oder 200 g fettarmer Fruchtjoghurt
- 2 Eier (pro Woche nicht mehr als insgesamt 4 Eier)

Kategorie 3: Fett

Hier ist es besonders wichtig, die Mengen genau auszuwiegen und strikt einzuhalten. Wählen Sie täglich eine Ration aus folgender Liste:

- maximal ein Esslöffel Öl: Olivenöl zum Kochen, andere Öle wie Walnussöl, Sesamöl, aber auch Olivenöl für Salatdressings

oder

- ein Teelöffel Butter (oder Nusscreme) und zwei Teelöffel Oliven- oder anderes Öl (oder Nusscreme)

oder

- 20 g ungeröstete Nüsse oder Kerne oder eine Kombination von beidem (am besten Kürbiskerne und Walnüsse)

oder

- 1 kleine Avocado

fakultativ:

- maximal 200 ml teilentrahmte Milch oder ungesüßte Sojamilch

Was Männer zusätzlich essen dürfen

Bei der Ausarbeitung meines Diätplans habe ich der Einfachheit halber den Nahrungsbedarf einer hypothetischen Frau zugrunde gelegt, die relativ wenig aktiv ist, und die Gesamtkalorienmenge pro Tag auf etwa 1.500 kcal bemessen. Für Männer ist dies allerdings nicht ausreichend. Sie dürfen daher zusätzlich eine Ration Eiweiß und zwei Rationen Kohlenhydrate aus der Stärke-Gruppe essen. Typische Speisenfolgen für Männer finden sich in Kapitel 17.

Vegetarier und Veganer

Vegetarier und Veganer dürfen pro Tag 15 Gramm Nüsse oder Kerne zusätzlich essen, damit trotz des Verzichts auf Eier oder Milchprodukte eine ausreichende Versorgung mit Protein und Fett gewährleistet ist.

Wie viel sollten Sie essen?

Zu Beginn haben Sie höchstwahrscheinlich das Gefühl, kein Gramm weniger als die angegebenen Mengen zu benötigen, und sollten sie daher auch komplett aufessen, besonders die Suppe. Doch im Laufe der Zeit wird es Ihnen leichter fallen, weniger zu essen. Dann ist es in Ordnung, die angegebene Menge maßvoll zu reduzieren, Sie müssen nicht alles aufessen, was auf Ihrem Speiseplan steht. Hören Sie auf, sobald Sie satt sind.

Was Sie nicht essen und trinken sollten

Bestimmte Lebensmittel sollten Sie während der Entgiftungsdiät unbedingt meiden, da sie das Entgiftungsvermögen beeinträchtigen. Dazu gehören:

- Koffeinhaltige Getränke. Koffein hemmt die Ausschüttung schlankheitsfördernder Hormone und weckt zudem Gelüste auf Kohlenhydrate (siehe Kapitel 20).

- Alkohol, da er die Entgiftung verzögert. Dies ist besonders in der ersten Woche eingeschränkter Nahrungszufuhr wichtig. Siehe auch Kapitel 20.
- Lebensmittel mit Transfettsäuren. Transfettsäuren entstehen bei der Erhitzung mehrfach ungesättigter Fette und Öle. In Sonnenblumenöl frittierte Lebensmittel zum Beispiel enthalten reichlich Transfettsäuren; dasselbe gilt für die meisten anderen frittierten Produkte. Verwenden Sie zum Kochen nur Olivenöl und Butter in den erlaubten Mengen, denn sie enthalten nur sehr wenige mehrfach ungesättigte Fettsäuren. Die meisten Margarinesorten hingegen weisen ebenfalls einen hohen Gehalt an Transfettsäuren auf.
- Alle Lebensmittel, die viele chemische Kalorien enthalten (siehe Kapitel 7 und 18).

Nun wissen Sie also, was Sie täglich essen dürfen. Das nächste Kapitel wird Ihnen, wie ich hoffe, reichlich Ideen für die Zusammenstellung wohlschmeckender Mahlzeiten auf der Grundlage der erlaubten Mengen liefern. Es enthält einen Menüplan für zwei Wochen, der, wenn Sie ihn wiederholen, das empfohlene 28-Tage-Programm bildet. Zusätzlich finden Sie spezielle Menüs für Männer und Vegetarier.

17.
Speisepläne zur Entgiftungsdiät

Entgiften muss nicht schwer sein! Ich habe jede Menge köstliche Rezepte zusammengestellt, die ich selbst ausprobiert habe und die Sie einfach zubereiten können. Damit wird die Entgiftung leicht und schmerzlos und sie wird Ihnen sogar Spaß machen.

Der Plan enthält vierzehn Standardmenüs, zugeschnitten auf eine durchschnittliche Frau, sowie sieben vegetarische Menüs, die natürlich nicht nur für Vegetarier gelten, sondern einfach ein wenig Abwechslung bieten. Jeder Tagesplan ist sorgfältig abgestimmt und enthält alle Nahrungskategorien in der jeweils zulässigen Menge. *Aus diesem Grund ist es nicht möglich, einzelne Mahlzeiten aus verschiedenen Tagesplänen auszutauschen oder zu kombinieren.* Hingegen ist es problemlos möglich, die Speisefolge für einen ganzen Tag zu wiederholen oder einen vegetarischen Tag einzuschieben.

Außerdem habe ich sieben Menüs speziell für Männer zusammengestellt, ausgehend von den ersten sieben Standardmenüs, jedoch mit den erwähnten Extra-Rationen an Eiweiß und Kohlenhydraten (siehe Kapitel 16). Die Beispiele sollen Ihnen zeigen, wie einfach sich auf der Grundlage der Standardmenüs Tagesmenüs für Männer kreieren lassen. Die Rezepte für alle mit einem Sternchen (*) gekennzeichneten Mahlzeiten stehen am Ende des Kapitels.

Bevor Sie endgültig loslegen, hier noch einige Anregungen und Erinnerungen:

- Lassen Sie zwischen der Einnahme von Ergänzungsmitteln mit Ballaststoffen und Vitamin- und Mineralstoffpräparaten mindestens eine halbe Stunde verstreichen.
- Sie dürfen beliebig viel Kräutertee und koffeinfreien Kaffee trinken. Bei Milch müssen Sie innerhalb des täglich zulässigen Rahmens von 200 ml bleiben.
- Essen Sie lieber dunkles Vollkornbrot statt Weißbrot.
- Die in Kapitel 16 unter der Überschrift »Was Sie in beliebiger Menge essen dürfen« aufgeführten Nahrungsmittel unterliegen keiner Beschränkung. Beispielsweise dürfen Sie Ihren Toast mit Hefextrakt bestreichen.
- Außerdem sind Ihnen Zwischenmahlzeiten in Form von Suppe erlaubt, solange die Suppe fettfrei ist (siehe Rezepte). Bedenken Sie aber, dass eine Ration *fettarme* Suppe genauso viel zählt wie ein Teelöffel Öl aus der Kategorie Fett.
- Meiden Sie prinzipiell Lebensmittel mit vielen chemischen Kalorien: Salate und Kräuter aus konventionellem Anbau können unter Umständen stark belastet sein. Wenn Sie keine Produkte aus biologischem Anbau auftreiben können, sollten Sie stattdessen Lebensmittel mit möglichst wenig chemischen Kalorien auswählen. Eine nützliche Richtlinie ist die Tabelle chemischer Kalorien in Kapitel 18.
- Wenn Sie aus religiösen oder anderen Gründen bestimmte Fleischsorten nicht essen dürfen oder wollen, ersetzen Sie diese durch entsprechende Alternativen (siehe Kapitel 16).
- Bei manchen Rezepten ist angegeben, dass statt frischer auch Konservenprodukte verwendet werden können: dies aus der Einsicht heraus, dass nicht jeder die Zeit hat, Hülsenfrüchte über Nacht einzuweichen und anschließend zu kochen. Da Hülsenfrüchte jedoch ausgezeichnete Eiweiß- und Ballaststofflieferanten sind, wäre es schade, diesen Vorteil nicht zu nutzen.

- Wenn Sie keine Butter mögen, können Sie entweder ganz darauf verzichten und Nusscreme oder Ähnliches verwenden oder sich stattdessen für einen zusätzlichen Teelöffel Öl entscheiden.
- Legen Sie sich eine gute Küchenwaage zu, um die Mengen zuverlässig auswiegen zu können.

Standardmenüs

Menü 1

Nach dem Aufstehen	Ergänzungsmittel mit Ballaststoffen (und/oder Holzkohle und/oder Heilerde) 1 großes Glas Wasser
Frühstück	Porridge aus 25 g Haferflocken und Milch von den erlaubten 200 ml 125 ml Orangensaft Multivitamin- und Mineralstoffpräparate, Ergänzungsmittel mit essenziellen Fettsäuren und Aminosäuren (mindestens eine halbe Stunde nach den Ballaststoffen)
Vormittags	1 Ration Obst
Vor dem Mittagessen	Ergänzungsmittel mit Ballaststoffen (und/oder Holzkohle und/oder Heilerde) 1 großes Glas Wasser
Mittagessen	200 g Baked Beans in Tomatensoße 2 Scheiben Toast gemischter Salat aus roten und grünen

	Paprikaschoten, angemacht mit Zitronensaft und Kräutern
Nachmittags	1 Ration Obst
Vor dem Abendessen	Ergänzungsmittel mit Ballaststoffen (und/oder Holzkohle und/oder Heilerde) 1 großes Glas Wasser
Abendessen	100 g gegrilltes Steak 120 g gebackene Kartoffeln grüne Bohnen *grüner Salat mit Apfel und 20 g Walnuss, angemacht mit Zitronensaft etwaige zusätzliche Ergänzungsmittel

Menü 2

Nach dem Aufstehen	Ergänzungsmittel mit Ballaststoffen (und/oder Holzkohle und/oder Heilerde) 1 großes Glas Wasser
Frühstück	2 Scheiben Toast mit einem Teelöffel Butter 1 Ration Obst Multivitamin- und Mineralstoffpräparate, Ergänzungsmittel mit essenziellen Fettsäuren und Aminosäuren
Vormittags	1 Ration Obst
Vor dem Mittagessen	Ergänzungsmittel mit Ballaststoffen (und/oder Holzkohle und/oder Heilerde) 1 großes Glas Wasser

Mittagessen	120 g gebackene Kartoffel 55 g geriebener Käse oder 200 g Hütten- käse Salat mit beliebig viel Gemüse aus der Aufzählung in Kapitel 16, angemacht mit Zitronensaft und Kräutern
Nachmittags	1 Ration Obst
Vor dem Abendessen	Ergänzungsmittel mit Ballaststoffen (und/oder Holzkohle und/oder Heilerde) 1 großes Glas Wasser
Abendessen	*Hühner-Zitronen-Kebab (100 g Huhn, 2 Teelöffel Öl) 70 g gekochter Reis und Gemüse aus der Liste in beliebiger Menge 1 Ration Obst etwaige zusätzliche Ergänzungsmittel

Menü 3

Nach dem Aufstehen	Ergänzungsmittel mit Ballaststoffen (und/oder Holzkohle und/oder Heilerde) 1 großes Glas Wasser
Frühstück	30 g Frühstücksflocken mit Milch von den erlaubten 200 ml 20 g Rosinen oder Trockenobst Multivitamin- und Mineralstoffpräpa- rate, Ergänzungsmittel mit essenziellen Fettsäuren und Aminosäuren
Vormittags	1 Ration Obst

Vor dem Mittagessen	Ergänzungsmittel mit Ballaststoffen (und/oder Holzkohle und/oder Heilerde) 1 großes Glas Wasser

Mittagessen

55 g gegrillter Cheddar auf 1 Scheibe Toast (auf Wunsch mit Worcestersoße)
*grüner Salat, angemacht mit Zitronensaft

Nachmittags

1 Ration Obst

Vor dem Abendessen

Ergänzungsmittel mit Ballaststoffen (und/oder Holzkohle und/oder Heilerde)
1 großes Glas Wasser

Abendessen

*fettarme Gemüsesuppe
*bratgerührtes Schweinefleisch mit Gemüse
(100 g Schweinefleisch, 100 g Ananasstückchen, 2 Teelöffel Olivenöl)
140 g gekochter Reis
etwaige zusätzliche Ergänzungsmittel

Menü 4

Nach dem Aufstehen

Ergänzungsmittel mit Ballaststoffen (und/oder Holzkohle und/oder Heilerde)
1 großes Glas Wasser

Frühstück

2 Scheiben Toast mit 1 Teelöffel Butter
125 ml Orangensaft
Multivitamin- und Mineralstoffpräpara-

te, Ergänzungsmittel mit essenziellen
Fettsäuren und Aminosäuren

Vormittags	1 Ration Obst
Vor dem Mittagessen	Ergänzungsmittel mit Ballaststoffen (und / oder Holzkohle und / oder Heilerde) 1 großes Glas Wasser
Mittagessen	120 g gebackene Kartoffel 55 g geriebener Käse oder 200 g Hüttenkäse Salat mit beliebig viel Gemüse aus der Aufzählung in Kapitel 16, angemacht mit Zitronensaft und Kräutern
Nachmittags	1 Ration Obst
Vor dem Abendessen	Ergänzungsmittel mit Ballaststoffen (und / oder Holzkohle und / oder Heilerde) 1 großes Glas Wasser
Abendessen	*fettarme Gemüsesuppe gegrillte Hühnerburst, in feine Streifen geschnitten (100 g Hühnerbrust, von der das Fett entfernt wurde) *frische Tomatensoße (1 Teelöffel Öl aus der erlaubten Menge) 75 g gekochte Hartweizenteigwaren 1 Ration Obst etwaige zusätzliche Ergänzungsmittel

Menü 5

Nach dem Aufstehen   Ergänzungsmittel mit Ballaststoffen
(und / oder Holzkohle und / oder Heil-
erde)
1 großes Glas Wasser

Frühstück   30 g Frühstücksflocken mit Milch von
den erlaubten 200 ml
125 ml Orangensaft
Multivitamin- und Mineralstoffpräparate, Ergänzungsmittel mit essenziellen
Fettsäuren und Aminosäuren

Vormittags   1 Ration Obst

Vor dem Mittagessen   Ergänzungsmittel mit Ballaststoffen
(und / oder Holzkohle und / oder Heilerde)
1 großes Glas Wasser

Mittagessen   100 g gekochter Schinken
1 Scheibe Brot mit 1 Teelöffel Butter
Salat mit beliebig viel Gemüse aus
der Aufzählung in Kapitel 16, angemacht mit Zitronensaft und Kräutern

Nachmittags   1 Ration Obst

Vor dem Abendessen   Ergänzungsmittel mit Ballaststoffen
(und / oder Holzkohle und / oder Heilerde)
1 großes Glas Wasser

Abendessen   *Linsen-Gemüse-Suppe (80 g gekochte
Linsen und 1 Teelöffel Olivenöl)

55 g geriebener Käse oder 200 g
Hüttenkäse
*grüner Salat, angemacht mit 1 Teelöf-
fel Öl
1 Ration Obst
etwaige zusätzliche Ergänzungsmittel

Menü 6

Nach dem Aufstehen	Ergänzungsmittel mit Ballaststoffen (und/oder Holzkohle und/oder Heilerde) 1 großes Glas Wasser
Frühstück	Porridge aus 25 g Haferflocken und Milch von den erlaubten 200 ml 1 Ration Obst Multivitamin- und Mineralstoffpräparate, Ergänzungsmittel mit essenziellen Fettsäuren und Aminosäuren
Vormittags	1 Ration Obst
Vor dem Mittagessen	Ergänzungsmittel mit Ballaststoffen (und/oder Holzkohle und/oder Heilerde) 1 großes Glas Wasser
Mittagessen	2 Eier 1 Scheibe Toast 1 Ration Obst
Nachmittags	1 Ration Obst
Vor dem Abendessen	Ergänzungsmittel mit Ballaststoffen

	(und/oder Holzkohle und/oder Heilerde) 1 großes Glas Wasser
Abendessen	* fettarme Gemüsesuppe gegrillte Hühnerburst (100 g Hühnerbrust, von der das Fett entfernt wurde) bratgerührtes Gemüse (beliebig viel Gemüse aus der Liste in Kapitel 16 und 2 Teelöffel Olivenöl) 140 g gekochte Eierteigwaren etwaige zusätzliche Ergänzungsmittel

Menü 7

Nach dem Aufstehen	Ergänzungsmittel mit Ballaststoffen (und/oder Holzkohle und/oder Heilerde) 1 großes Glas Wasser
Frühstück	250 g Naturjoghurt oder 200 g Fruchtjoghurt 1 Ration Obst Multivitamin- und Mineralstoffpräparate, Ergänzungsmittel mit essentiellen Fettsäuren und Aminosäuren
Vormittags	1 Ration Obst
Vor dem Mittagessen	Ergänzungsmittel mit Ballaststoffen (und/oder Holzkohle und/oder Heilerde) 1 großes Glas Wasser
Mittagessen	200 Baked Beans in Tomatensoße 1 Scheibe Toast 20 g gemischte Nüsse und Kerne

Nachmittags	1 Ration Obst

Vor dem Abendessen — Ergänzungsmittel mit Ballaststoffen
(und/oder Holzkohle und/oder Heilerde)
1 großes Glas Wasser

Abendessen — 100 g Lammbraten (von dem das Fett
entfernt wurde)
120 g Kartoffeln, in der Schale gekocht,
gedünstet oder gebacken
1 Ration Obst
etwaige zusätzliche Ergänzungsmittel

Menü 8

Nach dem Aufstehen — Ergänzungsmittel mit Ballaststoffen
(und/oder Holzkohle und/oder Heilerde)
1 großes Glas Wasser

Frühstück — 2 Scheiben Toast mit 1 Teelöffel Butter
1 Ration Obst
Multivitamin- und Mineralstoffpräparate, Ergänzungsmittel mit essenziellen
Fettsäuren und Aminosäuren

Vormittags — 1 Ration Obst

Vor dem Mittagessen — Ergänzungsmittel mit Ballaststoffen
(und/oder Holzkohle und/oder Heilerde)
1 großes Glas Wasser

Mittagessen — 100 g kalter Lammbraten
1 Scheibe Brot
Salat mit beliebig viel Gemüse aus der

                               Aufzählung in Kapitel 16, angemacht
                               mit Zitronensaft und Kräutern

Nachmittags   1 Ration Obst

Vor dem Abendessen   Ergänzungsmittel mit Ballaststoffen
                               (und/oder Holzkohle und/oder Heilerde)
                               1 großes Glas Wasser

Abendessen   *fettarme Gemüsesuppe
                               *Hühnchen-Kasserolle (100 g Huhn, von
                               dem das Fett entfernt wurde, und 1 Tee-
                               löffel Olivenöl)
                               Tipp: die doppelte Menge zubereiten
                               und für den nächsten Tag aufbewahren
                               120 g gekochte oder gebackene Kar-
                               toffeln
                               1 Ration Obst
                               etwaige zusätzliche Ergänzungsmittel

Menü 9

Nach dem Aufstehen   Ergänzungsmittel mit Ballaststoffen
                               (und/oder Holzkohle und/oder Heilerde)
                               1 großes Glas Wasser

Frühstück   30 g Frühstücksflocken mit Milch von
                               den erlaubten 200 ml
                               125 ml Orangensaft
                               Multivitamin- und Mineralstoffpräpa-
                               rate, Ergänzungsmittel mit essenziellen
                               Fettsäuren und Aminosäuren

Vormittags   1 Ration Obst

Vor dem Mittagessen	Ergänzungsmittel mit Ballaststoffen (und/oder Holzkohle und/oder Heilerde) 1 großes Glas Wasser
Mittagessen	Schinkensandwich (2 Scheiben Brot, 100 g gekochter Schinken, 1 Teelöffel Butter) Salat mit beliebig viel Gemüse aus der Aufzählung in Kapitel 16, angemacht mit Öl, Zitronensaft und Kräutern
Nachmittags	1 Ration Obst
Vor dem Abendessen	Ergänzungsmittel mit Ballaststoffen (und/oder Holzkohle und/oder Heilerde) 1 großes Glas Wasser
Abendessen	*Hühnchen-Kasserolle (Rest vom Vortag, besteht aus 100 g Huhn und 1 Teelöffel Olivenöl) 70 g gekochter Reis grüne Bohnen 1 Ration Obst etwaige zusätzliche Ergänzungsmittel

Menü 10

Nach dem Aufstehen	Ergänzungsmittel mit Ballaststoffen (und/oder Holzkohle und/oder Heilerde) 1 großes Glas Wasser
Frühstück	Porridge aus 25 g Haferflocken und Milch von den erlaubten 200 ml

125 ml Orangensaft
Multivitamin- und Mineralstoffpräpa-
rate, Ergänzungsmittel mit essenziellen
Fettsäuren und Aminosäuren

Vormittags	1 Ration Obst
Vor dem Mittagessen	Ergänzungsmittel mit Ballaststoffen (und/oder Holzkohle und/oder Heilerde) 1 großes Glas Wasser
Mittagessen	200 g Baked Beans in Tomatensoße 2 Scheiben Toast Salat aus Kopfsalat, Tomaten und beliebig viel Gemüse aus der Aufzählung in Kapitel 16, angemacht mit Zitronensaft und Kräutern
Nachmittags	1 Ration Obst
Vor dem Abendessen	Ergänzungsmittel mit Ballaststoffen (und/oder Holzkohle und/oder Heilerde) 1 großes Glas Wasser
Abendessen	100 g gegrillter Pökelschinken 100 g Ananas 120 g gekochte oder gebackene Kartoffeln gemischtes Gemüse, ohne Fett zubereitet etwaige zusätzliche Ergänzungsmittel

Menü 11

Nach dem Aufstehen	Ergänzungsmittel mit Ballaststoffen (und/oder Holzkohle und/oder Heilerde) 1 großes Glas Wasser

Frühstück

30 g Frühstücksflocken mit Milch von den erlaubten 200 ml
20 g Rosinen oder Trockenobst
Multivitamin- und Mineralstoffpräparate, Ergänzungsmittel mit essenziellen Fettsäuren und Aminosäuren

Vormittags

1 Ration Obst

Vor dem Mittagessen

Ergänzungsmittel mit Ballaststoffen (und/oder Holzkohle und/oder Heilerde)
1 großes Glas Wasser

Mittagessen

55 g Käse oder 200 g Hüttenkäse
1 Scheibe Brot mit einem Teelöffel Butter
Grüner Salat, angemacht mit Zitronensaft

Nachmittags

1 Ration Obst

Vor dem Abendessen

Ergänzungsmittel mit Ballaststoffen (und/oder Holzkohle und/oder Heilerde)
1 großes Glas Wasser

Abendessen

*bratgerührte Garnelen und Gemüse (2 Bären-Garnelen und 2 Teelöffel Olivenöl)
140 g gekochter Reis

1 Ration Obst
etwaige zusätzliche Ergänzungsmittel

Menü 12

Nach dem Aufstehen	Ergänzungsmittel mit Ballaststoffen (und/oder Holzkohle und/oder Heilerde) 1 großes Glas Wasser
Frühstück	30 g Frühstücksflocken mit Milch von den erlaubten 200 ml 125 ml Orangensaft Multivitamin- und Mineralstoffpräparate, Ergänzungsmittel mit essenziellen Fettsäuren und Aminosäuren
Vormittags	1 Ration Obst
Vor dem Mittagessen	Ergänzungsmittel mit Ballaststoffen (und/oder Holzkohle und/oder Heilerde) 1 großes Glas Wasser
Mittagessen	120 g gebackene Kartoffel 55 g geriebener Käse oder 200 g Hüttenkäse Salat mit beliebig viel Gemüse aus der Aufzählung in Kapitel 16, angemacht Zitronensaft und Kräutern
Nachmittags	1 Ration Obst
Vor dem Abendessen	Ergänzungsmittel mit Ballaststoffen (und/oder Holzkohle und/oder Heilerde) 1 großes Glas Wasser

Abendessen	Avocadosalat (1 kleine Avocado, 1 Tomate, Balsamessig, Salz, Pfeffer, Salatblätter und Kräuter)

Abendessen   Avocadosalat (1 kleine Avocado, 1 Tomate, Balsamessig, Salz, Pfeffer, Salatblätter und Kräuter)
*Hartweizenteigwaren mit Schinken und Tomatensoße
(100 g Schinken und 150 g gekochte Pasta)
1 Ration Obst
etwaige zusätzliche Ergänzungsmittel

Menü 13

Nach dem Aufstehen   Ergänzungsmittel mit Ballaststoffen
(und/oder Holzkohle und/oder Heilerde)
1 großes Glas Wasser

Frühstück   Porridge aus 25 g Haferflocken und Milch von den erlaubten 200 ml
1 Ration Obst
Multivitamin- und Mineralstoffpräparate, Ergänzungsmittel mit essenziellen Fettsäuren und Aminosäuren

Vormittags   1 Ration Obst

Vor dem Mittagessen   Ergänzungsmittel mit Ballaststoffen
(und/oder Holzkohle und/oder Heilerde)
1 großes Glas Wasser

Mittagessen   Omelette (2 Eier und 1 Teelöffel Öl oder Butter)
1 Scheibe Brot
*grüner Salat

Nachmittags	1 Ration Obst
Vor dem Abendessen	Ergänzungsmittel mit Ballaststoffen (und / oder Holzkohle und / oder Heilerde) 1 großes Glas Wasser
Abendessen	*fettfreie Gemüsesuppe gegrillte Hühnerburst (100 g Hühnerbrust, von der das Fett entfernt wurde, mariniert in Zitronensaft und geriebenem Ingwer) bratgerührtes Gemüse (beliebig viel Gemüse und 2 Teelöffel Olivenöl) 140 g gekochte Eierteigwaren etwaige zusätzliche Ergänzungsmittel

Menü 14

Nach dem Aufstehen	Ergänzungsmittel mit Ballaststoffen (und / oder Holzkohle und / oder Heilerde) 1 großes Glas Wasser
Frühstück	30 g Frühstücksflocken mit Milch von der erlaubten Menge 1 Ration Obst Multivitamin- und Mineralstoffpräparate, Ergänzungsmittel mit essenziellen Fettsäuren und Aminosäuren
Vormittags	1 Ration Obst
Vor dem Mittagessen	Ergänzungsmittel mit Ballaststoffen (und / oder Holzkohle und / oder Heilerde) 1 großes Glas Wasser

Mittagessen	Gegrilltes Käsesandwich (2 Scheiben Brot, 55 g Cheddar, auf Wunsch Worcestersoße) *grüner Salat
Nachmittags	1 Ration Obst
Vor dem Abendessen	Ergänzungsmittel mit Ballaststoffen (und / oder Holzkohle und / oder Heilerde) 1 großes Glas Wasser
Abendessen	Avocadosalat (1 kleine Avocado, 1 Tomate, Balsamessig, Salz, Pfeffer, Salatblätter und Kräuter) 100 gegrilltes Steak, von dem das Fett entfernt wurde 120 g Kartoffeln, in der Schale gekocht, gedünstet oder gebacken Gemüse aus der Liste in Kapitel 16, ohne Fett zubereitet 1 Ration Obst etwaige zusätzliche Ergänzungsmittel

Speisepläne für Männer

Die folgenden Speisepläne sind für Männer zusammengestellt, die abnehmen wollen. Sie beruhen auf den Standardmenüs, enthalten jedoch jeweils eine zusätzliche Ration Eiweiß und zwei zusätzliche Rationen Kohlenhydrate.

Menü 1

Nach dem Aufstehen	Ergänzungsmittel mit Ballaststoffen (und/oder Holzkohle und/oder Heilerde) 1 großes Glas Wasser
Frühstück	Porridge aus 50 g Haferflocken und Milch von den erlaubten 200 ml 125 ml Orangensaft Multivitamin- und Mineralstoffpräparate, Ergänzungsmittel mit essenziellen Fettsäuren und Aminosäuren (mindestens eine halbe Stunde später als die Ballaststoffe)
Vormittags	1 Ration Obst
Vor dem Mittagessen	Ergänzungsmittel mit Ballaststoffen (und/oder Holzkohle und/oder Heilerde) 1 großes Glas Wasser
Mittagessen	200 g Baked Beans in Tomatensoße 2 Scheiben Toast gemischter Salat aus roten und grünen Paprikaschoten, angemacht mit Zitronensaft und Kräutern
Nachmittags	1 Ration Obst
Vor dem Abendessen	Ergänzungsmittel mit Ballaststoffen (und/oder Holzkohle und/oder Heilerde) 1 großes Glas Wasser

Abendessen	200 g gegrilltes Steak 240 g gebackene Kartoffeln grüne Bohnen *grüner Salat mit Apfel und 20 g Walnuss, angemacht mit Zitronensaft etwaige zusätzliche Ergänzungsmittel

Menü 2

Nach dem Aufstehen	Ergänzungsmittel mit Ballaststoffen (und/oder Holzkohle und/oder Heilerde) 1 großes Glas Wasser
Frühstück	2 Scheiben Toast mit einem Teelöffel Butter 1 Ration Obst Multivitamin- und Mineralstoffpräparate, Ergänzungsmittel mit essenziellen Fettsäuren und Aminosäuren
Vormittags	1 Ration Obst
Vor dem Mittagessen	Ergänzungsmittel mit Ballaststoffen (und/oder Holzkohle und/oder Heilerde) 1 großes Glas Wasser
Mittagessen	120 g gebackene Kartoffel 100 Baked Beans in Tomatensoße 55 g geriebener Käse oder 200 g Hüttenkäse Salat mit beliebig viel Gemüse aus der Aufzählung in Kapitel 16, angemacht mit Zitronensaft und Kräutern

Nachmittags	1 Ration Obst
Vor dem Abendessen	Ergänzungsmittel mit Ballaststoffen (und/oder Holzkohle und/oder Heilerde) 1 großes Glas Wasser
Abendessen	*Hühner-Zitronen-Kebab (200 g Huhn, 2 Teelöffel Öl) 140 g gekochter Reis und Gemüse aus der Liste in beliebiger Menge 1 Ration Obst etwaige zusätzliche Ergänzungsmittel

Menü 3

Nach dem Aufstehen	Ergänzungsmittel mit Ballaststoffen (und/oder Holzkohle und/oder Heilerde) 1 großes Glas Wasser
Frühstück	60 g Frühstücksflocken mit Milch von den erlaubten 200 ml 20 g Rosinen oder Trockenobst Multivitamin- und Mineralstoffpräparate, Ergänzungsmittel mit essenziellen Fettsäuren und Aminosäuren
Vormittags	1 Ration Obst
Vor dem Mittagessen	Ergänzungsmittel mit Ballaststoffen (und/oder Holzkohle und/oder Heilerde) 1 großes Glas Wasser
Mittagessen	55 g gegrillter Cheddar auf 1 Scheibe Toast (auf Wunsch mit Worcestersoße)

100 g Baked Beans in Tomatensoße
*grüner Salat, angemacht mit Zitronensaft

Nachmittags	1 Ration Obst
Vor dem Abendessen	Ergänzungsmittel mit Ballaststoffen (und/oder Holzkohle und/oder Heilerde) 1 großes Glas Wasser
Abendessen	*fettarme Gemüsesuppe *bratgerührtes Schweinefleisch mit Gemüse (200 g Schweinefleisch, 100 g Ananasstückchen, 2 Teelöffel Olivenöl) 140 g gekochter Reis etwaige zusätzliche Ergänzungsmittel

Menü 4

Nach dem Aufstehen	Ergänzungsmittel mit Ballaststoffen (und/oder Holzkohle und/oder Heilerde) 1 großes Glas Wasser
Frühstück	2 Scheiben Toast mit 1 Teelöffel Butter 125 ml Orangensaft Multivitamin- und Mineralstoffpräparate, Ergänzungsmittel mit essenziellen Fettsäuren und Aminosäuren
Vormittags	1 Ration Obst
Vor dem Mittagessen	Ergänzungsmittel mit Ballaststoffen (und/oder Holzkohle und/oder Heilerde) 1 großes Glas Wasser

Mittagessen	120 g gebackene Kartoffel 55 g geriebener Käse oder 200 g Hütten- käse 100 g Baked Beans in Tomatensoße Salat mit beliebig viel Gemüse aus der Aufzählung in Kapitel 16, angemacht mit Zitronensaft und Kräutern
Nachmittags	1 Ration Obst
Vor dem Abendessen	Ergänzungsmittel mit Ballaststoffen (und/oder Holzkohle und/oder Heilerde) 1 großes Glas Wasser
Abendessen	*fettarme Gemüsesuppe gegrillte Hühnerburst, in feine Streifen geschnitten (200 g Hühnerbrust, von der das Fett entfernt wurde) *frische Tomatensoße (1 Teelöffel Öl aus der erlaubten Menge) 150 g gekochte Hartweizenteigwaren 1 Ration Obst etwaige zusätzliche Ergänzungsmittel

Menü 5

Nach dem Aufstehen	Ergänzungsmittel mit Ballaststoffen (und/oder Holzkohle und/oder Heilerde) 1 großes Glas Wasser
Frühstück	60 g Frühstücksflocken mit Milch von den erlaubten 200 ml 125 ml Orangensaft Multivitamin- und Mineralstoffpräpa-

rate, Ergänzungsmittel mit essenziellen
Fettsäuren und Aminosäuren

Vormittags   1 Ration Obst

Vor dem Mittagessen   Ergänzungsmittel mit Ballaststoffen
(und/oder Holzkohle und/oder Heilerde)
1 großes Glas Wasser

Mittagessen   100 g gekochter Schinken
2 Scheiben Brot mit 1 Teelöffel Butter
Salat mit beliebig viel Gemüse aus
der Aufzählung in Kapitel 16, angemacht
mit Zitronensaft und Kräutern

Nachmittags   1 Ration Obst

Vor dem Abendessen   Ergänzungsmittel mit Ballaststoffen
(und/oder Holzkohle und/oder Heilerde)
1 großes Glas Wasser

Abendessen   *fettarme Gemüsesuppe
240 g gebackene Kartoffel
110 g geriebener Käse
*grüner Salat, angemacht mit 1 Teelöf-
fel Öl
1 Ration Obst
etwaige zusätzliche Ergänzungsmittel

Menü 6

Nach dem Aufstehen   Ergänzungsmittel mit Ballaststoffen
(und/oder Holzkohle und/oder Heilerde)
1 großes Glas Wasser

Frühstück	Porridge aus 25 g Haferflocken und Milch von den erlaubten 200 ml 1 Ration Obst Multivitamin- und Mineralstoffpräparate, Ergänzungsmittel mit essenziellen Fettsäuren und Aminosäuren
Vormittags	1 Ration Obst
Vor dem Mittagessen	Ergänzungsmittel mit Ballaststoffen (und/oder Holzkohle und/oder Heilerde) 1 großes Glas Wasser
Mittagessen	2 Eier 1 Scheibe Toast 1 Ration Obst
Nachmittags	1 Ration Obst
Vor dem Abendessen	Ergänzungsmittel mit Ballaststoffen (und/oder Holzkohle und/oder Heilerde) 1 großes Glas Wasser
Abendessen	*fettarme Gemüsesuppe gegrillte Hühnerburst (200 g Hühnerbrust, von der das Fett entfernt wurde, in Zitronensaft und Sojasoße mariniert) bratgerührtes Gemüse (beliebig viel Gemüse aus der Liste in Kapitel 16 und 2 Teelöffel Olivenöl) 140 g gekochte Eierteigwaren etwaige zusätzliche Ergänzungsmittel

Menü 7

Nach dem Aufstehen	Ergänzungsmittel mit Ballaststoffen (und/oder Holzkohle und/oder Heilerde) 1 großes Glas Wasser
Frühstück	250 g Naturjoghurt oder 200 g Fruchtjoghurt 1 Ration Obst Multivitamin- und Mineralstoffpräparate, Ergänzungsmittel mit essenziellen Fettsäuren und Aminosäuren
Vormittags	1 Ration Obst
Vor dem Mittagessen	Ergänzungsmittel mit Ballaststoffen (und/oder Holzkohle und/oder Heilerde) 1 großes Glas Wasser
Mittagessen	200 Baked Beans in Tomatensoße 2 Scheiben Toast 20 g gemischte Nüsse und Kerne
Nachmittags	1 Ration Obst
Vor dem Abendessen	Ergänzungsmittel mit Ballaststoffen (und/oder Holzkohle und/oder Heilerde) 1 großes Glas Wasser
Abendessen	200 g Lammbraten (von dem das Fett entfernt wurde) 240 g Kartoffeln, in der Schale gekocht, gedünstet oder gebacken Gemüse aus der Liste in Kapitel 16

1 Ration Obst
etwaige zusätzliche Ergänzungsmittel

Speisepläne für Vegetarier

Die folgenden Speisepläne enthalten natürlich weder Fleisch noch
Geflügel, noch Fisch, jedoch für Vegetarier geeignete Milchpro-
dukte. Wie die Standardmenüs können auch die vegetarischen
Speisepläne gemäß den Richtlinien in Kapitel 16 an männliche
Bedürfnisse angepasst werden. Um Ihnen dies zu erleichtern, habe
ich ein Musterbeispiel erstellt.

Vegetarisches Menü 1

Nach dem Aufstehen	Ergänzungsmittel mit Ballaststoffen (und/oder Holzkohle und/oder Heilerde) 1 großes Glas Wasser
Frühstück	30 g Frühstücksflocken mit Milch von den erlaubten 200 ml 20 g Rosinen Multivitamin- und Mineralstoffpräparate, Ergänzungsmittel mit essenziellen Fettsäuren und Aminosäuren (mindestens eine halbe Stunde später als die Ballaststoffe)
Vormittags	1 Ration Obst 50 g Nüsse oder Kerne (fakultativ)
Vor dem Mittagessen	Ergänzungsmittel mit Ballaststoffen (und/oder Holzkohle und/oder Heilerde) 1 großes Glas Wasser

Mittagessen	* fettarme Gemüsesuppe
	1 Scheibe Brot
	55 g Käse oder 200 g Hüttenkäse oder
	200 g Baked Beans in Tomatensoße
	1 Tomate und / oder ein Stück Gurke

Nachmittags   1 Ration Obst

Vor dem Abendessen   Ergänzungsmittel mit Ballaststoffen
                     (und / oder Holzkohle und / oder Heil-
                     erde)
                     1 großes Glas Wasser

Abendessen   *bratgerührter Tofu und Gemüse
                     (125 g Tofu und 2 Teelöffel Olivenöl)
                     140 g gekochter Reis
                     1 Ration Obst
                     etwaige zusätzlich Ergänzungsmittel

Vegetarisches Menü 2

Nach dem Aufstehen   Ergänzungsmittel mit Ballaststoffen
                     (und / oder Holzkohle und / oder Heilerde)
                     1 großes Glas Wasser

Frühstück   Porridge aus 25 g Haferflocken und
                     Milch von den erlaubten 200 ml
                     1 Ration Obst
                     Multivitamin- und Mineralstoffpräpa-
                     rate, Ergänzungsmittel mit essenziellen
                     Fettsäuren und Aminosäuren

Vormittags   1 Ration Obst

Vor dem Mittagessen	Ergänzungsmittel mit Ballaststoffen (und/oder Holzkohle und/oder Heilerde) 1 großes Glas Wasser 15 g rohe Nüsse oder Kerne (fakultativ)
Mittagessen	*Linsen-Gemüse-Suppe (80 g Linsen und 1 Teelöffel Öl) 1 Scheibe Brot und 1 Teelöffel Butter 250 g Naturjoghurt oder 200 g Fruchtjoghurt
Nachmittags	1 Ration Obst
Vor dem Abendessen	Ergänzungsmittel mit Ballaststoffen (und/oder Holzkohle und/oder Heilerde) 1 großes Glas Wasser
Abendessen	*Kräuteromelette aus 2 Eiern, Schnittlauch, frischen Kräutern und 1 Teelöffel Butter 1 Scheibe Brot *grüner Salat, angemacht mit Zitronensaft und Kräutern 1 Ration Obst etwaige zusätzliche Ergänzungsmittel

Vegetarisches Menü 3

Nach dem Aufstehen	Ergänzungsmittel mit Ballaststoffen (und/oder Holzkohle und/oder Heilerde) 1 großes Glas Wasser
Frühstück	2 Scheiben Toast mit 1 Teelöffel Butter 125 ml Orangensaft

Multivitamin- und Mineralstoffpräparate, Ergänzungsmittel mit essenziellen
Fettsäuren und Aminosäuren

Vormittags	1 Ration Obst 15 g rohe Nüsse oder Kerne (fakultativ)
Vor dem Mittagessen	Ergänzungsmittel mit Ballaststoffen (und / oder Holzkohle und / oder Heilerde) 1 großes Glas Wasser
Mittagessen	120 g gebackene Kartoffel 55 g geriebener Käse oder Hüttenkäse Salat mit beliebig viel Gemüse aus der Aufzählung in Kapitel 16, angemacht mit Zitronensaft und Kräutern
Nachmittags	1 Ration Obst
Vor dem Abendessen	Ergänzungsmittel mit Ballaststoffen (und / oder Holzkohle und / oder Heilerde) 1 großes Glas Wasser
Abendessen	*Reis-Chili (80 g gekochte grüne Linsen, 80 g gekochte Kidneybohnen, 70 g gekochter Reis und 2 Teelöffel Olivenöl) 1 Ration Obst etwaige zusätzliche Ergänzungsmittel

Vegetarisches Menü 4

Nach dem Aufstehen	Ergänzungsmittel mit Ballaststoffen (und / oder Holzkohle und / oder Heilerde) 1 großes Glas Wasser

Frühstück	30 g Frühstücksflocken mit Milch von den erlaubten 200 ml 1 Ration Obst Multivitamin- und Mineralstoffpräparate, Ergänzungsmittel mit essenziellen Fettsäuren und Aminosäuren
Vormittags	1 Ration Obst
Vor dem Mittagessen	Ergänzungsmittel mit Ballaststoffen (und/oder Holzkohle und/oder Heilerde) 1 großes Glas Wasser
Mittagessen	120 g Baked Beans in Tomatensoße 1 Scheibe Toast mit 1 Teelöffel Butter 1 Ration Obst
Nachmittags	1 Ration Obst
Vor dem Abendessen	Ergänzungsmittel mit Ballaststoffen (und/oder Holzkohle und/oder Heilerde) 1 großes Glas Wasser
Abendessen	*fettarme Gemüsesuppe 150 g gekochte Hartweizenteigwaren *frische Tomatensoße (mit 1 Teelöffel Öl von der erlaubten Menge) 55 g geriebener Parmesan *grüner Salat etwaige zusätzliche Ergänzungsmittel

Vegetarisches Menü 5

Nach dem Aufstehen	Ergänzungsmittel mit Ballaststoffen (und/oder Holzkohle und/oder Heilerde) 1 großes Glas Wasser
Frühstück	Porridge aus 25 g Haferflocken und Milch von den erlaubten 200 ml 1 Ration Obst Multivitamin- und Mineralstoffpräparate, Ergänzungsmittel mit essenziellen Fettsäuren und Aminosäuren
Vormittags	1 Ration Obst 15 g rohe Nüsse oder Kerne (fakultativ)
Vor dem Mittagessen	Ergänzungsmittel mit Ballaststoffen (und/oder Holzkohle und/oder Heilerde) 1 großes Glas Wasser
Mittagessen	*Linsen-Gemüse-Suppe mit 80 g gekochten Linsen und 1 Teelöffel Öl 1 Scheibe Brot 40 g Käse oder 150 g Hüttenkäse Kapitel 16, angemacht mit Zitronensaft und Kräutern
Nachmittags	1 Ration Obst
Vor dem Abendessen	Ergänzungsmittel mit Ballaststoffen (und/oder Holzkohle und/oder Heilerde) 1 großes Glas Wasser

Abendessen	*Borlotti-Bohnen-Kasserolle (160 g ge-kochte Borlotti-Bohnen, 2 Teelöffel Öl = doppelte Rezeptmenge, Rest für den nächsten Tag aufbewahren)
	15 g geriebener Käse
	1 Scheibe Brot
	*grüner Salat
	1 Ration Obst
	etwaige zusätzliche Ergänzungsmittel

Vegetarisches Menü 6

Nach dem Aufstehen	Ergänzungsmittel mit Ballaststoffen (und/oder Holzkohle und/oder Heilerde) 1 großes Glas Wasser
Frühstück	2 Scheiben Toast mit einem Teelöffel Butter 125 ml Orangensaft Multivitamin- und Mineralstoffpräpa-rate, Ergänzungsmittel mit essenziellen Fettsäuren und Aminosäuren
Vormittags	1 Ration Obst 15 g rohe Nüsse oder Kerne (fakultativ)
Vor dem Mittagessen	Ergänzungsmittel mit Ballaststoffen (und/oder Holzkohle und/oder Heilerde) 1 großes Glas Wasser
Mittagessen	120 g gebackene Kartoffel 100 g Baked Beans in Tomatensoße 40 g geriebener Käse oder 150 g Hüt-tenkäse

Salat mit beliebig viel Gemüse aus der
Aufzählung in Kapitel 16

Nachmittags   1 Ration Obst

Vor dem Abendessen   Ergänzungsmittel mit Ballaststoffen
(und / oder Holzkohle und / oder Heil-
erde)
1 großes Glas Wasser

Abendessen   *Borlotti-Bohnen-Kasserolle (Rest vom
Vortag)
15 g geriebener Käse
*grüner Salat
1 Ration Obst
etwaige zusätzliche Ergänzungsmittel

Menü 7

Nach dem Aufstehen   Ergänzungsmittel mit Ballaststoffen
(und / oder Holzkohle und / oder Heil-
erde)
1 großes Glas Wasser

Frühstück   Porridge aus 25 g Haferflocken und
Milch von den erlaubten 200 ml
1 Ration Obst
Multivitamin- und Mineralstoffpräpa-
rate, Ergänzungsmittel mit essenziellen
Fettsäuren und Aminosäuren

Vormittags   1 Ration Obst
15 g rohe Nüsse oder Kerne (fakultativ)

Vor dem Mittagessen	Ergänzungsmittel mit Ballaststoffen (und/oder Holzkohle und/oder Heilerde) 1 großes Glas Wasser
Mittagessen	Getoastetes Käsesandwich (2 Scheiben Brot, 55 g Cheddar) 2 Scheiben Toast Salat mit beliebig viel Gemüse aus der Aufzählung in Kapitel 16
Nachmittags	1 Ration Obst
Vor dem Abendessen	Ergänzungsmittel mit Ballaststoffen (und/oder Holzkohle und/oder Heilerde) 1 großes Glas Wasser
Abendessen	Linseneintopf (nach dem Rezept für Linsensuppe, mit 160 g gekochten grünen Linsen und 1 oder 2 Teelöffel Öl) 1 Scheibe Brot 1 Ration Obst etwaige zusätzliche Ergänzungsmittel

Musterbeispiel – vegetarisches Menü für Männer

Nach dem Aufstehen	Ergänzungsmittel mit Ballaststoffen (und/oder Holzkohle und/oder Heilerde) 1 großes Glas Wasser
Frühstück	60 g Frühstücksflocken mit Milch von den erlaubten 200 ml 20 g Rosinen Multivitamin- und Mineralstoffpräpa-

rate, Ergänzungsmittel mit essenziellen
Fettsäuren und Aminosäuren

Vormittags	1 Ration Obst
	15 g rohe Nüsse oder Kerne (fakultativ)
Vor dem Mittagessen	Ergänzungsmittel mit Ballaststoffen
	(und/oder Holzkohle und/oder Heilerde)
	1 großes Glas Wasser
Mittagessen	*fettarme Gemüsesuppe
	1 Scheibe Brot mit 1 Teelöffel Butter
	200 g Baked Beans in Tomatensoße
	250 g fettarmer Naturjoghurt oder 200
	g fettarmer Fruchtjoghurt
Nachmittags	1 Ration Obst
Vor dem Abendessen	Ergänzungsmittel mit Ballaststoffen
	(und/oder Holzkohle und/oder Heilerde)
	1 großes Glas Wasser
Abendessen	*bratgerührter Tofu mit Gemüse
	(125 g Tofu, 2 Teelöffel Olivenöl)
	210 g gekochter Reis
	etwaige zusätzliche Ergänzungsmittel

Rezepte

__Gemüsesuppen__ Hier sind zahllose Varianten möglich. Wenn
Sie sich an die erlaubten Zutaten (siehe Kapitel 16) halten, können Sie Ihre Fantasie frei walten lassen.

Von allen mit FETTFREI gekennzeichneten Suppen dürfen Sie

beliebige Mengen zu sich nehmen. Sie helfen auch bei der Entgiftung, da sie weitgehend basisch sind und damit für einen ausgewogenen pH-Haushalt sorgen. Wenn Sie zwischendurch etwas Warmes brauchen, aber keine Zeit zum Kochen haben, lösen Sie einfach einen Brühwürfel oder einen Löffel Hefeexktrakt in kochendem Wasser auf.

Für andere Suppenrezepte wird ein wenig Öl benötigt, so dass diese Suppen *nicht* in beliebigen Mengen verzehrt werden dürfen. Sie sind mit FETTARM gekennzeichnet, und das zu verwendende Fett, in der Regel ein Teelöffel, muss von der täglich zulässigen Fettmenge abgezogen werden.

Alle Suppen sind einfach und schnell zuzubereiten, doch wenn Sie noch mehr Zeit sparen möchten, kochen Sie am besten größere Mengen und frieren sie portionsweise ein.

Noch eine abschließende Bemerkung: Die meisten Rezepte enthalten viele Kräuter und Gewürze. Hier können Sie beliebig variieren, je nach Verfügbarkeit und persönlichem Geschmack.

Gemüsesuppe mit Chinakohl, FETTFREI Für dieses Rezept können Sie nicht nur Chinakohl, sondern jede beliebige Gemüsekombination aus den in Kapitel 16 aufgezählten Sorten verwenden.

1 l Hühner- oder Gemüsebrühe (selbst gemachte Brühe,
von der das Fett abgeschöpft wurde, oder Brühwürfel)
2 mittelgroße Karotten, in dünne Scheiben geschnitten
2 Stangen Sellerie, in Stücke geschnitten
1 Zwiebel, fein gehackt
3 EL gehackte frische Petersilie (fakultativ)
Salz und frisch gemahlener schwarzer Pfeffer
200 g Chinakohl, in feine Streifen geschnitten
1 große reife Tomate, entkernt und in Stücke geschnitten

Brühe in einem großen Topf zum Kochen bringen. Karotten, Sellerie, Zwiebel, Petersilie und Gewürze hineingeben. Erneut zum

Kochen bringen, dann bei geschlossenem Deckel etwa 15 Minuten köcheln lassen. Chinakohl hinzufügen und weitere 5 Minuten köcheln lassen.

Sättigender wird die Suppe durch Zugabe von 75 g gekochten Hartweizenteigwaren oder 70 g gekochtem Reis pro Person. Dies entspricht einer Ration aus der täglich zulässigen Kohlenhydratmenge.

Karottensuppe, FETTFREI Karotten schmecken von Natur aus süß und ergeben eine sämige, sättigende, fettfreie Suppe, die besonders im Winter vorzüglich mundet. Wenn Sie eine Küchenmaschine besitzen, ist das Gemüse in Minutenschnelle kochfertig.

1 l Hühner- oder Gemüsebrühe (selbst gemachte Brühe, von der das Fett abgeschöpft wurde, oder Brühwürfel)
750 g Karotten, in grobe Stücke geschnitten
1 große Zwiebel, fein gehackt
4 Knoblauchzehen, in Stücke gehackt und dann zerquetscht
2 EL frisch geriebener Ingwer (fakultativ)
1 TL gemahlener Kreuzkümmel
1 TL gemahlener Koriander oder 1 Bund frischen Koriander
Salz, 1 Prise Cayennepfeffer und frisch gemahlener schwarzer Pfeffer
2 EL Zitronensaft

Brühe in einem großen Topf zum Kochen bringen. Karotten, Zwiebel, Knoblauch, Ingwer und Gewürze hineingeben und etwa 30 Minuten köcheln lassen. Suppe abschmecken. Leicht abkühlen lassen, danach mit einem Handrührer, im Mixer oder in der Küchenmaschine pürieren. Ist die Mischung zu dick, mit etwas Brühe oder Wasser verdünnen. Kurz vor dem Servieren Zitronensaft hinzufügen.

__Japanische Bouillon, FETTFREI__ Auch diese Suppe lässt sich sehr schnell zubereiten. Sie ist eine leichte, erfrischende Abwechslung zu gehaltvolleren Suppen.

1 l Hühner- oder Gemüsebrühe (selbst gemachte Brühe, von der das Fett abgeschöpft wurde, oder Brühwürfel)
Salz und frisch gemahlener schwarzer Pfeffer
1 TL gemahlener Ingwer
2 Frühlingszwiebeln, fein gehackt
1 Karotte, in streichholzdünne Stifte geschnitten
ein paar Pilze, in feine Scheiben geschnitten
Sojasoße zum Abschmecken

Brühe in einem großen Topf zum Kochen bringen, Gewürze und geriebenen Ingwer zugeben. In angewärmte Suppentassen füllen und das Gemüse darüber streuen. Nach Belieben mit Sojasoße abschmecken.

Eiweißhaltiger wird die Suppe mit Tofu (von der erlaubten Tagesmenge abziehen): In Würfel schneiden, in die kochende Brühe geben und alles 3 Minuten köcheln lassen. Anschließend fortfahren wie oben beschrieben.

Eine sättigendere Variante entsteht durch Hinzufügen von 25 g getrockneten Eierteigwaren pro Person. Nudeln in die kochende Brühe schütten und so lange kochen, wie auf der Packung angegeben. Die Nudelmenge entspricht einer Ration Kohlenhydrate, also zum Beispiel einer Scheibe Brot oder Toast, die Sie dafür weglassen müssen.

__Tomatensuppe, FETTARM__ Diese Suppe erfordert ein wenig mehr Aufwand, schmeckt jedoch köstlich. Wenn Sie gar keine Zeit haben, können Sie sich stattdessen im Reformhaus Tomatensuppe mit biologischen Zutaten besorgen, die nur aufgekocht werden muss.

Eine Portion Tomatensuppe nach Rezept entspricht einer Einheit Fett; dies ist zu berücksichtigen, falls Sie mehr Fett verwenden. Sollten Sie Kohlenhydrate (Nudeln oder Reis) hinzufügen, müssen Sie auch diese von der zulässigen Tagesmenge abziehen.

1 EL Olivenöl
1 Zwiebel, fein gehackt
1 Karotte, gerieben
900 g frische Tomaten, enthäutet und entkernt
500 ml Hühner- oder Gemüsebrühe (selbst gemachte Brühe, von der das Fett abgeschöpft wurde, oder Brühwürfel)
2 EL frisches Basilikum (fakultativ)
1 TL Zitronensaft
Salz und frisch gemahlener schwarzer Pfeffer

Öl in einem Topf erhitzen. Zwiebel und Karotte darin dünsten, bis sie weich, jedoch nicht braun sind. Tomaten und Brühe zugeben, zum Kochen bringen und etwa zehn Minuten köcheln lassen. Abkühlen lassen, Basilikum zufügen und die Suppe in einer Küchenmaschine oder im Mixer pürieren. Suppe entweder erhitzen und warm essen oder in den Kühlschrank stellen und kalt verzehren. In beiden Fällen Zitronensaft und Gewürze erst kurz vor dem Servieren zugeben.

Das Rezept ergibt etwa sechs sättigende Portionen. Variante: An Tagen, an denen Sie sich in der Kategorie »Eiweiß« für Naturjoghurt entscheiden, können Sie etwas davon in die Suppe rühren.

Pilz-Schalotten-Suppe, FETTARM Junge Schalotten kann man wie Frühlingszwiebeln verwenden. Im reiferen Stadium sind sie ideal für Suppen wie die folgende:

1 EL Olivenöl
8 Schalotten oder sehr kleine Zwiebeln, in Hälften geschnitten

850 ml Hühner- oder Gemüsebrühe (selbst gemachte Brühe,
von der das Fett abgeschöpft wurde, oder Brühwürfel)
1 Karotte, in dünne Scheiben geschnitten
1 TL getrockneter Estragon oder 2 Stiele frischer Estragon
Salz und frisch gemahlener schwarzer Pfeffer
1 TL Zitronensaft
85 g Brokkoli, in kleine Röschen gebrochen
115 g Pilze, gesäubert und in Stücke geschnitten
225 g Kürbis, in kleine Würfel geschnitten

Öl in einer Pfanne erhitzen, Zwiebeln darin anbräunen. Brühe,
Karotte, Estragon, Gewürze und Zitronensaft zufügen. Zum Kochen bringen und etwa 10 Minuten köcheln lassen. Brokkoli, Pilze
und Kürbis zugeben und weitere 5 Minuten köcheln lassen beziehungsweise so lange, bis das Gemüse weich ist.
	Die Rezeptmenge ergibt etwa vier sättigende Portionen.

	Grüner Salat	Verwenden Sie unbedingt Salat und Kräuter
aus ökologischem Anbau oder aus dem eigenen Garten, die Sie
weder gedüngt noch mit Pestiziden behandelt haben. Salat aus
konventionellem Anbau kann reichlich chemische Kalorien enthalten und ist daher für die Entgiftungsdiät nicht zu empfehlen.
Wenn Sie keinen biologischen Salat bekommen, nehmen Sie stattdessen ein anderes Gemüse aus kontrolliert biologischem Anbau:
Blumenkohl, grüne Bohnen, Bohnensprossen, Brokkoli, Brunnenkresse, Chinakohl, Kohl, Kresse, Rauke, Spinat oder Zucchini.

	Hühner-Zitronen-Kebab	Eignet sich auch zum Grillen im
Freien.

Zutaten für 1 Hühner-Kebab und 1 Gemüse-Kebab:
100 g Hühnerfleisch ohne Knochen, von dem das Fett
entfernt wurde
3 Schalotten oder sehr kleine Zwiebeln

1 Zucchini, in dickere Scheiben geschnitten
1 grüne, rote oder gelbe Paprikaschote, in ca. 2,5 cm große
Quadrate geschnitten
3 Kirschtomaten
2 TL Olivenöl
2 TL Zitronensaft
1 Knoblauchzehe, fein gehackt
Salz und frisch gemahlener schwarzer Pfeffer
2 Holz- oder Metallspieße

Hühnerfleisch in 2,5 cm große Würfel schneiden, auf einen Spieß
stecken und in eine mit Alufolie ausgelegte Grillpfanne legen.
Den zweiten Spieß mit Schalotten, Zucchinischeiben, Paprika-
stücken und Tomaten bestücken und zunächst beiseite legen.
Öl, Zitronensaft, Knoblauch und Gewürze vermischen und die
Hälfte davon auf den Kebabs verteilen. Hühnerkebab bei starker Hitze beidseitig 7 bis 8 Minuten grillen, Gemüsekebab je 3
Minuten. Während des Grillens mit der restlichen Ölmischung
bestreichen.

Bratgerührtes Schweinefleisch mit Ananas Die Zubereitung
dauert nur 20 Minuten.

2 TL Olivenöl
100 g mageres Schweinefleisch, in feine Streifen geschnitten
Salz und frisch gemahlener schwarzer Pfeffer
¼ TL geriebener Ingwer
1 kleine Zwiebel, in feine Würfel geschnitten
1 rote Paprikaschote, in Streifen geschnitten
Sojasoße zum Abschmecken
2 Tomaten, enthäutet, entkernt und in Würfel geschnitten,
ersatzweise ein paar Löffel gewürfelte Dosentomaten
100 g frische oder Dosenananas, in Würfel geschnitten

Wenn Sie zu diesem Gericht Reis servieren wollen, setzen Sie ihn auf, nachdem Sie die Zutaten vorbereitet haben. Öl in einem Wok erhitzen. Schweinefleisch mit Salz und Pfeffer würzen und zusammen mit dem Ingwer in den Wok geben. Unter Rühren braten, bis das Fleisch auf allen Seiten gebräunt ist. Zwiebel, Paprikaschote und Sojasoße zufügen und einige Minuten unter Rühren braten. Tomaten und Ananas zugeben. Nach Belieben mit weiterem Salz, Pfeffer und/oder Sojasoße abschmecken.

Frische Tomatensoße   Tipp: Bereiten Sie zwei oder mehr Portionen zu und frieren Sie den Rest, den Sie nicht sofort benötigen, ein. Die Soße schmeckt sehr gut mit Hartweizenteigwaren und zu gegrillter Hühnerbrust. Für eine Portion Soße brauchen Sie folgende Zutaten:

1 TL Öl
1 TL Olivenöl
1 Zwiebel, in feine Würfel geschnitten
1/2 kleine Zucchini, in feine Würfel geschnitten
4 große Tomaten, enthäutet und entkernt oder, ersatzweise,
1 kleine Dose Tomaten
Salz und frisch gemahlener Pfeffer
1/2 TL getrocknetes Basilikum (fakultativ)
ein paar frische Basilikumblätter

Öl in einer Pfanne erhitzen und die gewürfelte Zwiebel darin dünsten, bis sie weich, jedoch nicht braun ist. Zucchini zufügen und unter Rühren 5 Minuten dünsten. Tomaten, getrocknetes Basilikum (fakultativ) und Gewürze zugeben und mit geschlossenem Deckel bei schwacher Hitze etwa 5 Minuten köcheln lassen, dabei gelegentlich umrühren. Mit frischem Basilikum garnieren.

Linsen-Gemüse-Suppe   Diese Suppe enthält eine Ration der täglichen Kohlenhydratmenge sowie Öl von der zulässigen Tagesmenge. Die Mengenangaben gelten für vier Portionen. Vegetarier können einen sättigenderen Linseneintopf daraus machen, indem sie die Linsenmenge auf 240 g Trockengewicht erhöhen. Eine Portion Linseneintopf entspricht dann entweder zwei Rationen Kohlenhydrate oder einer Ration Protein. Für den Eintopf wird etwas mehr Brühe benötigt. Nehmen Sie so viel, bis die gewünschte Konsistenz erreicht ist. Grüne oder braune statt roter Linsen müssen Sie zuvor einweichen.

1 EL Öl
1 große Zwiebel, fein gehackt
1 Knoblauchzehe, in Scheibchen geschnitten oder gepresst
120 g getrocknete rote Linsen (gewaschen)
Salz und frisch gemahlener schwarzer Pfeffer
1,2 l Hühner- oder Gemüsebrühe (selbst gemachte Brühe, von der das Fett abgeschöpft wurde, oder Brühwürfel)
1 Karotte, in feine Würfel geschnitten
½ – 1 TL gemischte getrocknete Kräuter (fakultativ)
3 Bund frische Petersilie
1 Zitronenschnitz zum Garnieren

Öl in einem Topf erhitzen. Zwiebel und Knoblauch dünsten, bis sie weich, jedoch nicht braun sind. Linsen und Gewürze zugeben und zum Kochen bringen. Karotten, Petersilie im Bund und Kräuter zufügen und Suppe bei schwacher Hitze etwa 45 Minuten leicht köcheln lassen. Danach abkühlen lassen und Petersilie herausnehmen. Falls gewünscht, in der Küchenmaschine oder im Mixer pürieren; dabei eventuell Brühe oder Wasser zufügen. Wieder erhitzen und mit frischer Petersilie und Zitronenschnitz garnieren.

__Gemüse-Nudel-Suppe__ Die Suppe ist sehr schnell zuzubereiten. Sie ist fettfrei, enthält jedoch pro Portion eine Ration Kohlenhydrate. Die angegebenen Mengen beziehen sich auf vier Portionen.

1 l Hühner- oder Gemüsebrühe (selbst gemachte Brühe, von der das Fett abgeschöpft wurde, oder Brühwürfel)
1 EL frischer Ingwer, gerieben
1 Knoblauchzehe, in Scheibchen geschnitten und zerquetscht
½ rote oder 1 grüne Chilischote, entkernt und in Würfel geschnitten
100 g getrocknete Eierteigwaren
2 EL Sojasoße
2 Frühlingszwiebeln, in feine Würfel geschnitten
4 Pilze, in feine Scheiben geschnitten
Salz und frisch gemahlener schwarzer Pfeffer

Brühe mit Ingwer und Knoblauch in einen Topf geben und zum Kochen bringen. Erst Chilischoten, dann die Eierteigwaren zugeben und so lange garen wie auf der Packung angegeben. Sojasoße und Gemüse zufügen. Würzen.

Die Suppe lässt sich mit Hühnerbrust anreichern, in Würfel oder Streifen geschnitten und gegrillt. Vergessen Sie dabei aber nicht, dass Sie das Hühnerfleisch von der täglich zulässigen Proteinmenge abziehen müssen.

Hühner-Kasserolle   Tipp: Bereiten Sie die doppelte Menge zu und bewahren Sie die Hälfte für den nächsten Tag auf.

1 TL Olivenöl
Salz und frisch gemahlener schwarzer Pfeffer
100 g Hühnerbrust, von der das Fett entfernt wurde
1 große Zwiebel, in Würfel geschnitten
200 ml Hühner- oder Gemüsebrühe (selbst gemachte Brühe, von der das Fett abgeschöpft wurde, oder Brühwürfel)
frische Petersilie und Thymian (fakultativ)
1 rote Paprikaschote, in Würfel geschnitten

Öl in einer Pfanne erhitzen. Hühnerbrust würzen, in die Pfanne geben und auf beiden Seiten anbräunen. Zwiebel zufügen und unter Rühren dünsten, bis sie weich ist. Etwa die Hälfte der Brühe angießen und aufkochen lassen. Kräuter (fakultativ) und Paprikaschote zugeben und mit geschlossenem Deckel etwa 20 Minuten köcheln, dabei gelegentlich umrühren. Falls die Hühnerbrust zu trocken wird, weitere Brühe angießen.

Bratgerührte Garnelen und Gemüse Wenn Sie die Garnelen durch Tofu ersetzen, erhalten Sie eine vegetarische Mahlzeit.

2 TL Olivenöl
100 g Bärengarnelen, für Vegetarier ersatzweise 125 g frischer roher Tofu, in 1,5 cm große Würfel geschnitten
Salz und frisch gemahlener schwarzer Pfeffer
2 Frühlingszwiebeln oder ½ kleine Zwiebel, in Würfel geschnitten
1 Knoblauchzehe, in feine Würfel geschnitten
¼ – ½ TL frischer Ingwer, gerieben
1 Prise Chilipulver
200 g in Scheiben oder Würfel geschnittenes Gemüse aus folgender Auswahl: Bohnensprossen, Brokkoli, Maiskölbchen, Pilze, Wasserkastanien, Zuckerschoten
2 TL Sojasoße
4 Stiele frischer Koriander

Die Kochzeit beträgt nur wenige Minuten. Reis oder Nudeln als Beilage müssen Sie entsprechend früher ansetzen. Halten Sie einen angewärmten Teller für die Garnelen bereit.

Olivenöl in einem Wok erhitzen. Garnelen, beziehungsweise Tofu, mit Salz und Pfeffer würzen und in den Wok geben. Zwei Minuten unter Rühren braten beziehungsweise so lange, bis die Garnelen rosa sind. Garnelen aus dem Wok nehmen und auf einen angewärmten Teller legen. (Tofu hingegen bleibt im Wok.) Chilipulver und Gemüse in den Wok geben und unter Rühren kurz braten. Wenn das Gemüse gar ist, Koriander und Sojasoße zufügen.

__Hartweizenteigwaren mit Schinken und Tomatensoße__   Ein weiteres Rezept, das sehr rasch zubereitet ist. Wasser zum Kochen bringen und Nudeln hineingeben, währenddessen den Schinken rösten. Bis der Schinken gar ist, haben Sie die gesamte Mahlzeit fertig.

100 g rohen Schinken (ohne Fettrand)
1 rote Zwiebel, in feine Scheiben geschnitten
4 große Tomaten, enthäutet, entkernt und in Würfel geschnitten
frisches Basilikum
Salz und frisch gemahlener schwarzer Pfeffer
25 g Hartweizenteigwaren (Trockengewicht)

Reichlich Wasser in einem großen Topf zum Kochen bringen. Teigwaren hineingeben und so lange kochen wie auf der Packung angegeben. Inzwischen den Schinken rösten und in Streifen schneiden. Gewürfelte Zwiebel und Tomaten, Basilikum, Salz und Pfeffer mit den fertig gegarten Teigwaren vermischen, Schinkenstreifen darüber streuen.

__Borlotti-Kasserolle__   Ein sehr reichhaltiges, sättigendes Gericht, ideal für kalte Tage und für den großen Hunger. Getrocknete Bohnen müssen Sie zuvor einweichen. Falls Sie keine Borlotti-Bohnen bekommen, können Sie auch Pinto-Bohnen nehmen. Die angegebene Menge reicht für zwei Portionen. Auch dieses Gericht eignet sich gut zum Einfrieren.

120 g getrocknete Borlotti-Bohnen, über Nacht eingeweicht und abgetropft oder, ersatzweise, 320 g Dosenbohnen, abgetropft

3 TL Olivenöl
1 Zwiebel, fein gehackt
1 Knoblauchzehe, fein gehackt
250 g Zucchini, in Würfel geschnitten
1 grüne Paprikaschote, in Würfel geschnitten
400 g gewürfelte Dosentomaten
1 Lorbeerblatt (fakultativ)
Salz und frisch gemahlener schwarzer Pfeffer

Für die Pesto-Soße:
30 g geriebener Parmesan
4 EL frisches Basilikum, fein gehackt
1 TL Olivenöl
1 Knoblauchzehe, in feine Würfel geschnitten
Salz und frisch gemahlener schwarzer Pfeffer

Alle Zutaten für das Pesto gut miteinander vermischen und die fertige Soße in den Kühlschrank stellen.

Wenn Sie Trockenbohnen verwenden, einen großen Topf mit Wasser zum Kochen bringen, Bohnen hineingeben und etwa 40 Minuten köcheln lassen, beziehungsweise so lange, bis sie weich sind. Abtropfen lassen und beiseite stellen.

Öl in einer Kasserolle erhitzen. Zwiebel und Knoblauch darin dünsten, bis sie weich sind. Zucchini, Paprikaschote, Bohnen, Tomaten, Lorbeerblatt (falls gewünscht) und Gewürze zugeben. Mit geschlossenem Deckel etwa 25 Minuten köcheln lassen. Pesto-Soße unterrühren und servieren.

Chili mit Reis Dieses köstliche und sättigende Gericht enthält viele lösliche Ballaststoffe und ist der Entgiftung daher sehr förderlich. Die angegebene Menge reicht für zwei Portionen.

4 TL Olivenöl
1 Zwiebel, in Würfel geschnitten

1 Karotte, in Würfel geschnitten
1 Knoblauchzehe, gehackt
1 rote Paprikaschote, in Würfel geschnitten
60 g getrocknete grüne Linsen, ersatzweise 160 g Dosenlinsen, abgetropft
1 Dose gewürfelte Tomaten
250 ml Gemüsebrühe
1 Prise Chilipulver
1 Prise gemahlener Kreuzkümmel
1 Prise Cayennepfeffer
Salz und frisch gemahlener schwarzer Pfeffer
160 g Kidney-Bohnen aus der Dose, abgespült und abgetropft
50 g Reis (Trockengewicht)
Zitronenspalten zum Garnieren

Öl in einer Pfanne erhitzen. Zwiebel, Karotte, Knoblauch und Paprikaschote bei schwacher Hitze etwa 10 Minuten dünsten. Linsen, Tomaten, Brühe und Gewürze zugeben. Bei Verwendung getrockneter Linsen mit geschlossenem Deckel etwa 50 Minuten garen, Dosenlinsen nur etwa 10 Minuten kochen (während der Reis gart). Mit Zitronenspalten garnieren.

18.
Die chemischen Kalorien
in unseren Nahrungsmitteln

Ganz ehrlich – dieser Leitfaden ist das A und O des Abnehmens. Mit diesem sensationell neuen Wegweiser haben Sie zum allerersten Mal die Möglichkeit, die jeweils typische Belastung verschiedener Nahrungsmittel mit chemischen Kalorien zu beurteilen und gewinnen damit eine Vorstellung davon, was dick macht und was nicht – und sehen vielleicht viele Ihrer Lieblingsspeisen in völlig neuem Licht!

Die Tabelle versetzt Sie auch in die Lage, sich chemiearm zu ernähren, ohne ein Vermögen auszugeben. Und sie zeigt Ihnen Sparmöglichkeiten auf. Zum Beispiel: Wenn Sie die Wahl zwischen Kopfsalat aus ökologischem Anbau und Walnüssen oder Blumenkohl aus ökologischem Anbau haben, investieren Sie die Extrasumme, die Sie für Biogemüse reserviert haben, lieber in den biologischen Kopfsalat, denn Walnüsse und Blumenkohl sind auch aus konventionellem Landbau arm an chemischen Kalorien. Am besten nehmen Sie in Zukunft die Tabelle zu jedem Einkauf mit.

Wie die Tabelle entstand

Grundlage der Tabelle sind die im Laufe von vier Jahren vom britischen Landwirtschaftsministerium veröffentlichten Angaben über Pestizid-Rückstände in Lebensmitteln aus Großbritannien und Importländern, vor allem Europa.[301]

Anhand der Angaben über mehr als neunzig verschiedene

Pestizidarten habe ich für jedes Nahrungsmittel den durchschnittlichen Gehalt an chemischen Kalorien errechnet. Interessanterweise wies die Anzahl der verschiedenen Pestizide in jeder Probe
eine erhebliche Variationsbreite auf – zwischen 0 und 27 –, es
ergab sich jedoch ein Durchschnittswert von 1,5 je getestetem
Lebensmittel. Wurden Lebensmittel mehrfach getestet, habe ich
die durchschnittliche Menge chemischer Kalorien für jedes einzelne errechnet.

Gebrauchsanweisung

Um die Tabelle möglichst einfach zu gestalten, habe ich die Belastung mit chemischen Kalorien in fünf Kategorien eingeteilt:

- sehr niedrig
- niedrig
- mittel
- hoch
- sehr hoch

Am unbedenklichsten sind natürlich die Lebensmittel in der
Kategorie *sehr niedrig*; sie haben entweder keine nachweisbaren
chemischen Kalorien oder nur extrem wenig. Trotzdem sollten
auch Obst und Gemüse aus dieser Kategorie vor dem Verzehr
vorsichtshalber gründlich gewaschen oder geschält werden.

Die Lebensmittel in der Kategorie *niedrig* sind auch noch relativ unbedenklich, da sie nur eine geringe Menge chemischer
Kalorien enthalten. Auch hier gilt, dass Sie Obst und Gemüse vor
dem Verzehr waschen oder schälen sollten.

Bei der Kategorie *mittel* ist die Belastung mit chemischen
Kalorien bereits nicht mehr ganz unerheblich, so dass es sich
lohnt, auf die ökologische Alternative umzusteigen. Ist dies nicht
möglich, sollten Sie versuchen, mithilfe der in Kapitel 9 beschrie-

benen Methoden eine potenzielle Kontamination weitgehend auszuschließen.

Lebensmittel mit einem *hohen* Gehalt an chemischen Kalorien
können auf Dauer das Schlankheitssystem schädigen, so dass wir
ihnen so weit wie möglich aus dem Weg gehen sollten. Auch hier
sollten Sie die ökologische Alternative wählen oder mit den entsprechenden Zubereitungstechniken (siehe Kapitel 9) die Belastung zumindest so weit wie möglich senken.

Lebensmittel aus der Kategorie *sehr hoch* sollten komplett ge-
mieden oder durch die biologische Variante ersetzt werden. Eine
Ausnahme sind Orangen, deren chemischer Kalorienwert sich
durch Schälen erheblich verringert.

Die Angaben sind Schätzwerte

Wie bereits erläutert, beruhen meine Angaben auf den Zahlen
des britischen Landwirtschaftsministeriums für durchschnittliche
Pestizid-Rückstände in Lebensmitteln. Die Stichproben waren
jedoch relativ klein und die nachgewiesene Menge chemischer
Kalorien hing von den jeweils praktizierten Anbau- beziehungsweise Tierhaltungsmethoden ab, die selbstverständlich einer großen Schwankungsbreite unterliegen: Die Tabelle kann also nur
Anhaltspunkte geben, damit Sie das Ausmaß der Kontamination
einzelner Lebensmittel einschätzen können.

Wenn Sie die verschiedenen Kategorien durchgehen, werden
Sie sehen, dass manche Lebensmittel in einer Form stärker und
in einer anderen weniger stark belastet sind, was daran liegen
mag, dass sich die Rückstandsmenge durch bestimmte Verarbei-
tungsmethoden verringern lässt. Aus diesem Grund enthalten
viele verarbeitete Lebensmittel wie Kekse, Chips und Brot relativ
wenig chemische Kalorien.

Chemikalien werden auch zu Konservierungszwecken eingesetzt, denn Obst und Gemüse sollen im Supermarkt perfekt aus-

sehen. Bei anderen Methoden wie Einfrieren oder Konservierung in Dosen werden weniger chemische Substanzen benötigt (die zudem ziemlich teuer sind). Dies erklärt, weshalb beispielsweise Himbeeren aus der Tiefkühltruhe oder aus der Dose kaum mit chemischen Kalorien belastet sind, frische Himbeeren dagegen sehr.

Gleiches gilt für Fertiggerichte verschiedenster Art. Zum Beispiel enthalten Feinkostsalate weniger chemische Kalorien, weil das Gemüse vor der Verarbeitung gewaschen und geschnitten wurde und folglich weniger Chemikalien eingesetzt werden, um das Produkt »gut aussehen« zu lassen.

Bei vielen stark belasteten Obst- und Gemüsesorten sitzen die chemischen Kalorien größtenteils in der Schale, so dass durch Schälen auch die chemische Belastung drastisch sinkt. Deswegen sind Bananenchips weniger belastet als frische Bananen und Orangensaft weniger als frische Orangen.

Eine Bemerkung zu Milchprodukten und Eiern: Die in der Tabelle angegebenen Werte beziehen sich auf Pestizid-Rückstände, so dass viele dieser Lebensmittel als nur gering belastet ausgewiesen sind. Gerade tierische Erzeugnisse können jedoch auch Antibiotika oder andere Wachstumsförderer sowie Umweltschadstoffe enthalten, die bei den Tests des britischen Landwirtschaftsministeriums nicht berücksichtigt wurden. Da auch diese Chemikalien als Dickmacher wirken, erhöht sich die Menge chemischer Kalorien. Die Belastung könnte sich in Fleisch und sonstigen tierischen Produkten aus Massentierhaltungsbetrieben niederschlagen: Speziell Hühner-, Truthahn- und Schweinefleisch weisen unter Umständen in Wirklichkeit weit mehr chemische Kalorien auf als in den Tabellen angegeben.

Ich werde daher den chemischen Kalorienwert für Fleisch und tierische Produkte neu berechnen. Aus Zeitgründen können die Ergebnisse nicht in das vorliegende Buch einfließen, sind jedoch auf unserer Webseite www.chemicalcalories.com nachzulesen.

Die Werte ändern sich laufend

Da Art und Menge der in der Landwirtschaft eingesetzten Chemikalien wie auch die Methoden des Anbaus beziehungsweise der Viehhaltung selbst Änderungen unterworfen sind, muss auch die Tabelle alle paar Jahre auf den neuesten Stand gebracht werden. Die jeweils aktuellen Informationen finden Sie auf unserer Website.

Noch einmal: Die Tabellenwerte beziehen sich nur auf Pestizide, da keine routinemäßigen Tests auf eventuelle Rückstände anderer Chemikalien wie Kunststoffe oder Umweltschadstoffe durchgeführt werden. Damit Sie sich möglichst wenig chemischen Kalorien aussetzen, sollten Sie sich daher stets an die Empfehlungen in den Kapiteln 7 und 9 halten. Sobald weitere Informationen zur Verfügung stehen, werde ich auf deren Grundlage den chemischen Kalorienwert neu berechnen.

Tabelle der chemischen Kalorien in Nahrungsmitteln

(sofern nicht explizit als Bioprodukte gekennzeichnet, beziehen sich die Werte auf Produkte aus konventioneller Erzeugung)

Potenzieller Gehalt an chemischen Kalorien in diversen Lebensmitteln

Milchprodukte und Eier	sehr niedrig	niedrig	mittel	hoch	sehr hoch
Butter				•	
Eier				•	
Eiskrem	•				
Joghurt	•				
Käse			•		

Milchprodukte und Eier	sehr niedrig	niedrig	mittel	hoch	sehr hoch
Milch	•				
Milchkonzentrat	•				
Milchpulver	•				
Milchpulver, entrahmt	•				
Molkepulver	•				
Sahne			•		

Fisch und Meeresfrüchte	sehr niedrig	niedrig	mittel	hoch	sehr hoch
Aal					•
Aal in Aspik					•
Austern	•				
Fischöle					•
Fischstäbchen	•				
Forelle (Zuchtforelle)				•	
Garnelen (Bären-garnelen)	•				
Jakobsmuscheln	•				
Lachs (Zuchtlachs)					•
Muscheln	•				
Sardinen	•				
Thunfisch				•	
Weißfisch	•				

Obst und Obstprodukte	sehr niedrig	niedrig	mittel	hoch	sehr hoch
Äpfel				•	
Äpfel aus biologischem Anbau	•				
Apfelkonzentrat		•			
Apfelsaftkonzentrat	•				
Aprikosen				•	

Obst und Obstprodukte	sehr niedrig	niedrig	mittel	hoch	sehr hoch
Aprikosen, getrocknet	•				
Aprikosenkonzentrat	•				
Bananen			•		
Bananenchips	•				
Johannisbeeren, schwarz, frisch				•	
Johannisbeeren, schwarz, Konserve		•			
Heidelbeeren			•		
Kirschen		•			
Kirschsaftkonzentrat	•				
Klementinen				•	
Kokosnüsse	•				
Kronsbeeren/ Preiselbeeren	•				
Korinthen		•			
Zwetschgen	•				
Datteln, frisch	•				
Datteln, getrocknet	•				
Feigen, frisch	•				
Feigen, getrocknet	•				
Obstsalat, frisch				•	
Obstsalat, Trocken- früchte	•				
Stachelbeeren, frisch	•				
Grapefruit			•		
Weintrauben			•		
Weintrauben, biologisch	•				
Säuglings-Früchtebrei			•		
Säuglings-Früchtebrei, Bioprodukt	•				
Kiwis			•		

Obst und Obstprodukte	sehr niedrig	niedrig	mittel	hoch	sehr hoch
Kiwis aus biologischem Anbau	•				
Zitronen				•	
Zitronensaft	•				
Zitronenschale					•
Zitronenpüree	•				
Limonen	•				
Limonensaft	•				
Loganbeeren	•				
Lychees				•	
Mandarinen					•
Mandarinenkonzentrat			•		
Mandarinensaft	•				
Mangos			•		
Mangokonzentrat	•				
Melonen	•				
Minneolas				•	
Obstmischung, getrocknet			•		
Navelorangen				•	
Nektarinen			•		
Saftorangen					•
Orangenkonzentrat	•				
Orangensaft	•				
Orangensaft, Bioversion	•				
Papayas			•		
Pfirsiche			•		
Pfirsichmark	•				
Birnen				•	
Birnensaftkonzentrat		•			
Birnen, Bioversion	•				

Obst und Obstprodukte	sehr niedrig	niedrig	mittel	hoch	sehr hoch
Persimonen (Dattelpflaumen)		•			
Ananas		•			
Ananas, Konserve	•				
Ananasmark	•				
Ananassaft	•				
Pflaumen		•			
Pflaumen, aus biologischem Anbau	•				
Granatäpfel	•				
Backpflaumen (Dörrpflaumen)		•			
Rosinen	•				
Himbeeren				•	
Himbeeren, tiefgefroren	•				
Himbeeren, Konserve	•				
Himbeeren, biologisch	•				
Johannisbeeren, rot			•		
Rhabarber	•				
Satsumas			•		
Erdbeeren		•			
Sultaninen	•				
Tangerinen			•		
Johannisbeeren, weiß	•				

Getränke	sehr niedrig	niedrig	mittel	hoch	sehr hoch
Bohnenkaffee	•				
Tee					•
Wein	•				
Wein, Bioprodukt	•				

Fette und Öle	sehr niedrig	niedrig	mittel	hoch	sehr hoch
Bratenfett			•		
Leinöl				•	
Margarine	•				
Nierenfett			•		
Olivenöl		•			
Rübsamenöl				•	
Schweinefett/-schmalz				•	
Sonnenblumenöl	•				

Gemüse	sehr niedrig	niedrig	mittel	hoch	sehr hoch
Alfalfasprossen, biologisch	•				
Artischocken			•		
Auberginen	•				
Avocados	•				
Babygemüse, gemischt			•		
Blattgemüse	•				
Blumenkohl	•				
Bohnen, Brech~	•				
Bohnen, breite			•		
Bohnen, grüne	•				
Bohnen, Stangen~			•		
Bohnen, Zwerg~	•				
Bohnensprossen	•				
Brokkoli		•			
Brunnenkresse	•				
Chicorée		•			
Chinakohl	•				
Eierkürbis	•				
Erbsen, grüne	•				

Gemüse	sehr niedrig	niedrig	mittel	hoch	sehr hoch
Erbsen, Zucker~					•
Gartenkürbis	•				
Grünkohl			•		
Gurke	•				
Hopfen					•
Karotten		•			
Kartoffeln				•	
Kartoffeln, fest kochend			•		
Kartoffeln, mehlig				•	
Kartoffeln, neue Ernte		•			
Kartoffeln, Süß~	•				
Kerbel	•				
Kohl	•				
Kohlrüben, gelb				•	
Kopfsalat					•
Kresse	•				
Kürbis	•				
Lauch	•				
Mais	•				
Okra		•			
Oliven				•	
Paprikaschoten		•			
Pastinake		•			
Pilze		•			
Radieschen/Rettich	•				
Rosenkohl		•			
rote Bete	•				
rote Bete, biologisch	•				
Rüben		•			
Salat, diverse Sorten				•	

Gemüse	sehr niedrig	niedrig	mittel	hoch	sehr hoch
Sellerie, biologisch	•				
Sellerie, Knollen~	•				
Sellerie, Stangen~				•	
Spargel			•		
Spinat			•		
Tomaten			•		
Tomaten, aus biologischem Anbau	•				
Tomaten, Kirsch~	•				
Topinambur	•				
Yamswurzel				•	
Zucchini	•				
Zwiebeln, Gemüse~				•	
Zwiebeln, rot				•	

Nüsse, Kerne und Hülsenfrüchte	sehr niedrig	niedrig	mittel	hoch	sehr hoch
Baked Beans	•				
Bohnen, Borlotti	•				
Bohnen, Garten~	•				
Bohnen, Kidney~	•				
Bohnen, Mung~	•				
Bohnen, Wachs~	•				
Cashewnüsse	•				
Erbsen, gelb	•				
Erbsen, Mark~	•				
Haselnüsse	•				
Kastanien	•				
Kichererbsen	•				
Kokosnüsse	•				
Linsen, grün	•				
Linsen, rot	•				

Nüsse, Kerne und Hülsenfrüchte	sehr niedrig	niedrig	mittel	hoch	sehr hoch
Mandeln	•				
Paranüsse	•				
Pekannüsse	•				
Pistazien	•				
Sesamsamen		•			
Walnüsse	•				

Getreide und Getreideprodukte	sehr niedrig	niedrig	mittel	hoch	sehr hoch
Brot, Vollkorn		•			
Brot, dunkel	•				
Brot, Früchte~		•			
Brot, Mehrkorn		•			
Brot, weiß	•				
Frühstücksflocken	•				
Frühstücksflocken für Säuglinge	•				
Gerste	•				
Haferflocken				•	
Hartweizenteigwaren	•				
Hirse	•				
Kekse, salzig	•				
Kekse, süß	•				
Kräcker	•				
Kuchen	•				
Leinsamen			•		
Maiskörner			•		
Maismehl		•			
Mehl, braun	•				
Mehl, Vollkorn	•				
Mehl, Vollkorn, biologisch	•				

Getreide und Getreideprodukte	sehr niedrig	niedrig	mittel	hoch	sehr hoch
Mehl, weiß		•			
Mehl, weiß, biologisch	•				
Müsli, biologisch	•				
Porridge, Säuglingsnahrung		•			
Quinoa	•				
Reis, braun	•				
Reis, weiß	•				
Roggen	•				
Snacks auf Maismehlbasis	•				
Weizen			•		
Weizen, biologisch	•				

Kräuter und Gewürze	sehr niedrig	niedrig	mittel	hoch	sehr hoch
Basilikum	•				
Basilikum, biologisch	•				
Cayennepfeffer	•				
Chilischoten		•			
Dill					•
Estragon		•			
Fenchel	•				
Ingwer	•				
Knoblauch	•				
Knoblauch, gerieben, getrocknet	•				
Koriander			•		
Kreuzkümmel, gemahlen	•				
Kurkuma	•				
Lorbeerblätter			•		
Majoran	•				

Kräuter und Gewürze	sehr niedrig	niedrig	mittel	hoch	sehr hoch
Minze					•
Muskatblüte	•				
Muskatnuss	•				
Origano	•				
Paprikapulver	•				
Petersilie			•		
Petersilienwurzel	•				
Pfeffer, schwarz	•				
Rosmarin			•		
Salbei	•				
Schnittlauch	•				
Senfkörner	•				
Thymian	•				
Zimt	•				

Fleisch und Geflügel	sehr niedrig	niedrig	mittel	hoch	sehr hoch
Ente				•	
Fasan	•				
Gans					•
Gänseleber		•			
Huhn (siehe Kapitel 7)	•				
Kalb	•				
Kaninchen				•	
Lamm					•
Lamm, britischer Herkunft	•				
Lammleber			•		
Lammnieren			•		
Perlhuhn	•				
Rinderleber	•				

Fleisch und Geflügel	sehr niedrig	niedrig	mittel	hoch	sehr hoch
Rindernieren	•				
Rindfleisch			•		
Rindfleisch, Hamburger	•				
Rindswurst	•				
Schinken	•				
Schwein			•		
Schweineleber	•				
Schweinenieren	•				
Schweinswurst			•		
Strauß	•				
Truthahn	•				
Wachtel	•				
Wild	•				

Diverses	sehr niedrig	niedrig	mittel	hoch	sehr hoch
Apfelessig	•				
Gemüsesuppe	•				
Honig	•				
Kakaobohnen			•		
Kakaobutter				•	
Maischips	•				
Marmelade		•			
Pilzsuppe	•				
Schokolade, einfach			•		
Schokolade, Kochschokolade			•		
Schokolade, Vollmilch			•		
Schokolade, weiß		•			
Tomatensuppe	•				
Zucker		•			

19.
Führen Sie über Ihre Fortschritte Buch

Motivation und Erfolgserlebnisse sind die Grundpfeiler jeder Diät. Das Wunschgewicht zu erreichen und zu halten kostet viel Energie und erfordert viel Engagement, und wir brauchen ständig die Bestätigung, dass unsere Bemühungen nicht umsonst waren. Mit anderen Worten, wir wollen Beweise sehen. Der sicht- und messbare Fortschritt ist daher ein wesentlicher Bestandteil Ihres Diäterfolgs. Und haben Sie Ihre Idealfigur erst einmal erreicht, sind Sie auch motiviert, Ihr Gewicht zu halten.

Sie können sich Ihre ganz persönlichen Erfolgsprotokolle erstellen, wenn Sie sich vor Beginn der Diät genau wiegen und messen und die Messungen im Verlauf des Programms in regelmäßigen Abständen wiederholen. Vielleicht wollen Sie sogar eine Foto- oder Videodokumentation über Ihren Erfolg erstellen. Denn die Erkenntnis, wie viel Sie bereits geschafft haben, wird Ihnen besonders dann wieder neuen Mut machen, wenn die Diät ins Stocken gerät oder phasenweise sehr schwer fällt. Wenn Sie Ihren Fortschritt Schwarz auf Weiß protokollieren können, haben Sie den Beweis, dass sich alle Anstrengungen auszahlen.

Eine genaue »Buchführung« ist allerdings nicht nur langfristig von Nutzen. Wenn Sie täglich aufschreiben, was Sie wann gegessen und wann Sie welche Ergänzungsmittel eingenommen haben, werden Sie feststellen, dass das eine großartige Erinnerungsstütze ist: In der Hektik des Alltags kann es leicht passieren, dass Sie den Überblick verlieren, wie viel Sie im Laufe des Tages noch essen dürfen, beziehungsweise welche Ergänzungsmittel Sie noch einnehmen müssen – wie ich aus eigener Erfahrung weiß!

Am Ende dieses Kapitels finden Sie Musterblätter für Ihre täglichen Aufzeichnungen. Sie können sie kopieren oder abschreiben oder in einer Computerdatei speichern. Konzipiert wurden die Blätter für alle, die eine regelrechte Entgiftungsdiät planen; aber auch wer keine Diät im eigentlichen Sinn vorhat, sondern lediglich die chemischen Kalorien aus seinem Leben verbannen will, wird die Formulare hilfreich finden, um sich über die positiven Auswirkungen der neuen Lebensweise auf das Gewicht auf dem Laufenden zu halten.

Ihre ganz persönliche Buchführung

Ergebnisse werden erst sichtbar, wenn Sie eine Ausgangsbasis haben. Messen und wiegen Sie sich vor der Diät und seien Sie dabei unbedingt ehrlich zu sich selbst. Lassen Sie sich, wenn möglich, im Badeanzug fotografieren oder in einem anderen Kleidungsstück, in dem Ihre Körperformen deutlich zu erkennen sind. Lassen Sie sich auch im Laufe der Diät immer wieder fotografieren. Wenn Sie dann die Fotos nebeneinander legen, sehen Sie mit eigenen Augen, wie Ihre Figur sich verbessert.

Protokollieren Sie die verlorenen Pfunde

Jeder weiß, wie schwer es ist, eine Diät zu befolgen, wenn keine regelmäßigen Fortschritte zu verbuchen sind. Am leichtesten können Sie den Erfolg an Ihrer Waage ablesen, was zwar die bekannteste und verbreitetste Methode ist, aber noch lange nicht die beste. Tatsächlich gibt es kaum eine wirklich perfekte Methode. Bevor Sie also entscheiden, ob Sie sich wiegen, den Körper-Masse-Index ausrechnen, den Umfang von Brust, Taille,

Hüfte und Oberschenkeln messen oder die verschiedenen Methoden miteinander kombinieren, sollten Sie über ihre jeweiligen Vor- und Nachteile Bescheid wissen.

Die Waage

Eine Körperwaage gibt es in fast jedem Haushalt. Sich zu wiegen ist einfach, geht schnell und zeigt Ihnen sofort, was Sache ist. Trotzdem kann es problematisch sein, wenn Sie sich allzu sehr auf die Waage verlassen – nicht zuletzt ist darin eine der Ursachen für unsere bisherigen Diätmethoden zu sehen.

Seit vielen Jahren zielen die meisten Diäten einzig und allein auf einen möglichst hohen Gewichtsverlust ab, ohne zu berücksichtigen, ob es sich bei dem abgebauten Gewicht um Fett, Muskelfleisch oder Wasser handelt. Diese Art des Diäthaltens ist deswegen so beliebt, weil sie, nach den Ergebnissen auf der Waage zu urteilen, sehr effizient zu sein scheint.

Inzwischen wissen wir jedoch, dass bei einem Gewichtsverlust von mehr als einem Kilo pro Woche alles, was über dieses Kilo hinausgeht, Flüssigkeitsverlust oder abgebautes Muskelfleisch ist. Konventionelle Waagen können jedoch nicht unterscheiden, ob wir Fett, Wasser oder Muskeln verloren haben. So sind Sie womöglich überzeugt, Sie hätten wunderbare Fortschritte erzielt, während in Wahrheit nur Ihre Muskeln schwinden und das Schlankheitssystem weiter geschädigt wird.

Wenn dies geschieht, haben Sie hinterher trotz scheinbar verblüffender Gewichtsverluste anteilig mehr Körperfett als vorher, eine schlaffe Haut, einen schwabbeligen Körper und überdies einen geringeren Grundumsatz. Während die Waage positive Resultate zeigt, schaden Sie in Wirklichkeit Ihrer Gesundheit und Ihrer Figur.

Umgekehrt ist es durchaus möglich, dass das Gewicht leicht ansteigt, wenn Sie mehr Sport zu treiben beginnen, da Muskelfleisch schwerer als Fett ist. Die Waage scheint also Negatives anzuzeigen, doch die Körperform verbessert sich.

Fazit: Waagen sind nützlich, aber nicht die einzige Methode, um Ihre Fortschritte zu verfolgen.

Bei einer Diät ist die Versuchung sehr groß, sich jeden Tag zu wiegen. Das sollten Sie jedoch keinesfalls tun! Stellen Sie sich nur einmal wöchentlich auf die Waage: Das Gewicht soll eine Hilfe bei der Beurteilung des Erfolgs sein und nicht umgekehrt eine Form von Tyrannei.

Ob Sie nun Listen ausfüllen, Tagebuch führen oder die Ergebnisse in einer Computerdatei festhalten – eine Gewichtstabelle wie die nachstehende ist in jedem Fall nützlich. Füllen Sie das erste Kästchen vor Beginn der Diät aus, die anderen jeweils nach dem wöchentlichen Wiegen.

Woche	0	1	2	3	4
Gewicht in kg					

Woche	5	6	7	8	9
Gewicht in kg					

Schätzung des Körperfettanteils (Körper-Masse-Index)

Inzwischen dürfte allgemein bekannt sein, dass überschüssiges Körperfett und nicht allein das Übergewicht das eigentliche gesundheitliche Problem sind. Jede Diät sollte daher darauf abzielen, dass nicht nur Gewicht im Allgemeinen, sondern möglichst viel Körperfett abgebaut wird.

Somit wäre es angebrachter, statt des Gewichtsverlusts den Fettverlust zu messen – was leider nicht so einfach ist, wie man meinen könnte.

Die akkuratesten Methoden kommen ja nur in der Wissenschaft zum Einsatz. Dazu gehören Wiegen an der Luft und dann vollständig unter Wasser, nach Trinken von radioaktivem Wasser, nach Elektroschocks und Neutronenbeschuss oder mittels bildgebender Verfahren wie Röntgenstrahlen, Computer- und Kernspinresonanz-Tomografie. Und solange Sie nicht Superman sind, könnten Sie sogar Kryptongas verwenden.[302] Für den Hausgebrauch sind freilich weniger präzise Methoden völlig ausreichend. Beispielsweise lässt sich sich die Dicke der Fettschicht unter der Haut mit so genannten Kalipern feststellen; das sind Kneifzangen, mit der die Hautfaltendicke gemessen wird, in der Regel über dem Trizeps, dem Bizeps am Rücken und unmittelbar unter der Taille. Dieser Messung liegt die Erkenntnis zugrunde, dass 50 bis 70 % des Körperfetts unter der Haut gespeichert wird. Misst man die Dicke der Hautfalten an verschiedenen festgelegten Körperstellen und addiert die Werte, kann man von der Summe auf den Körperfettanteil schließen. Viele Ärzte, Diätetiker und Fitnessclubs verfügen über geeignete Geräte und Tabellen zur Umrechnung der Ergebnisse. Wem dies zu umständlich ist, der kann sich selbst ein solches Gerät kaufen.

Sehr viel praktischer ist es, ausgehend von Größe und Gewicht den Körperfettanteil anhand der am Schluss des Buches angegebenen Formel auszurechnen: Damit erhalten Sie den so genannten Körper-Masse-Index (*Body-Mass-Index*, BMI). Natürlich ist es wichtig, immer bei derselben Methode zu bleiben.

Als Richtlinie gilt, dass der Körperfettanteil bei Frauen im Idealfall etwa 22 Prozent, bei Männern rund 15 Prozent beträgt. Bei Sportlern liegt er niedriger, beim Durchschnitt der Bevölkerung um einiges höher: bis zu 32 Prozent bei Frauen und 23 Prozent bei Männern.

Zur Eintragung Ihrer wöchentlichen Messungen sind die nachstehenden Tabellen hilfreich.

Woche	0	1	2	3	4
% Körpferfett					

Woche	5	6	7	8	9
% Körperfett					

Messen des Körperumfangs

Einer der Hauptbeweggründe für eine Diät ist der Wunsch, sichtbar schlanker zu werden. Wenn Sie regelmäßig an verschiedenen Stellen Ihren Körperumfang messen, können Sie sehr genau verfolgen, welche Fortschritte Sie erzielen. Jeder Zentimeter weniger bestätigt Ihnen, dass Sie auf dem richtigen Weg sind. Treiben Sie zusätzlich Sport, machen sich Erfolge noch schneller bemerkbar. Damit ist der Schwund des Körperumfangs ein besserer Indikator als der Gewichtsverlust: Die Mühe des Messens lohnt sich also.

Wichtig ist, dass Sie jede Woche an derselben Stelle Maß nehmen. Das ist in der Praxis gar nicht so leicht; am besten ist es deshalb, Sie messen die entsprechenden Körperpartien jeweils drei Mal und schreiben dann den Durchschnittswert auf.

Auch zu dieser Messmethode wieder eine Tabelle:

Woche	0	1	2	3	4
Brust					
Taille					
Hüften					
Oberschenkel					

Woche	5	6	7	8	9
Brust					
Taille					
Hüften					
Oberschenkel					

Führen Sie ein Diät-Tagebuch

Es hat sich gezeigt, dass Personen, die eine Art Diät-Tagebuch führen, mit größerem Erfolg abnehmen. Falls Ihnen das ebenfalls eine gute Idee zu sein scheint, habe ich nachstehend zwei Musterblätter ausgearbeitet – eines für Männer und eines für Frauen. Kopieren Sie das für Sie passende Blatt oder schreiben Sie es ab: Sie benötigen für jeden Tag ein Blatt. Wenn Ihr Leben auch nur halbwegs dem meinen ähnelt, ist ein solches Tagebuch sehr hilfreich. Als ich mit der Entgiftungsdiät anfing, war es mir ein dringendes Bedürfnis, aufzuschreiben, was ich im Laufe des Tages gegessen hatte, weil ich es in der Hektik des Alltags sonst leicht vergessen hätte.

Falls Sie sich entschließen, ein Diät-Tagebuch zu führen, sollten Sie es immer bei sich haben, damit Sie stets notieren können, was Sie wann essen und trinken. Über kurz oder lang wird das Tagebuch zu einer unschätzbaren Hilfe für die tägliche Planung.

Tagebuch für die Entgiftungsdiät
– Frauen –

Verzehrte Mengen	Datum:
Eiweiß (Art und Menge, z. B. fettarmer Joghurt, 250 g)	
1.	
2.	
Fett	
1. Öl, Butter oder Aufstriche (max. 3 Teelöffel insgesamt)	
oder Nüsse und Kerne (bis zu 20 g)	
2. Milch (bis zu 200 ml)	
Komplexe Kohlenhydrate (Art und Menge, z. B. Kartoffeln, 100 g)	
1.	2.
3.	4.
Einfache Kohlenhydrate (Art und Menge, z. B. Apfel, 1)	
1.	2.
3.	4.
zusätzliche oder fakultative Lebensmittel	
Frgänzungsmittel	
Vitamine und Mineralien	
Omega-3- und Omega-6-Fettsäuren	
Aminosäuren	
Ballaststoffe / Entgiftungsmittel	
Sport und sonstige körperliche Aktivitäten (Art und Dauer)	
BEMERKUNGEN	

Tagebuch für die Entgiftungsdiät
– Männer –

Verzehrte Mengen	Datum:
Eiweiß (Art und Menge, z. B. fettarmer Joghurt, 250 g)	
1.	2.
3.	
Fett	
1. Öl, Butter oder Aufstriche (max. 3 Teelöffel insgesamt)	
oder Nüsse und Kerne (bis zu 20 g)	
2. Milch (bis zu 200 ml)	
Komplexe Kohlenhydrate (Art und Menge, z. B. Kartoffeln, 100 g)	
1.	2.
3.	4.
5.	6.
Einfache Kohlenhydrate (Art und Menge, z. B. Apfel, 1)	
1.	2.
3.	4.
zusätzliche oder fakultative Lebensmittel	
Ergänzungsmittel	
Vitamine und Mineralien	
Omega-3- und Omega-6-Fettsäuren	
Aminosäuren	
Ballaststoffe /Entgiftungsmittel	
Sport und sonstige körperliche Aktivitäten (Art und Dauer)	
BEMERKUNGEN	

20.
Häufig gestellte Fragen

Wer mit der Entgiftungsdiät schon begonnen hat oder demnächst damit beginnen wird, hat sicher eine Menge Fragen: Dieses Kapitel enthält eine Fülle wichtiger Informationen. Überspringen Sie es nicht – je mehr Sie über das Programm wissen, desto größer wird Ihr Gewinn sein.

Muss ich alle Empfehlungen in diesem Buch befolgen, um abzunehmen?
Nein! Es hilft schon, wenn Sie sich an die Grundzüge des Programms halten. Da langlebige chemische Kalorien überwiegend aus Nahrung und Trinkwasser in den Körper gelangen, erreichen Sie schon viel, wenn Sie Ihre Ernährung auf chemiearme, besser noch chemiefreie Lebensmittel umstellen und dazu die richtigen Ergänzungsmittel einnehmen. Das ist das Allerwichtigste. Wenn Sie noch weitere empfohlene Maßnahmen befolgen, umso besser!

Ich kann es mir nicht leisten, nur im Reformhaus und im Naturkostladen einzukaufen. Kann ich die Entgiftungsdiät trotzdem machen?
Auf jeden Fall! Wenn Sie Lebensmittel kaufen, die wenig chemische Kalorien haben, und die erforderlichen Ergänzungsmittel einnehmen, können Sie trotzdem abnehmen und Ihr Gewicht halten.

Ich trinke leidenschaftlich gern Tee und Kaffee. Warum sind sie bei der Entgiftungsdiät nicht gestattet?
Kaffee und Tee beeinträchtigen die Entgiftung auf zweierlei Art.

Erstens zehren sie Nährstoffe auf, das heißt sie rauben Ihrem Schlankheitssystem wichtige Vitamine und Mineralstoffe, die es braucht, um zu funktionieren.[303] Zweitens enthalten sie Koffein. Koffein erhöht zwar vorübergehend die Freisetzung von Katecholaminen ins Blut und sorgt kurzfristig für einen Energieschub. Doch der Preis dafür ist hoch, denn Koffein beschleunigt auch die Ausscheidungsrate der Katecholamine aus dem Körper. Einige Stunden nach der Koffeinzufuhr ist der Katecholaminspiegel womöglich noch niedriger als vorher, was zu einem Gefühl der Ermattung führen kann. Zudem löst der Katecholamin-Tiefstand unter Umständen eine Heißhungerattacke aus.[304]

Da ich weiß, wie schwer es ist, von einem Tag auf den anderen auf Tee und Kaffee zu verzichten, schlage ich vor, dass Sie auf koffeinfreie Alternativen umsteigen. Das allein macht schon sehr viel aus: Die Produktion schlankheitsfördernder Hormone wird wieder angekurbelt, sie bleiben auf einem gleichmäßigeren Niveau, der Heißhunger lässt nach.

Ich rauche viel und habe Angst, zuzunehmen, wenn ich damit aufhöre. Was raten Sie mir?

Da sind Sie nicht allein. Viele Menschen geben das Rauchen nur deswegen nicht auf, weil sie befürchten, dick zu werden. Das Inhalieren von Nikotin treibt künstlich die Konzentration bestimmter schlankheitsfördernder Hormone in die Höhe, was kurzfristig eine Hilfe bei der Gewichtskontrolle darstellt. Allerdings weisen viele mit dem Rauch inhalierten Stoffe einen hohen Gehalt an chemischen Kalorien auf, so dass langfristig das Schlankheitssystem geschädigt wird.[305]

Vielleicht nehmen Sie vorübergehend ein bisschen zu, wenn Sie das Rauchen aufgeben, doch da Sie damit eine Quelle chemischer Kalorien beseitigen, bedeutet dies eine Reaktivierung des natürlichen Schlankheitssystems. Keine Angst, die Entgiftungsdiät hilft, anfänglich zugenommene Pfunde abzubauen und ist auf lange Sicht einer der wichtigsten Faktoren, um Ihr Wunschgewicht zu erreichen.

Es heißt immer, ein gewisses Quantum Alkohol sei gesundheits-
fördernd. Weshalb muss der Alkoholkonsum bei der Diät dann
so stark eingeschränkt werden?
Im Normalfall sind maßvolle Mengen Alkohol kein Problem.
Während einer Diät ändert sich die Sachlage jedoch völlig. Alkohol zehrt nicht nur schlankheitsfördernde Nährstoffe auf, sondern beeinträchtigt auch die Fähigkeit des Körpers, chemische
Kalorien abzubauen. Da das Prinzip der Entgiftungsdiät eben
darauf beruht, chemische Kalorien freizusetzen und auszuscheiden, wäre es kontraproduktiv, wenn Sie während der Entgiftung
Alkohol trinken.

Es ist mir bewusst, dass es für manche schwierig sein kann,
während der gesamten Diät vollständig auf Alkohol zu verzichten. Wenn dies der Fall ist, rate ich Ihnen, zumindest in der ersten Woche keinen zu trinken, da das Entgiftungssystem in dieser
Phase der größten Belastung ausgesetzt ist. Anschließend sollten Frauen maximal vier, Männer maximal acht Alkoholeinhei-
ten pro Woche zu sich nehmen – wobei eine Alkoholeinheit einem
kleinen Schnaps, einem Glas Wein, einem kleinen Glas Sherry
oder 225 Milliliter Bier entspricht.

Kann ich, wenn ich an einem Tag weniger gegessen habe als er-
laubt, am nächsten Tag entsprechend mehr essen?
Leider nicht. Wenn Sie an einem Tag etwas »eingespart« haben,
dürfen Sie es nicht am nächsten Tag zusätzlich essen.

Was passiert, wenn ich einmal schwach werde und die Diät un-
terbreche?
Geben Sie trotzdem nicht auf! Viele Leute haben bisweilen solche Ausfälle. Natürlich ist das nicht gut, kommt aber immer
wieder vor. Solange Sie den Schaden in Grenzen halten, passiert
nichts weiter, als dass Sie langsamer abnehmen. Gelegentliche
Fehltritte sollten auf keinen Fall als Vorwand dienen, ganz mit
der Diät aufzuhören. Auch wenn es schwer fällt, die Situation ist
durchaus wieder gutzumachen. Je mehr chemische Kalorien Sie
abbauen, desto weniger geraten Sie in Versuchung, die Diät zu

unterbrechen. Und sobald Sie sich besser fühlen und besser aussehen, ist das die stärkste Motivation.

Wenn es Ihnen sehr schwer fällt, die Diät fortzusetzen, ist das oft ein Zeichen dafür, dass Ihr Körper stark mit chemischen Kalorien belastet ist und ihm essenzielle Nährstoffe fehlen. In solchen Fällen sollten Sie auf die Nahrungseinschränkung verzichten und sich stattdessen darauf konzentrieren, mithilfe der richtigen Ergänzungsmittel chemische Kalorien abzubauen. Nach ein paar Wochen ist der Körper dann besser vorbereitet, und Sie können einen neuen Versuch starten.

Wenn man Ihr Buch liest, entsteht der Eindruck, viele langlebige chemische Kalorien fänden sich vor allem in tierischen Produkten. Hilft es denn, sich vegetarisch zu ernähren, um das Gewicht zu halten?

Es ist generell gut, mehr Obst, Gemüse, Getreide, Hülsenfrüchte und Nüsse zu essen, aber es ist nicht nötig, völlig auf Fleisch oder gar Milchprodukte zu verzichten, da auch diese einen sehr niedrigen Gehalt an chemischen Kalorien haben können.

Wie lange dauert es, bis alle chemischen Kalorien aus meinem Körper entfernt sind?

Das dauert bei den unterschiedlichen Typen von Chemikalien unterschiedlich lange. Sie alle loszuwerden ist praktisch unmöglich. Doch wenn Sie sich an das Programm halten und die Kontaminierung mit neuen chemischen Kalorien möglichst vermeiden, lassen sich viele Chemikalienrückstände im Körper schon im Laufe von ein paar Wochen drastisch reduzieren. Bei anderen hingegen dauert es Monate. Wenn Sie das Entgiftungsprogramm befolgen, sind die Depots chemischer Kalorien im Körper im Schnitt nach einigen Monaten abgebaut – das ist eine ziemlich kurze Zeit, wenn Sie bedenken, dass Sie Ihr Leben lang Depots aufgebaut haben!

Weshalb richten Chemikalien solche Schäden an, obwohl sich nur winzige Mengen im Körper befinden?

Dafür gibt es eine einleuchtende Erklärung. Die Chemikalien

sind zwar nur in geringen Mengen vorhanden, schädigen jedoch unsere Hormone, die in noch winzigeren Mengen vorhanden sind. Hormone wiederum spielen eine entscheidende Rolle bei der Steuerung der Stoffwechselvorgänge im Körper. Der Körper eines Normalbürgers, der den Chemikalien ein Leben lang ausgesetzt war, ist bereits in einem Umfang kontaminiert, der die Menge der natürlichen Hormone millionenfach übertrifft.[306] Zwar wirken synthetische Chemikalien in der Regel weitaus schwächer als unsere natürlichen Hormone, doch da sie in so großer Zahl präsent sind, können sie erhebliche Schäden anrichten.

Bauen wir im Laufe der Jahre nicht eine gewisse Widerstandskraft gegen diese Chemikalien auf?

Diese Annahme ist weit verbreitet, aber unzutreffend. Chemikalien sind etwas ganz anderes als Viren und Bakterien, für deren Bekämpfung unser Immunsystem im Laufe von Jahrtausenden Methoden entwickeln konnte. Chemikalien hingegen scheinen auf das Immunsystem selbst zu wirken, das folglich immer größere Schäden erleidet, je mehr und je länger wir chemischen Substanzen ausgesetzt sind. Dadurch werden wir nicht nur immer anfälliger für Infektionen, sondern auch für Beschwerden, die unmittelbar mit einer Immunschwäche zusammenhängen, beispielsweise Allergien, Asthma, Ekzeme und anderen Auto-Immunerkrankungen.

Ich bin vor kurzem umgezogen, und mein neues Haus ist womöglich voll von chemischen Kalorien. Wie kann ich Genaueres herausfinden?

Sie können einen Umweltfachmann damit beauftragen, oder Sie leihen sich die entsprechende Ausrüstung aus, um Luft- und Wasserproben zu untersuchen. Vielleicht können Ihnen auch die Vorbesitzer sagen, ob sie beispielsweise Nass- oder Trockenfäule oder Schädlingsbefall mit chemischen Mitteln bekämpft haben. Eventuell finden sich entsprechende Garantien bei den Vertragsunterlagen. Vielleicht können Sie auch fragen, ob die Vorbesitzer natürliche Bausubstanzen und Reinigungsmittel oder konventionelle Produkte benutzt haben.

Nachdem ich mit dem Programm begonnen hatte, ging mein Ekzem stark zurück. Ist das Zufall oder eine Nebenwirkung des Programms?

Tatsächlich können Hautausschläge erheblich nachlassen, wenn man mit weniger chemischen Kalorien in Berührung kommt. Es wird angenommen, dass toxische Chemikalien eine Reihe von Auto-Immunkrankheiten verursachen. Wenn Sie nun den Kontakt mit chemischen Substanzen stark reduzieren und zugleich Ihrem Körper die Nährstoffe zuführen, die er zur Selbstheilung benötigt, wird auch die Haut kräftiger und gesünder. Auch Akne, Hauttrockenheit und Juckreiz können positiv beeinflusst werden.

Ihr Programm hilft beim Abnehmen. Ich möchte zwar nicht viel abnehmen, aber meine Figur verbessern. Nützt das Programm dabei?

Zweifellos. Das ist sogar eine der größten Stärken des Programms. Mit der Ausscheidung der chemischen Kalorien aus dem Körper werden auch die Hormone, die eine bessere Körperform fördern, wieder aktiver. Bei Männern äußert sich das in Muskelwachstum und Abbau der Fettdepots um die Körpermitte. Frauen bauen eher an Taille, Hüften und Oberschenkeln Fettpolster ab, und ihre Muskeln werden fester.

Auch wenn ich abnehme, habe ich noch Cellulitis an Hüften und Oberschenkeln. Hilft Ihr Programm auch dabei?

Auf jeden Fall. Cellulitis, auch Orangenhaut genannt, nennt man die kleinen Hautdellen, die sich besonders an Armen, Bauch und Oberschenkeln bilden. Wenn wir mit weniger chemischen Kalorien belastet sind, werden auch die Fettzellen kleiner, die den Delleneffekt hervorrufen, indem sie die Haut überdehnen. Zudem wird unsere Haut fester und dicker, da mehr eiweißreiches Gewebe erzeugt wird. Folglich sind die Dellen weniger sichtbar und werden allmählich verschwinden.

Wie kann ich mein Schlankheitssystem schützen, wenn ich aus religiösen Gründen fasten muss?

Die plötzliche Freisetzung chemischer Kalorien in den Blutkreislauf während des Fastens kann das Schlankheitssystem sowie den übrigen Körper tatsächlich schädigen. Um den Schaden möglichst gering zu halten, sollten Sie einige Tage vor und nach dem Fasten unbedingt die für die Diät empfohlenen Ergänzungsmittel einnehmen. Zusätzlich sollten Sie unmittelbar vor dem Fasten sowie ein, zwei Tage danach Ballaststoff-Ergänzungsmittel nehmen oder Nahrungsmittel bevorzugen, die viele lösliche Ballaststoffe enthalten. Während des Fastens sollten Sie möglichst viel Wasser trinken und körperliche Aktivitäten einschränken.

Was ist, wenn ich zum Essen eingeladen bin und das Menü sehr viele chemische Kalorien enthält?

Das kann etwas knifflig werden, ist jedoch kein unüberwindliches Problem. Natürlich ist es unhöflich, Essen abzulehnen, mit dem sich die Gastgeber viel Mühe gegeben haben. Am besten nehmen Sie sich mehr von den Speisen, die weniger chemische Kalorien enthalten, und halten sich bei den anderen eher zurück. Ist das nicht möglich, nehmen Sie, sobald Sie wieder zu Hause sind, eine zusätzliche Dosis Ballaststoff-Ergänzungsmittel und möglichst noch weitere bindende Substanzen ein (siehe Kapitel 15). Es dauert sechs bis acht Stunden, bis das Essen komplett verdaut ist, so dass Bindemittel die Aufnahme chemischer Kalorien beträchtlich verringern. Noch besser ist es, wenn Sie die Bindemittel bereits vor dem Essen einnehmen.

Ich liebe Lachs und kann mir nicht vorstellen, auf ihn zu verzichten. Ist denn nirgendwo nur wenig kontaminierter Lachs zu bekommen, oder gibt es eine Möglichkeit, ihn so zuzubereiten, dass der Gehalt an chemischen Kalorien zurückgeht?

Das ist leider schwierig. Die meisten Lachssorten enthalten sehr viele chemische Kalorien. Am besten ist Lachs aus kontrolliert biologischer Zucht, der weniger mit chemischen Substanzen behandelt wird als Lachs aus konventionellen Zuchtfarmen. Allerdings kann auch biologischer Lachs viele chemische Kalorien aus der Nahrungskette enthalten. Möglicherweise werden künftig mehr pflanzliche Eiweißquellen für die Fütterung verwendet, wodurch der Gesamtgehalt an chemischen Kalorien erheblich zurückginge.

Wenn Sie den Lachs zubereiten, sollten Sie alles sichtbare Fett entfernen. Wählen Sie als Beilage möglichst Lebensmittel, die viele lösliche Ballaststoffe enthalten, zum Beispiel Hülsenfrüchte oder Bohnen. Vor dem Essen sollten Sie Ergänzungsmittel mit Ballaststoffen oder Holzkohle einnehmen, da der Körper dann weniger chemische Kalorien absorbiert.

Ich muss beruflich häufig im Restaurant essen, und dort gibt es normalerweise keine Biokost. Wie vermeide ich es, zu viele chemische Kalorien zu mir zu nehmen?

Bestellen Sie einfach Gerichte, die möglichst wenig chemische Kalorien haben. Noch besser, bestellen Sie Speisen, die viele lösliche Ballaststoffe enthalten, zum Beispiel Hülsenfrüchte oder Bohnen. Wenn das nicht möglich ist, können Sie vor oder nach dem Essen ein Bindemittel einnehmen.

Die vielen verschiedenen Vitamine und Ergänzungsmittel, die Sie empfehlen, sind nicht leicht zu bekommen und zudem zu teuer, um die ganze Familie damit zu versorgen. Haben Sie einen Rat für Familien mit beschränktem Budget?

Kaufen Sie en gros ein; vielleicht räumt Ihnen der Hersteller einen Rabatt ein. Außerdem gibt es oft Sonderangebote, speziell für Multivitaminpräparate und Vitamin-C-Ergänzungsmittel.

Versuchen Sie, die besten Ergänzungsmittel zu kaufen, die Sie sich leisten können, also solche, deren Gehalt der empfohlenen Dosis so nahe wie möglich kommt. Möglicherweise müssen Sie auf konventionelles Leinöl zurückgreifen, das zwar nicht so ideal ist wie Leinöl aus biologischem Anbau, jedoch bedeutend billiger. Was die Bindemittel betrifft, so sind lösliche Ballaststoffe wahrscheinlich am günstigsten. Bei Aminosäuren, die sowieso nicht leicht zu bekommen sind, nehmen Sie einfach die, die Sie sich leisten können.

Ich bin schwanger und nehme viel zu schnell zu. Mein Arzt rät mir zur Gewichtskontrolle, aber ich schaffe es einfach nicht. Was kann ich tun?

Zuallererst möchte ich betonen, dass Sie die Nahrungszufuhr in keiner Schwangerschaftsphase aktiv einschränken sollten. Dadurch würden die vorhandenen Depots chemischer Kalorien ins Blut freigesetzt und könnten in den Organismus Ihres ungeborenen Kindes gelangen, was ein höheres Risiko für eine ganze Reihe von Erkrankungen bedeutet. Es gibt andere Methoden, eine übermäßige Gewichtszunahme zu verhindern.

Als Erstes sollten Sie Lebensmittel essen, die möglichst wenig chemische Kalorien enthalten. Dann können Sie Vitamin- und Mineralstoff-Ergänzungsmittel nehmen, die speziell für Schwangere konzipiert sind. Gut sind auch Omega-3-Fettsäuren, zum Beispiel in Form von Leinöl aus biologischem Anbau, die der Entwicklung des Embryos förderlich sind und zudem Ihr Schlankheitssystem stärken. Wenn Sie diese Maßnahmen mit einer Ernährung kombinieren, die viele lösliche Ballaststoffe enthält, müssten Sie in der Lage sein, Ihr Gewicht zu kontrollieren.

Inzwischen unterziehen sich immer mehr Frauen einem Entgiftungsprogramm, *bevor* sie schwanger werden. Das volle Programm, wie in diesem Buch dargestellt, wäre ideal für alle Frauen, die noch nicht gleich, aber in absehbarer Zukunft eine Schwangerschaft planen.

Kann ich die Entgiftungsdiät durchführen, während ich stille?
Aus eigener Erfahrung weiß ich, dass viele Frauen gerade nach der Entbindung unbedingt abnehmen möchten. Doch wenn Sie stillen, sollten Sie keinesfalls die Nahrungszufuhr reduzieren, da sich sonst die durch den Abbau der Fettdepots freigesetzten chemischen Kalorien in der Milch anreichern und auf Ihr Kind übergehen können.[307] Am besten suchen Sie sich Lebensmittel aus, die möglichst wenig chemische Kalorien enthalten, und neh-

men Ergänzungsmittel mit Vitaminen, Mineralstoffen, Aminosäuren, essenziellen Fettsäuren und Ballaststoffen ein. Nur sollten Sie, wie gesagt, nicht weniger essen.

Mein zwölfjähriger Sohn wird trotz all meiner Bemühungen ständig dicker. Wie kann ich ihm helfen?

Es stimmt, mehr und mehr Kinder werden heute übergewichtig. Aber dagegen lässt sich einiges unternehmen. Bei kleineren Kindern sollte man die Nahrungszufuhr nicht einschränken, Ihren Sohn aber können Sie anhalten, Lebensmitteln mit nachweislich wenig chemischen Kalorien den Vorzug zu geben. Auch sollten Sie ihn speziell für Kinder konzipierte Ergänzungsmittel mit Vitaminen und Mineralstoffen sowie essenzielle Fettsäuren in Form von biologischem Leinöl einnehmen lassen.

Vitaminpräparate für Kinder sind oft in lustigen Formen und mit Fruchtgeschmack erhältlich, so dass die Einnahme kein Problem ist. Für Leinöl sind sie allerdings schon schwerer zu erwärmen. Da meine eigenen Kinder Leinöl überall herausschmecken und das Essen sofort ausspucken, habe ich mir angewöhnt, sie nach dem Bad mit ein wenig Leinöl einzureiben. Rückstände im Schlafanzug lassen sich leicht auswaschen. Wenn Ihr Sohn keine Nussallergie hat, können Sie ihm Walnüsse, Kürbiskerne oder andere Produkte geben, die reich an essenziellen Fettsäuren sind.

Sorgen Sie auch dafür, dass Ihr Sohn viele lösliche Ballaststoffe zu sich nimmt, zum Beispiel aus Bohnen, Hafer, Äpfeln und Orangen, und dass er viel Bewegung bekommt.

Wenn Sie all diese Maßnahmen kombinieren, müsste sich das Gewichtsproblem Ihres Sohnes erheblich bessern.

Meine Tochter musste schon immer mit ihrem Gewicht kämpfen, doch mit Beginn der Pubertät ist das Problem noch schlimmer geworden. Soll Sie sich Ihrem Programm unterziehen?

Die Pubertät ist eine Phase, in der die Hormone in Aufruhr sind. Chemische Kalorien können hier interferieren und wurden schon mit einem vorzeitigen Pubertätsbeginn bei Mädchen in Zusammenhang gebracht.[308] Mein Buch richtet sich zwar an Erwachsene, doch auch Ihre Tochter könnte von vielen Maßnahmen profitieren.

Als Erstes sollte ihre Ernährung möglichst wenig chemische Kalorien enthalten und darüber hinaus Ergänzungsmittel mit Vitaminen, Mineralstoffen, essenziellen Fettsäuren und Aminosäuren in geeigneten Mengen einschließen. Darüber hinaus hilft körperliche Aktivität bei der Gewichtskontrolle.

Es kommt häufig vor, dass sich Gewichtsprobleme in der Pubertät verschärfen, da in diesem Lebensabschnitt besonders viele Nährstoffe für das Wachstum und die Sexualentwicklung benötigt werden.[309] Einen Großteil derselben Nährstoffe, speziell die Vitamine A, D und B6 sowie Biotin, Zink, Kalzium, Magnesium und essenzielle Fettsäuren (vor allem Omega-3-Fettsäuren) braucht auch das Schlankheitssystem; sie werden in der Pubertät aber sozusagen für andere Aufgaben abgezogen, so dass dem Schlankheitssystem nicht mehr viel bleibt. Ein Nährstoffmangel verstärkt nicht nur Gewichtsprobleme, sondern auch andere in der Pubertät auftretende Probleme wie unreine Haut und Stimmungsschwankungen.

Ich bin Sportler und möchte nicht abnehmen, sondern meine Muskelkraft verbessern. Kann Ihr Programm dabei helfen?
Unbedingt. Das Programm fördert den Muskelaufbau optimal und steigert die Energie. Mit anderen Worten, es nimmt nicht nur Ihr Muskelvolumen zu, sondern auch Ihre Kraft und Ausdauer, und das ist, nehme ich an, genau das, was Sie wollen. Im nächsten Kapitel finden Sie mehr darüber.

Ich habe gerade die Wechseljahre hinter mir und würde gern wissen, wie ich das in dieser Phase zugenommene Gewicht wieder loswerden kann.
Während der Wechseljahre gehen die körpereigenen Östrogene und andere schlankheitsfördernde Hormone drastisch zurück, so dass der Körper danach auf Gewichtszunahme »programmiert« ist. Chemische Kalorien beschleunigen und verschärfen diese Umstellung noch und tragen so zur »Speckschicht der mittleren

Jahre« bei.[310] Wenn Sie sich in all den Jahren nie entgiftet haben, sind in Ihrem Körper wahrscheinlich sehr viele chemische Kalorien abgelagert, und Ihr Schlankheitssystem funktioniert seit längerem nicht mehr richtig.

Das Programm in diesem Buch kann Ihnen helfen. Versorgen Sie Ihren Körper mit Nährstoffen, von denen Sie nun besonders viele brauchen, speziell Vitamin B, D und E sowie Kalzium, Zink, Magnesium, Omega-3- und Omega-6-Fettsäuren. Ein positiver Nebeneffekt des Programms besteht in einem Zuwachs an Energie.

Mein Mann ist stark übergewichtig und unser Hausarzt hat ihm eine fettarme Diät verordnet. Wir würden beide gern Ihr Programm befolgen, aber außer Gemüse und Obst scheinen die meisten Bioerzeugnisse Vollfettprodukte zu sein. Sollte man nicht lieber fettarme Produkte kaufen?

Am besten sind natürlich fettarme Bioprodukte, am zweitbesten fettarme Lebensmittel, die arm an chemischen Kalorien sind (siehe Kapitel 18).

Ich mache mir Sorgen, weil mein Partner um den Bauch herum immer mehr zunimmt und in seiner Familie Herzkrankheiten auftreten. Kann er seine Fettpolster loswerden, wenn er die Entgiftungsdiät befolgt?

Ihr Partner kann von der Diät sehr profitieren. Sie wird ihm helfen, die Fettschicht am Bauch abzubauen; zudem verringert sich durch die Diät aus vielfältigen Gründen das Risiko potenzieller Herzerkrankungen.

Ich bin ein wenig verwirrt von den vielen Bezeichnungen für Fleisch und Fisch: aus Freilandhaltung, aus artgerechter Zucht, aus kontrolliert biologischen Betrieben, gezüchtet nach den Regeln des Tierschutzes, und so weiter. Ist zum Beispiel Fleisch von Hühnern aus Freilandhaltung genauso gut wie Biofleisch?

Nein. Fleisch darf mit dem Etikett »aus Freilandhaltung« gekennzeichnet werden, wenn den Tieren ein bestimmter Lebensraum zur Verfügung steht, auf dem sie sich artgerecht bewegen können; das heißt aber nicht, dass sie nicht mit chemischen Substanzen behandelt werden. Umgekehrt gilt jedoch, dass sich Tiere aus kontrolliert biologischen Betrieben in der Regel in einem bestimmten Lebensraum frei bewegen können, da die Zuchtstandards hier generell höher sind.

Enthalten gentechnisch behandelte Lebensmittel chemische Kalorien?

Chemikalien enthalten chemische Kalorien, wenn sie in der Lage sind, das Schlankheitssystem zu schädigen. Gleiches gilt für gentechnisch behandelte Lebensmittel: Wenn sie das Schlankheitssystem schädigen, enthalten sie chemische Kalorien. Im Moment ist noch so wenig bekannt, wie sich gentechnisch behandelte Lebensmittel überhaupt auf den Stoffwechsel auswirken, dass ich Ihre Frage vorläufig leider nicht beantworten kann.

Aus den wenigen Tierstudien, auf die ich gestoßen bin, geht jedoch hervor, dass durchaus Schädigungen auftreten können. Marienkäfer beispielsweise, die Blattläuse von gentechnisch behandelten Pflanzen fraßen, lebten nur halb so lange wie Marienkäfer, die sich von den Blattläusen auf naturbelassenen Pflanzen ernährten.[311] Ich persönlich gehe gentechnisch behandelten Lebensmitteln jedenfalls so lange aus dem Weg, bis aufschlussreichere Daten vorliegen.

21.
Maximieren Sie Ihre Fitness

*Wie körperliche Bewegung die Gewichtsabnahme
und die Entgiftung fördert*

Die Anregungen und Empfehlungen in diesem Kapitel werden
Ihnen helfen, fit zu werden wie nie zuvor. Und mit gesteigerter
Fitness bewirken Sie darüber hinaus die einschneidenden Umstellungen in Ihrem Körper, die nötig sind, um die Umwandlung
von Fett in Muskelenergie erheblich zu beschleunigen. Das heißt,
Sie werden nicht nur unvergleichlich schneller abnehmen, sondern auch Ihre Figur verbessern und einen ansehnlicheren, wohl-
proportionierteren Körper bekommen.

Schluss mit den Fettpolstern, die den Körper sackartig schlaff
wirken lassen! Statt Fett bildet sich mageres Muskelfleisch, der
Körper strafft sich, Sie sind voller Spannkraft. Körperliche Bewegung lässt Sie weniger rasch ermüden, Ihre Muskeln kräftigen
sich, und Sie fühlen sich energiegeladen wie nie zuvor – selbst
trainierte Sportler werden mithilfe der Ratschläge in diesem Kapitel ihre Fitness noch ein wenig steigern können.

Ein Vorurteil

Ärzte wie Politiker versichern uns unermüdlich, wir seien im Begriff, ein Volk von dicken, trägen Faulpelzen zu werden. Übergewicht, heißt es, sei die Folge von mangelnder Bewegung, womit
ein großer Teil der Bevölkerung einfach als phlegmatisch und
bewegungsscheu stigmatisiert wird.[312]

Das ärgert mich schon seit vielen Jahren: Ich kann einfach
nicht glauben, dass mehr als die Hälfte der Bevölkerung – die

schließlich mühevoll jede Menge Energie aufwendet, um ein paar Kilo abzunehmen – faul oder träge sei.

Deshalb ist es mir eine große Befriedigung, dass ich hiermit ein für alle Mal mit dem Vorurteil aufräumen kann, Übergewicht sei allein auf mangelnde Anstrengung zurückzuführen. Nicht auf die Übergewichtigen sollten wir mit dem Finger zeigen, sondern auf die wahren Verursacher, die toxischen Chemikalien.

Ich habe eine überwältigende Fülle schlüssiger Beweise gefunden, dass chemische Kalorien praktisch sämtliche Bewegungsmechanismen des Körpers beeinträchtigen. Chemikalien schädigen die Nerven, welche die Bewegung steuern,[313] sie schädigen auch unmittelbar die Muskeln und lassen sie atrophieren, sie schädigen die für das Muskelwachstum verantwortlichen Hormone,[314] und sie beeinträchtigen die Energieerzeugung im Körper[315] und damit auch unsere Fähigkeit, überschüssige Energie in Wärme umzuwandeln.[316]

Insgesamt wirken sie wie eine chemische Keule auf unser gesamtes Bewegungssystem – anscheinend nehmen sie uns sogar die Lust auf Bewegung.[317] Eine erhöhte Anfälligkeit für chemisch bedingte Schädigungen könnte der Grund sein, dass Übergewichtige durch Bewegung weniger Kalorien verbrennen als Normalgewichtige.[318]

Sie können sich leicht vorstellen, dass eine Beeinträchtigung des Bewegungsvermögens die Gewichtszunahme durchaus fördert, besonders bei Personen, die gegen die giftige Wirkung der Chemikalien von vornherein weniger gut gewappnet sind. Also ein Appell an alle Gesundheitsexperten: Richten Sie Ihre nächste Kampagne gegen Übergewicht auf das richtige Ziel!

Rücken wir dem Problem zuleibe

Die gute Nachricht lautet, dass das Problem inzwischen erkannt ist – wir können also endlich dagegen vorgehen. Die Entgiftungsdiät, die Ihren Organismus von den chemischen Kalorien befreit und mit Ergänzungsmitteln revitalisiert, wird nicht nur Ihren Bewegungsdrang ankurbeln, sondern Ihr Bewegungsvermögen verbessern.

Sobald die natürlichen Hormone erst wieder in der nötigen Menge produziert werden, regen sie das Muskelwachstum an und steigern Ihre Energie, so dass Sie sich mehr und länger bewegen können. Außerdem haben Sie wieder mehr Lust zu körperlichen Aktivitäten aller Art: eine positive Spirale.

Wenn Sie jedoch nur Diät halten, ohne die empfohlenen Ergänzungsmittel zu nehmen, kann es passieren, dass die Muskelschädigung sich sogar noch verschlimmert.[319] Wie in Kapitel 14 bereits kurz erwähnt, habe ich dies leider am eigenen Leib erlebt.

Weshalb Ergänzungsmittel für die Entgiftung unerlässlich sind

Vor ein paar Jahren, kurz nach der Geburt meines zweiten Sohnes, machte ich eine rigorose Diät und wurde prompt krank. Damals wusste ich noch nicht, dass jede Nahrungseinschränkung grundsätzlich mit einer Entgiftung einhergehen muss. So nahm ich zwar ab, gleichzeitig aber begann ich unter immer stärkeren Muskelschmerzen zu leiden.

Es wurde auch nicht besser, als ich die Diät abbrach. Noch ganze sechs Monate schmerzten sämtliche Muskeln; besonders schlimm war es bei Berührung. Außerdem litt ich unter ständiger Erschöpfung, schon das Treppensteigen fiel mir schwer. Und offensichtlich fing ich ein Virus nach dem anderen ein – manchmal war ich so ausgelaugt, dass ich mich um sieben Uhr abends ins Bett legen musste.

Irgendwann in dieser Phase kam mir zu Ohren, wie gut Vitamin C sein sollte. Inzwischen war ich schon völlig verzweifelt und beschloss, es einmal damit zu versuchen. Bis dahin war ich derselben Meinung gewesen wie viele meiner Kollegen und wohl überhaupt wie die meisten: Bei einer ausgewogenen Ernährung sind zusätzliche Vitamine und Mineralstoffe überflüssig.

Zu meiner Verblüffung waren gut eine Stunde nach der ersten Einnahme von Vitamin C meine Muskelschmerzen und -krämpfe komplett verschwunden – zum ersten Mal nach sechs Monaten! Hätte ich es nicht am eigenen Leib erlebt, ich hätte es nicht geglaubt. Natürlich wollte ich wissen, ob der Effekt reproduzierbar sei. So nahm ich am nächsten Tag, als die Muskelschmerzen wiederkamen, erneut eine Vitamin-C-Tablette, und wieder waren die Krämpfe nach einer Stunde wie weggeblasen.

Ich war überglücklich, dass mein Alptraum anscheinend endlich ein Ende gefunden hatte, und natürlich wollte ich wissen, was es mit dieser wunderbaren Heilung auf sich hatte – nicht nur um selbst vollständig zu genesen, sondern auch um anderen ähnliche Leiden zu ersparen.

Antioxidantien sind ein wichtiger Schutz

Heute weiß ich, dass meine Schmerzen auf eine Vergiftung der Muskeln mit Organochlorinen zurückzuführen waren, die infolge meiner Diät aus den Fettdepots in meinem Körper in den Blutkreislauf gelangt waren und damit in sämtliche Körperteile vordrangen: In den Muskeln schädigten sie die Gewebestruktur, was nicht nur die Schmerzen verursachte, sondern auch durch Behinderung der Energieerzeugung in den Muskeln mein Bewegungsvermögen beeinträchtigte.[320]

Das alles geht anscheinend in erster Linie auf einen übermäßigen Ausstoß freier Radikale zurück. Dies erklärt auch, weshalb Vitamin C – ein starkes Antioxidantium – so hervorragend wirkte: Es neutralisierte die freien Radikale.

Chemische Kalorien gelangen jedoch nicht nur durch die Nahrungseinschränkung bei einer Diät in den Blutkreislauf: Intensives Training hat denselben Effekt. Deshalb sollte jeder, der viel Sport treibt, regelmäßig Antioxidantien einnehmen, um mögliche Schäden durch freie Radikale zu verhindern.

Welche Antioxidantien helfen?

Unsere Muskeln bestehen zu einem großen Teil aus Flüssigkeit, und da Vitamin C wasserlöslich ist, gelangen die Antioxidantien direkt dorthin, wo sie benötigt werden. Es gibt jedoch noch eine Reihe anderer Muskel schützender Ergänzungsmittel, zum Beispiel Vitamin E, das Profisportler regelmäßig einnehmen – mit dem Erfolg, dass sich die Muskeln auch nach intensivem Training schneller erholen.

Weitere wichtige Ergänzungsmittel sind Vitamin A, Betakarotin, Selen, Zink, Omega-3-Fettsäuren, Glutathion und Serotonin: Sie alle können freie Radikale neutralisieren.[321] Da die für die Entgiftungsdiät empfohlenen Ergänzungsmittel (siehe Kapitel 15) alle diese Nährstoffe in ausreichender Menge enthalten, eignen sie sich auch für aktive Sportler.

Leinöl aus biologischem Anbau ist reich an Omega-3-Fettsäuren und ebenfalls ein wirksames Antioxidantium. Zudem macht es die Muskeln empfänglicher für die Fett verbrennende Wirkung der Katecholamine und fördert damit die Fettverdauung.[322] Das heißt, Leinöl schützt die Muskeln nicht nur vor Schäden durch Chemikalien, sondern beschleunigt auch den Abbau herkömmlicher Kalorien durch Bewegung.

Wie Bewegung Ihr Schlankheitssystem revitalisiert

Natürlich wissen wir alle, dass Bewegung auf vielfältige Weise das Schlankwerden fördert. In meinem Programm spielt Training aus folgenden Gründen eine wichtige Rolle:

- In Kombination mit den richtigen Ergänzungsmitteln beschleunigt es den Entgiftungsvorgang, weil sich zusammen mit den Fettdepots chemische Kalorien lösen.
- Es fördert den Aufbau von magerem Muskelgewebe, so dass mehr Fett aus den Körperdepots verbrannt wird.
- Es kurbelt die Produktion wichtiger schlankheitsfördernder Hormone wie Schilddrüsenhormon, Testosteron und Katecholamine an.[323] Diese fördern den Bewegungstrieb und wirken sich positiv auf Muskelgröße, -stärke und -kraft aus.

Wenn Sie eine Entgiftungsdiät planen, ist es also sinnvoll, sich auch ein körperliches Trainingsprogramm zurechtzulegen, weil Sie Ihre Figur dann viel schneller und effizienter verbessern. Dafür spricht eine Reihe wissenschaftlicher Gründe.

Erstens sinkt durch Bewegung, speziell durch kurze Bewegungsschübe, der Appetit, so dass es Ihnen leichter fällt, die Diät durchzuhalten.[324] Zweitens bessert sich die Stimmung,[325] da Bewegung die Ausschüttung stimmungsaufhellender Hormone fördert. Drittens begünstigt Bewegung den Aufbau von magerem Muskelfleisch.[326]

Zudem verhindert schon maßvolle Bewegung ein Absinken des Grundumsatzes, das eine Begleiterscheinung der meisten Diäten auf der Grundlage von Nahrungseinschränkung ist.[327] Und schließlich sorgt ausreichend Bewegung dafür, dass Ihre Haut auch während des Abnehmens straff bleibt, so dass Sie nicht nur schlanker werden, sondern auch fitter und gesünder aussehen.

»Ich bin aber nicht sehr sportlich…«

Bitte glauben Sie mir: Auch wenn Sie sich nicht für besonders sportlich halten, werden Sie ohne Weiteres in der Lage sein, sich so viel zu bewegen, dass Sie davon profitieren. Physische Aktivität beschränkt sich keineswegs auf das Fitnessstudio. Für manche ist ein flotter Spaziergang genauso wirkungsvoll wie für andere eine Runde Squash.

Mein Ehemann war in seinem ganzen Leben in keinem Fitnessstudio und betreibt auch keinen Sport im eigentlichen Sinn. Doch er läuft ständig auf unserem Gut herum, klettert Hügel hinauf und hinunter, marschiert über Felder und streift durch Wälder... Im Laufe eines Tages bewegt er sich genauso viel wie bei einer Stunde Intensivtraining im Fitnesszentrum.

Um fit zu bleiben, brauchen Sie keine besonderen sportlichen Aktivitäten zu entwickeln. Wir alle können unser Leben bewegungsreicher gestalten, zum Beispiel indem wir zu Fuß zur Arbeit gehen oder mit dem Rad fahren, zumindest einen Teil des Wegs, und die Treppe hinaufsteigen, statt den Lift zu nehmen. Treppensteigen stärkt das Schlankheitssystem und lässt Appetit und Körpergewicht sinken.

Körperliche Aktivität muss keine harte Arbeit sein, sondern kann Spass machen, entspannend und sehr gesellig sein. Und wie groß ist das anschließende Gefühl der Befriedigung!

Regelmäßige Bewegung als Routine

Es gibt zwei Formen von Bewegung: aerobe Sportarten wie Laufen und Tanzen, die weniger den Aufbau von Muskelmasse, sondern in erster Linie Ausdauer und Fitness fördern, sowie anaerobe Sportarten wie Bodybuilding, die dem Muskelaufbau dienen.

Beide Formen sind wichtig; anaerobe Sportarten üben jedoch zusätzlich einen positiven Einfluss auf die Körperform und die Erhaltung der Muskelmasse während einer Diät aus.[328] Dazu brauchen Sie nicht Mitglied im Fitnessstudio zu werden – die meisten Sport- und Bewegungsaktivitäten sind eine Mischung aus aeroben und anaeroben Bewegungsformen.

Um den Gewichtsabbau zu fördern, sollten Sie mindestens drei

Mal dreißig Minuten pro Woche körperlich aktiv werden, und zwar so intensiv, dass Sie außer Atem geraten und Ihnen der Schweiß ausbricht. Das ist wichtig, um die Muskeln zu stimulieren und den Ausstoß schlankheitsfördernder Hormone anzuregen. Was Sie konkret tun, ist gar nicht so wichtig. Sie können Gewichte stemmen, im Fitnesszentrum trainieren oder das Haus putzen. Ich selbst unternehme zum Beispiel oft lange Spaziergänge mit meinem Hund. Der Trick besteht darin, etwas zu finden, zu dem Sie sich nicht zwingen müssen, sondern das Ihnen Spaß macht, wobei Abwechslung nicht schaden kann. Wichtig ist auch, nicht zu übertreiben und Fitnessgeräte entsprechend der Bedienungsanleitung zu benutzen – falscher Gebrauch kann zu Muskel- und Gelenkschäden führen!

Steigern Sie Ihre Fitness!

Damit Sie ein Gefühl dafür bekommen, wie viel Bewegung Sie brauchen, habe ich diverse physische Aktivitäten in die Kategorien »leicht«, »mittel« und »hoch« unterteilt. Im Idealfall sollten Sie Ihre dreimal dreißigminütigen Aktivitäten aus den Kategorien »mittel« und »hoch« wählen. Wenn Sie jedoch bisher nicht besonders aktiv waren, sollten Sie besser mit leichter Bewegung beginnen und sich mit zunehmender Kondition allmählich steigern. Denken Sie immer daran, jeweils mindestens volle dreißig Minuten durchzuhalten, damit Sie maximal von dem Programm profitieren.

LEICHT: Tischtennis, Golf, Gesellschaftstanz, Bowling, Fischen, Darts, Billard, leichte Gartenarbeit wie Unkrautjäten, leichte Heimwerkerarbeiten wie Dekorieren, ausgiebige Spaziergänge bei langsamem oder mittlerem Tempo.

MITTEL: Fußball, Schwimmen, Tennis, Aerobics, Radfahren, Tischtennis, Golf, Gesellschaftstanz, schwere Heimwerkerarbeiten wie Zementmischen, schwere Gartenarbeit wie Umgraben, schwere Hausarbeit wie Frühjahrsputz, lange Spaziergänge bei flottem oder schnellem Tempo.

HOCH: Squash, Laufen in jeder Form, Fußball, Schwimmen, Tennis, Aerobics, kräftiges Rudern, lebhafter Gesellschaftstanz, Mountainbike- oder Rennradfahren, Hockey, Lacrosse, Holzsägen, intensives Skifahren, intensives Skaten, Bergsteigen, Heben und Tragen schwerer Lasten.

Um einer Verletzungsgefahr vorzubeugen, sollten Sie sich vorher einige Minuten aufwärmen. Danach sollten Sie in Ihrem Diättagebuch vermerken, welche Art der Bewegung Sie wie lange betrieben und wie Sie sich danach gefühlt haben.

Tipps zur Entgiftung

Bewegung an sich fördert die Entgiftung sehr. Sie können aber noch ein paar Dinge zusätzlich tun, damit die Übungen noch besser ihre Wirkung entfalten:

- Duschen Sie nach jedem Training, um etwaige toxische Chemikalien, die mit dem Schweiß über die Haut ausgeschieden wurden, abzuwaschen.
- Wischen Sie sich zwischendurch öfter den Schweiß ab, damit die Toxine nicht erneut absorbiert werden.
- Trinken Sie vorher und nachher viel Wasser, damit möglichst viele verflüssigte Gifte ausgeschwemmt werden.
- Nehmen Sie Ergänzungsmittel ein, um die durch Bewegung freigesetzten chemischen Kalorien »aufzusaugen« und möglichen Schäden durch freie Radikale vorzubeugen.

Wie auch Sportler von dem Programm profitieren können

Von dem Programm kann nicht nur profitieren, wer abnehmen oder seine Figur verbessern will, sondern es nutzt auch Freizeit- und Profisportlern. Jeder, der sich mit den hier empfohlenen Methoden von chemischen Kalorien befreit, kann ein neues, höheres Niveau körperlicher Fitness erreichen, verbunden mit folgenden Vorteilen:

- Größere Muskeln infolge gestiegener Hormonausschüttung. Die hormonelle Umstellung kann tatsächlich die maximale Muskelgröße neu festlegen.
- Stärkere Muskeln infolge einer erhöhten Anzahl von Mitochondrien, den Kraftwerken in jeder Körperzelle: So steht mehr unmittelbar abrufbereite Energie zur Verfügung.
- Mehr Kraft für kurzfristige intensive Aktivitäten (zum Beispiel 100-Meter-Sprint) infolge eines verbesserten anaeroben Energiemetabolismus.
- Mehr Energie für Sportarten mit mittellanger intensiver Aktivität, zum Beispiel 400-Meter-Laufen oder Tennis.
- Mehr Ausdauer infolge eines effizienteren aeroben Energiemetabolismus, der die Voraussetzung für Langzeitaktivitäten wie zum Beispiel Marathonläufen ist.
- Weniger Körperfett, effizientere Fettverdauung und damit weniger nutzloses Körpergewicht.
- Weniger Muskelverletzungen.

Wie Sie sehen, stärkt Bewegung das Schlankheitssystem, und umgekehrt verbessert ein funktionierendes Schlankheitssystem den Bewegungsdrang und die Beweglichkeit. Um die schlankheitsfördernde Wirkung des Programms maximal auszunutzen, brauchen Sie also nichts weiter zu tun, als vom Sessel aufzustehen und einen Anfang zu machen!

Vierter Teil

**Ein Leben mit
wenig chemischen Kalorien**

22.
Bekämpfen Sie die Krankheit
des einundzwanzigsten Jahrhunderts

Ein Leben ohne chemische Kalorien
kann Ihren Gesundheitszustand radikal verbessern

Wenn Ihre Gesundheit Ihnen wichtig ist, lesen Sie das folgende Kapitel aufmerksam: Es könnte Ihr weiteres Leben von Grund auf umkrempeln. Toxische Chemikalien wirken sich ja nicht nur negativ auf das Gewicht aus, sondern werden auch mit einem breiten Spektrum von Krankheiten in Zusammenhang gebracht, darunter Hormonstörungen, Diabetes, Unfruchtbarkeit, Herz-Kreislauf-Erkrankungen, Krebs und allergische Störungen wie Asthma und Ekzeme.[329]

Im Laufe der letzten hundert Jahre häuften sich die Beweise für die Richtigkeit dieser Annahme, und es bildete sich ein neues medizinisches Spezialgebiet, das sich mit der wachsenden Zahl chemisch bedingter Schäden und Funktionsstörungen beschäftigt.

Wenn Sie sich meinem Programm unterziehen, befreien Sie Ihren Körper von chemischen Kalorien und stärken damit die Entgiftungssysteme Ihres Körpers, so dass Sie nicht nur abnehmen, sondern auch aktiv Ihr Risiko senken, an einer durch chemische Kontamination verursachten Störung zu erkranken. Viele Chemikalien machen nämlich nicht nur dick, sondern auch krank.

Sollten Sie bereits an einer chemisch bedingten Krankheit leiden, werden sich die Symptome mit großer Wahrscheinlichkeit bessern, in manchen Fällen vielleicht sogar ganz verschwinden, da auf dem Gebiet der Umweltmedizin mit ähnlichen Methoden wie in meinem Programm gearbeitet wird. Nachfolgend erfahren Sie im Einzelnen, wie eine Lebensweise mit möglichst wenig chemischen Kalorien Ihrer Gesundheit zuträglich ist.

Sprunghafte Zunahme von Krankheiten
durch Übergewicht

In den letzten Jahrzehnten hat die Zahl der Übergewichtigen un-
aufhaltsam zugenommen und löste einen weiteren, höchst gefährlichen Trend aus: Auch die Zahl der Menschen mit überge-
wichtsbedingten Krankheiten stieg so massiv, dass wir von einer
globalen Gesundheitskrise sprechen können.[330] Eine ganze Reihe
von Krankheiten wird mit Übergewicht in Zusammenhang gebracht – hier die verbreitetsten:

• Herz-Kreislauf-Erkrankungen (koronare Herzkrankheiten,
  Herzinfarkte, Schlaganfälle, Bluthochdruck)
• Stoffwechselstörungen (Diabetes – insulinabhängiger
  und nicht insulinabhängiger Typ –, Hypercholesterinämie,
  Gallensteine)
• Krebs (bei Männern Dickdarm-, Mastdarm- und Prostata-
  krebs, bei Frauen Brust-, Eierstock-, Gebärmutter-
  hals-, Gebärmutter-, Gallenblasen- und Gallengangkrebs)
• Hormonstörungen (unter anderem Störungen der
  Geschlechtshormone)
• Arthritis (rheumatoide Arthritis, Osteoarthritis)
• Auto-Immunerkrankungen (Allergien, Ekzeme, Asthma,
  erhöhte Infektionsanfälligkeit)[331]

Angesichts der weit verbreiteten drastischen Gewichtszunahme
ist es kein Wunder, dass Diabetes, Herz-Kreislauf-Erkrankungen, Krebs und Auto-Immunerkrankungen die Geißeln unserer
Epoche sind, speziell in der westlichen Welt. Die atemberauben-
de Geschwindigkeit, mit der sich diese Krankheiten verbreiten,
ist nicht nur ein persönliches Problem des Einzelnen, auch das
öffentliche Gesundheitswesen gerät unter Druck.

Denken Sie nur darüber nach: Die meisten von uns kennen
mindestens eine Person, die an Diabetes, einer Herzkrankheit

oder an Krebs leidet. Für den Betroffenen sind die Kosten unter Umständen bereits ungeheuer hoch, auf staatlicher Ebene jedoch können sie in horrende Höhen schießen. Das amerikanische Gesundheitsministerium veröffentlicht alljährlich die Kosten für die Behandlung übergewichtsbedingter Krankheiten – die jüngste Schätzung belief sich auf 68 Milliarden Dollar![332]

Nicht nur Amerika ist in Bedrängnis, auch viele andere Staaten weltweit kämpfen mit den wachsenden Kosten für eine eskalierende Krise der öffentlichen Gesundheit.

Besteht ein Zusammenhang zwischen der Zunahme übergewichtsbedingter Krankheiten und chemischen Kalorien?

Diese Frage interessiert mich natürlich sehr, und irgendwann werde ich ihr auf den Grund gehen; vorerst aber will ich sie nur kurz streifen. Bisher ging man davon aus, die Ursache übergewichtsbedingter Krankheiten sei allein die ständige Belastung des Körpers durch das Übergewicht. Bis zu einem gewissen Grad mag das zutreffen, es ist jedoch nicht alles.

Wenn man sich die einschlägige Literatur genauer ansieht, wird klar, dass einerseits viele übergewichtsbedingte Krankheiten und andererseits viele vermutlich durch Chemikalien verursachte Erkrankungen eine Reihe gemeinsamer Merkmale aufweisen. Dies lässt darauf schließen, dass Übergewicht nicht der einzige Krankheitsfaktor ist und der übermäßige Kontakt mit chemischen Substanzen bestimmte gesundheitliche Probleme noch verschärft. Am stärksten sind davon wahrscheinlich Personen betroffen, die auf Schädigungen durch toxische Substanzen besonders empfindlich reagieren. Falls diese Hypothese richtig ist, könnte das hier vorgestellte Entgiftungsprogramm nicht nur eine chemisch bedingte Gewichtszunahme rückgängig machen, sondern auch gegen chemisch bedingte Gesundheitsstörungen wirken.

Im Moment möchte ich diese Frage jedoch nicht weiter vertiefen, sondern mich stattdessen mit durch Chemikalien verursachten Krankheiten befassen.

Welche Krankheiten werden mit Chemikalien in Verbindung gebracht?

Toxische Chemikalien stehen erwiesenermaßen mit folgenden Krankheiten in Zusammenhang: Herz- und Atemwegserkrankungen, Krebs, Immunstörungen, Auto-Immunerkrankungen wie Asthma und Allergien, Nervenkrankheiten, Geisteskrankheiten, Störungen der Libido, Homonstörungen, Unfruchtbarkeit, pränatale Defekte, Stoffwechselstörungen wie Diabetes, Muskelschäden, Nierenkrankheiten und Hauterkrankungen wie Ekzeme.[333]

Je mehr auf dem Gebiet geforscht wird, desto deutlicher zeichnet sich ab, dass toxische Substanzen in weit höherem Maß gesundheitschädigend sind als bisher angenommen. Ständig werden neue Studien veröffentlicht und lassen den Berg wissenschaftlicher Untersuchungen, in denen wieder eine Krankheit mit einer weiteren chemischen Substanz in Verbindung gebracht wird, stetig wachsen.

Wer sich näher mit der Thematik befassen will, findet detaillierte Informationen in Band 3 von Professor William Reas Lehrbuch *Chemical Sensivities,*[334] in dem vor allem von Überempfindlichkeitsreaktionen auf Schädigungen durch Chemikalien die Rede ist, aber auch erklärt wird, auf welche vielfältige Weise toxische Chemikalien praktisch alle unsere Körpersysteme schädigen können.

Umweltmedizin, ein neues Fachgebiet

Wie bereits erwähnt, deckten immer mehr Studien einen Zusammenhang zwischen toxischen Chemikalien und Gesundheitsstörungen auf, und es entwickelte sich ein neues medizinisches Fachgebiet.

Wie die Kardiologen sich mit Herzproblemen befassen, gibt es nun Ärzte und andere Wissenschaftler, die sich auf die Vorbeugung gegen und die Behandlung von chemisch verursachten Erkrankungen spezialisiert haben: Das neue Fachgebiet Umweltmedizin wird leider immer wichtiger, denn den Umweltgiften ist heute jeder ausgesetzt, wenn auch in unterschiedlichem Ausmaß. Da viele hochgiftige Chemikalien jahrzehntelang wirksam bleiben, ist das Problem toxischer Rückstände in Umwelt und Nahrung kaum über Nacht zu lösen.

Je mehr Sie über diese Zusammenhänge wissen, desto besser können Sie sich schützen – andernfalls setzen Sie Ihre Gesundheit aufs Spiel.

Wie toxische Chemikalien unsere Gesundheit schädigen – akute und schleichende Vergiftung

Es gibt zwei unterschiedliche Formen toxischer Wirkung. Am besten nachgewiesen und belegt ist die Vergiftung durch eine relativ große Chemikalienmenge, wobei sich nahezu unmittelbar Symptome zeigen, die oft recht heftig sind.[335] Sind wir hingegen über einen langen Zeitraum einer relativ geringen Menge von Chemikalien ausgesetzt, merken wir es oft gar nicht und bringen irgendwann auftretende gesundheitliche Probleme nicht in Zusammenhang mit den im Körper angereicherten Giften.[336]

Die erste Form der Vergiftung ist von Betroffenen und Ärzten natürlich schneller und einfacher zu erkennen. Die Symptome reichen von leichten grippeartigen Erkrankungen bis hin zu Krämpfen, Bewusstlosigkeit und Tod.[337] Da die Symptome in der Regel unmittelbar nach der Vergiftung auftreten, sind sie gut belegt und insgesamt kaum zu ignorieren. Jährlich treten weltweit drei Millionen Fälle akuter schwerer Pestizidvergiftungen auf, von denen 220.000 tödlich enden.[338]

Schleichende Vergiftung ist schwerer zu diagnostizieren

Diese Zahlen spiegeln noch nicht die ganze Tragweite des Problems wider, da es bisher noch keine Methode gibt, um die Zahl der Erkrankungen zu registrieren, die auf den langfristigen Einfluss niedriger Chemikalienmengen zurückzuführen sind: Sie werden ja nicht sofort krank, wenn Sie krebsfördernden Substanzen ausgesetzt sind. Unter Umständen setzen diese Toxine jedoch Zellwucherungen in Gang oder richten andere Schäden an, die erst Jahre oder sogar Jahrzehnte später zutage treten.

Da es sich hier um lange Zeiträume und geringe Chemikalienmengen handelt, ist es allein aufgrund der Menge und der Allgegenwart von Chemikalien sehr schwierig, einen direkten Zusammenhang zwischen bestimmten Chemikalien und bestimmten Krankheiten herzustellen. Zudem sind die genetische Ausstattung und die Lebensbedingungen der einzelnen Menschen so unterschiedlich, dass auch die Reaktionen auf Chemikalien variieren.

Die langfristigen Auswirkungen von Chemikalien auf die Gesundheit ist, wie gesagt, ein relativ neues Gebiet, das erst seit ein paar Jahrzehnten existiert. Es gibt daher erst wenige Experten. Umweltmedizin – wie auch Gewichtskontrolle – hat unter den medizinischen Disziplinen leider einen Aschenputtel-Status. Nur sehr wenige Ärzte lernen während ihrer Ausbildung auch dieses Fach kennen – ich jedenfalls nicht.

Da also die meisten Fachleute in Heilberufen kaum etwas über die potenziellen Gesundheitsrisiken durch Chemikalien wissen, sind sie auch nicht in der Lage, die entsprechenden Fragen zu stellen oder nach einschlägigen Anzeichen für chemisch verursachte Störungen Ausschau zu halten. Und ein Problem, nach dem man nicht sucht, wird man höchstwahrscheinlich auch nicht finden. So werden viele Probleme, die lösbar wären, gar nicht erst entdeckt.

Wie sich das Informationsdefizit beheben lässt

Wenn wir die spezifischen Gesundheitsprobleme bestimmter Personengruppen, die zu Hause oder am Arbeitsplatz toxischen Chemikalien in besonderem Maße ausgesetzt sind, genau untersuchen, zeichnet sich ein klareres Bild ab. Wir erkennen somit, welche Krankheitsformen mit Chemikalien in Zusammenhang stehen könnten.

Aus zahlreichen Studien geht hervor, dass sich infolge des Kontakts mit toxischen Chemikalien Diabetes entwickeln kann. G. L. Henriksen und seine Kollegen beschäftigten sich mit der potenziell gesundheitsschädigenden Wirkung hoch dosierter Dioxine in dem Herbizid »Agent Orange«, das in Vietnam umfassend eingesetzt wurde. Ergebnis: Je mehr ein US-Soldat damals mit dem Gift in Kontakt kam, desto höher war die Wahrscheinlichkeit einer späteren Diabetes-Erkrankung.[339]

Dasselbe gilt für toxische Chemikalien, die Herz- und Krebserkrankungen auslösen. Eine Studie zeigte, dass Arbeiter in einer niederländischen Pestizidfabrik nicht nur generell eine höhere Sterblichkeitsrate aufwiesen, sondern mit überdurchschnittlicher Häufigkeit Krebserkrankungen und Herzinfarkten zum Opfer fielen.[340]

Auch bei Störungen des Immunsystems besteht ein enger Zusammenhang mit Chemikalien. In einem kürzlich publizierten Bericht wurden umfassende Hinweise zusammengetragen, dass Pestizide bei Tieren und bei Menschen sowohl die Struktur als auch die Funktionsweise des Immunsystems schädigen.[341]

Toxische Chemikalien und Krebs

Es besteht eine Verbindung zwischen Brustkrebs und bestimmten synthetischen Chemikalien, die massiv in den Geschlechtshormonhaushalt eingreifen. Dieser Zusammenhang war es auch, der mein Interesse an diesem neuen Gebiet auslöste. Es fing damit an, dass ich ein Forschungsstipendium für meine Dissertation am Christ-Church-College in Oxford bekam. Zu Beginn meiner Forschungen befasste ich mich mit einer neuen Technik zur Diagnostizierung von Brustkrebs-Rezidiven, der so genannten Kernspintomografie. Zwar interessierte ich mich hauptsächlich für die Krebs-Früherkennung mithilfe dieser Methode, doch die Frage nach der Ursache der hohen Brustkrebsrate beschäftigte mich zunehmend: In Großbritannien war bereits jede elfte Frau betroffen, und seit den vierziger Jahren des zwanzigsten Jahrhunderts war die Rate um jährlich 1 Prozent gestiegen.

Dieser Anstieg schien mir zu rapide, um genetische Veränderungen dafür verantwortlich zu machen, doch da mir keiner eine plausible Erklärung präsentieren konnte, blieb die Frage für mich ein ungelöstes Rätsel, das ich irgendwann verdrängte. Bis ich Jahre später, lange nach meiner Doktorarbeit und nachdem ich schon seit geraumer Zeit in Schottland lebte, von einer Gruppe künstlicher Chemikalien hörte, die unter der Bezeichnung Xeno-Östrogene bekannt sind. In diesem Moment kehrte schlagartig die Erinnerung zurück – denn mit einem Mal war das Problem endlich gelöst, jedenfalls für mich.

Xeno-Östrogene und Brustkrebs

Xeno-Östrogene sind toxische synthetische Chemikalien mit östrogenähnlicher Wirkung. Leider werden wir mit solchen Stoffen immer häufiger konfrontiert, da sie in einem breiten Spektrum von Substanzen wie Kunststoffen, Pestiziden und Tensiden enthalten sind. Offensichtlich bringen sie unser natürliches Hormonsystem erheblich durcheinander.[342] Man nimmt an, dass das Risiko einer Brustkrebserkrankung mit hohem Östrogenspiegel steigt.[343] Da Xeno-Östrogene – wörtlich »Fremd-Östrogene« – die biologische Aktivität natürlicher Östrogene nachahmen, könnten sie sich auf östrogenreaktive Bereiche des Körpers ebenfalls stimulierend auswirken – was eine große Anzahl von Untersuchungen tatsächlich dokumentiert, unter anderem die Studien von L. W. Frim-Titulaer und anderen. Frim-Titulaer veranschaulicht den Prozess anhand einer Grafik, zusammengestellt aus den Berichten über puertoricanische Mädchen, bei denen es nach häufigem Verzehr von hormonbehandeltem Hühnerfleisch infolge der Rückstände östrogenähnlicher Wirkstoffe im Fleisch zu vorzeitigem Brustwachstum kam.[344]

Im Unterschied zu natürlichen Östrogenen, die »ausgeschaltet« werden, wenn sie ihre Aufgabe erfüllt haben, bleiben viele Xeno-Östrogene aktiv und stimulieren die Hormonrezeptoren weiter.[345] Da Brustzellen sehr sensibel auf Östrogene reagieren, führt die anhaltende Stimulation zu einer übermäßigen, unkontrollierten Zellteilung, die schließlich in Krebs ausarten könnte.

Diese Erkenntnis veränderte mein Leben. Als ich von der Existenz der Xeno-Östrogene hörte, die in einem solchen Umfang in unserer Umwelt präsent sind, dass sie derartige Folgen nach sich ziehen können, wurde mir klar, welche enorme Bedeutung dieser Zusammenhang hatte. Natürlich war ich nicht die Erste, die ihn herstellte, doch nun hatte ich endlich einen triftigen Grund für die sprunghafte Zunahme von Brustkrebs in der entwickelten Welt gefunden.

Außerdem wurde mir bewusst, dass sich da ein ganz neues, weites Feld der Medizin auftat und nur darauf wartete, entdeckt zu werden – wenn diese chemischen Substanzen so viel Einfluss auf eine Klasse von Hormonen hatten, konnten auch andere Hormonsysteme nicht davon verschont bleiben. Instinktiv begriff ich, dass ich diesen Weg gehen musste – und dass auch die klinische Medizin diesen Weg einschlagen musste, um auf der Höhe der Zeit zu bleiben und auch in Zukunft effizient zu sein.

Hinweise auf einen Zusammenhang zwischen Brustkrebs und toxischen Chemikalien

Derzeit wird eine Vielzahl von Brustkrebsfällen in ursächlichen Zusammenhang mit toxischen Chemikalien und anderen Umwelteinflüssen gebracht. Professor William Rea äußert in seinem Buch die Vermutung, nur 5 bis 10 Prozent der Erkrankungen ließen sich mit erblicher Veranlagung erklären, während der Rest wohl auf Umweltfaktoren zurückzuführen sei. Damit wären theoretisch bis zu 95 Prozent der Brustkrebserkrankungen zu verhindern.[346]

Mit dem Zusammenhang zwischen chemischen Substanzen und Brustkrebs beschäftigt sich eine Vielzahl von Studien. F. Falck und andere fanden im Brustgewebe von Frauen, bei denen ein Tumor diagnostiziert worden war, Organochlorine in hoher Konzentration.[347] E. J. Duell und seine Kollegen stellten ein höheres Risiko bei Frauen fest, die häufiger mit Chemikalien in Berührung kamen, Bäuerinnen zum Beispiel.[348] Andere Forscher stießen bei bestimmten Chemikalien auf einen Zusammenhang, der bei anderen Substanzen nicht nachweisbar war.[349] So kristallisiert sich langsam ein genaueres Bild heraus. In Professor Reas Buch ist darüber hinaus nachzulesen, dass nicht nur Brustkrebs, sondern auch viele weitere Krebsarten mit toxischen Chemikalien in Verbindung gebracht werden können.

Nachdem wir über den Zusammenhang von Chemikalien und chronischen Erkrankungen genauer Bescheid wissen, ist es an der Zeit, uns mit einer weiteren gesundheitsschädlichen Auswirkung toxischer Substanzen zu befassen.

Warum der Jojo-Effekt bei Diäten
unserer Gesundheit abträglich sein kann

Der tagtägliche Kontakt mit Chemikalien schadet unserer Gesundheit, so viel steht fest. Herkömmliche Diäten berücksichtigen nicht, dass sich in unserem Körper Toxine angereichert haben, und könnten mit ihrem anschließenden Jojo-Effekt das Problem sogar noch verschärfen.

Viele Wissenschaftler haben bereits einen Zusammenhang zwischen Erkrankungshäufigkeit und früheren Schwankungen des Körpergewichts hergestellt, so zum Beispiel L. Lissner,[350] dessen Studie ergab, dass die untersuchten Personen nicht nur umso dicker wurden (vor allem um die Taille), sondern auch zu umso größerem Fettkonsum neigten – ein Zeichen, dass das Schlankheitssystem geschädigt war –, je mehr ihr Gewicht schwankte. Noch gravierender war der Befund, dass mit ausgeprägten Gewichtsschwankungen auch das Risiko von Herz-Kreislauf-Erkrankungen und Diabetes stieg – je größer die Schwankung, desto höher das Diabetesrisiko[351] – sowie die Sterblichkeitsrate bei diesen Krankheiten.[352]

Die Zunahme der Erkrankungen war bislang weitgehend ein Rätsel, doch wenn wir wissen, welche Rolle chemische Kalorien dabei spielen, sind wir der Erklärung einen guten Schritt näher. Wenn wir Diät halten und Gewicht verlieren, werden Chemikalien aus dem Körperfett freigesetzt und schädigen nicht nur das Schlankheitssystem, sondern auch andere Körpersysteme, wobei die Schäden nicht nur direkt von den Chemikalien verursacht werden, sondern auch indirekt von den freien Radikalen, die infolge chemischer Substanzen im Organismus entstehen.

Dass freie Radikale das Risiko einer Vielzahl von Erkrankungen erhöhen, ist bekannt.[353] Chemische Kontamination in Kombination mit einer wachsenden Zahl freier Radikale wäre eine Erklärung, weshalb so viele Krankheiten mit dem Jojo-Effekt in Zusammenhang gebracht werden. Solange diese unseligen Prozesse nicht vermieden werden, wie es dem Ziel meines Entgiftungsprogramms entspricht, wirken sich konventionelle Diäten mit Jojo-Effekt nicht nur negativ auf das Körpergewicht aus, sondern auch auf die Gesundheit.

Wie kann die Entgiftungsdiät helfen?

Hoffentlich hat dieses Kapitel Ihnen nun die Augen dafür geöffnet, dass chemische Kalorien noch gravierendere gesundheitliche Probleme als Übergewicht verursachen oder verschärfen können. Wenn Sie chemische Kalorien so weit wie möglich aus Ihrem Leben verbannen und Ihr Schlankheitssystem stärken, nehmen Sie nicht nur ab, sondern tun in jeder Hinsicht viel für Ihre Gesundheit.

Das ist aber beileibe noch nicht alles: Sie senken nicht nur das Risiko chemisch verursachter Erkrankungen, sondern können womöglich Symptome bereits bestehender Krankheiten lindern oder gar ausheilen – wie schon viele zu ihrer großen Freude erlebten.

Allerdings zielt mein Programm, auch wenn es sich positiv auf bestimmte Gesundheitsstörungen auswirken kann, nicht auf die Behandlung von Krankheiten ab. Wenn Sie ein gesundheitliches Problem haben, sollten Sie sich unbedingt mit Ihrem Arzt oder Ihrer Ärztin besprechen, bevor Sie mit diesem oder überhaupt irgendeinem Diätprogramm beginnen.

23.
Tipps zur Verbannung chemischer Kalorien
aus Ihrem Leben

Um Ihnen auf dem Weg zu Ihrer Traumfigur zu helfen, finden Sie hier dreißig hervorragende Tipps zur Verbannung chemischer Kalorien aus Ihrem Leben. Jeder einzelne trägt zu Ihrer Entgiftung und damit zur langfristigen Gewichtsabnahme bei. Und falls Sie gerade mit der Entgiftungsdiät beginnen – diese Tipps machen sie noch effizienter.

Tun Sie einfach, was Sie tun können und wann immer Sie es tun können. Je mehr chemische Kalorien Sie meiden, desto schlanker werden Sie am Ende sein.

1. Lüften Sie stets gründlich, damit verschmutzte Luft abzieht. Denken Sie daran, dass die Luft in Innenräumen in der Regel viel stärker kontaminiert ist als im Freien, sogar in Städten. Wenn Sie in einer regelrecht verseuchten Umgebung leben, sollten Sie den Kauf eines Luftfilters in Betracht ziehen.

2. Stellen Sie in Ihrer Wohnung viele Pflanzen auf, die chemische Kalorien aus der Luft saugen. Grünlilien sind besonders wirkungsvoll und brauchen außerdem nicht viel Pflege.

3. Benutzen Sie ökologische Kosmetik, Shampoos und Toilettenartikel, wo immer es möglich ist. Wenn Sie für manche Artikel kein ökologisches Äquivalent finden, versuchen Sie, mit den Produkten möglichst sparsam umzugehen.

4. Wenn Sie sich beim Friseur einer chemischen Haarbehand-

lung unterziehen – weil es in Ihrer Nähe keinen Natur-
friseur gibt, der mit Pflanzenfarben färbt –, nehmen Sie
vor Ihrem Termin eine Extraration Vitamin-C- und
Vitamin-E-Tabletten sowie eine zusätzliche Portion Ballaststoff-Ergänzungsmittel. Damit schützen Sie Ihr
Schlankheitssystem vor Schäden durch Chemikalien.

5. Filtern oder destillieren Sie Leitungswasser vor dem
Trinken.

6. Kaufen Sie Wasser in Glas- statt in Plastikflaschen.
Wenn ich unterwegs bin und kein Wasser in Glasflaschen
bekommen kann, ziehe ich Wasser in Plastikflaschen
allerdings immer noch ungefiltertem Leitungswasser vor.

7. Installieren Sie einen Wasserfilter am Haupthahn Ihrer
Wohnung oder Ihres Hauses, damit auch Bade- und
Duschwasser weniger mit chemischen Kalorien belastet
sind. Lassen Sie beim Haarewaschen Shampoo und
Spülung nicht zu lange einwirken, denn die darin ent-
haltenen Chemikalien dringen direkt in die Kopfhaut ein.

8. Hängen Sie Kleidung, die Sie frisch aus der chemischen
Reinigung geholt haben, nicht gleich in den Schrank,
sondern erst ein, zwei Tage ins Freie oder an einen gut
belüfteten Platz.

9. Machen Sie Ihr Schlafzimmer zur chemiefreien Zone.
Lassen Sie, wenn möglich, das Fenster nachts einen Spalt
offen.

10. Schmücken Sie Ihr Zuhause, wenn möglich, mit Schnitt-
blumen aus dem eigenen Garten oder vom eigenen
Balkon, da gekaufte Ware höchstwahrscheinlich mit Pestiziden besprüht wurde.

11. Neu gekaufte Gegenstände aus Kunststoff, die stark riechen,
sollten Sie so lange im Freien oder an einem gut belüfteten Ort aufbewahren, bis der Geruch verflogen ist.

12. Bewahren Sie Lebensmittel, speziell fetthaltige Lebensmittel, nie in Kunststoffbehältern auf. Fett zieht chemische

Kalorien magnetisch an: Wie die meisten Chemikalien sind auch die Zusatzstoffe in Kunststoff hochgradig fettlöslich.

13. Fetthaltige Lebensmittel wie Milch oder Käse, die Sie in Kunststoff verpackt kaufen, füllen Sie zu Hause möglichst in Glas- oder Keramikbehälter um oder lagern sie zumindest bei niedriger Temperatur im Kühlschrank, denn je höher die Temperatur, desto stärker die Kontamination durch den Kunststoff. Da auch manche Konservendosen innen mit Kunststoff beschichtet sind, empfiehlt es sich, Dosenvorräte ebenfalls an einem kühlen Ort zu lagern. Noch etwas: Lassen Sie Konservendosen nicht zu lange stehen, sondern brauchen Sie sie möglichst rasch auf.

14. Verwenden Sie Milch oder Sahne für Ihren Kaffee oder Tee möglichst nicht als Einzelportionen in Kunststoffpackungen, besonders dann nicht, wenn auf dem Etikett eine besonders lange Haltbarkeitsdauer ausgewiesen ist. Je länger die fetthaltige Flüssigkeit mit dem Kunststoff in Kontakt ist, desto höher die Kontamination.

15. Wenn Sie einen neuen Kühlschrank kaufen, lassen Sie ihn mit geöffneter Tür im Freien stehen, bis der Kunststoffgeruch verflogen ist. Müssen Sie den Kühlschrank sofort in Gebrauch nehmen, können Sie die Kunststoffausgasungen mit mehreren Schälchen Pflanzenöl, die Sie in den Kühlschrank stellen, binden. Wechseln Sie das Öl alle paar Tage und fahren Sie so lange damit fort, bis der Kunststoffgeruch nicht mehr wahrnehmbar ist.

16. Nehmen Sie keine Ergänzungsmittel mit Fischöl, wenn Sie nicht ganz sicher sind, dass sie frei von Chemikalienrückständen sind. Dasselbe gilt für Fertigkost und sonstige bearbeitete Lebensmittel, die Fischöl enthalten.

17. Erhitzen Sie Lebensmittel in der Mikrowelle oder auf dem

Herd keinesfalls in Kunststoffbehältern, da bei höheren Temperaturen noch mehr Chemikalien aus dem Kunststoff in das Essen dringen.

18. Trinken Sie keine heißen Getränke aus Styropor- oder Plastikbechern. Das ist manchmal nicht ganz leicht, aber es lohnt sich immer, nach einer Alternative zu fragen. Wenn die Nachfrage groß genug ist, wird man früher oder später auf wiederverwendbare Keramikbecher umsteigen. Ins Büro können Sie sich Ihre eigene Tasse mitnehmen, außerdem natürlich Ihren eigenen Biokaffee, Biotee und so weiter.

19. Entsorgen Sie alle Plastiktüten, -beutel und sonstigen Plastikverpackungen.

20. Bewahren Sie Gegenstände aus Kunststoff in gut belüfteten Räumen auf.

21. Kaufen Sie Spielzeug aus natürlichen Materialien. Das ist sicherer für Ihr Kind und die Luft wird weniger verseucht.

22. Waschen Sie Spülmittelreste von Geschirr und Besteck mit klarem Wasser ab.

23. Bewahren Sie Farben und Lacke an einem gut durchlüfteten Platz möglichst weit von Ihren Wohn- und Schlafräumen auf.

24. Entsorgen Sie Fliegensprays, Flohpulver und alle sonstigen synthetischen Pestizide. Suchen Sie nach umweltverträglichen biologischen Alternativen – es gibt genügend.

25. Falls Sie ein Ungeziefermittel zum Aufsprühen benötigen, nehmen Sie ein natürliches Mittel wie Pfefferminzspray.

26. Benutzen Sie natürliche Reinigungsmittel für den Hausputz.

27. Wählen Sie die umweltfreundlichste Alternative, wenn Haus und Wohnräume vor Insektenbefall geschützt werden müssen.

28. Benutzen Sie kein Kochgeschirr mit Kunststoff wie zum Beispiel beschichtete Pfannen.

29. Wenn Sie gezwungen sind, etwas zu essen, das viele che-

mische Kalorien enthält, nehmen Sie danach schnellst-
möglich lösliche Ballaststoffe oder Heilerde ein, damit Sie
weniger chemische Kalorien einlagern. Noch besser ist
es, diese Mittel bereits vorsorglich einzunehmen.

30. Wenn Sie viel Zeit im Auto verbringen, sollten Sie den
Kauf eines Innenluftfilters erwägen. Halten Sie immer reich-
lich Abstand zu dem Wagen vor ihnen, damit sich die
Auspuffgase verflüchtigen, ehe die verseuchte Luft in Ihr
Auto dringt.

24.
Schlank fürs Leben

Wie Sie Ihre neue schlanke Figur erhalten
und noch schlanker werden

Wenn Sie die Entgiftungsdiät befolgt haben und dabei signifikant schlanker geworden sind, haben Sie schon viel erreicht. Halten Sie einen Moment inne und gratulieren Sie sich, denn Sie haben einen hervorragenden Start hingelegt und Ihrem Ziel, für den Rest Ihres Lebens schlank zu bleiben, sind Sie einen gewaltigen Schritt näher gekommen.

Anders als bei allen übrigen Diäten ist das Schöne an diesem Programm, dass Sie sich einmal abgenommenes Gewicht auch in Zukunft leichter vom Leib halten können. Mit dem Entgiftungsprogramm bekämpfen Sie nicht nur das Symptom Übergewicht, sondern die Hauptursache von überschüssigem Fett, nämlich die im Körper angereicherten chemischen Kalorien. Darin ist es vollkommen einzigartig.

Um sich Ihre schlanke Figur für den Rest Ihres Leben zu erhalten, müssen Sie allerdings weiterhin versuchen, möglichst wenig mit chemischen Kalorien in Kontakt zu kommen. Die Entgiftungsdiät ist kein Zaubertrick, sondern die erste Phase einer radikalen und definitiven Umstellung.

Aber keine Angst, nachdem Sie Ihre Ernährung und Lebensweise gemäß den Ratschlägen in diesem Buch schon so sehr verändert haben, dürfte es kein Problem für Sie sein, auch in Zukunft überflüssige Pfunde abzuwehren. In dem Maß, in dem sich Ihr Schlankheitssystem regeneriert, wird es Ihnen zunehmend leicht fallen, Ihr Gewicht zu kontrollieren, da der Körper diesen Prozess immer selbstständiger steuert.

Wenn Sie sich an die folgenden Richtlinien halten, ist lang-

fristiger Erfolg garantiert, und Sie werden von dem Programm
maximal profitieren.

Langfristige Richtlinien

Hier noch einmal eine Zusammenfassung der wichtigsten Richtlinien aus den vorangegangenen Kapiteln.

- Kaufen und essen Sie Lebensmittel, die arm an chemi-
  schen Kalorien sind.
- Nehmen Sie Nährstoff-Ergänzungsmittel, die chemische
  Kalorien absorbieren und für ein optimales Funktio-
  nieren Ihres Schlankheitssystems sorgen.
- Essen Sie Lebensmittel mit vielen schlankheitsfördern-
  den Nährstoffen und löslichen Ballaststoffen.
- Betreiben Sie regelmäßig körperliche Bewegung.
- Bannen Sie chemische Kalorien aus Ihrem Umfeld.

Langfristig kann jeder von dem Programm profitieren, nicht nur,
wer sich an die Entgiftungsdiät gehalten hat. Dazu gehören jene,
die langsamer abnehmen möchten, weil sie den Gedanken an
eine Nahrungseinschränkung nicht ertragen, und jene, die mit
ihrem Gewicht ganz zufrieden sind und nur ihre Figur verbessern
möchten, ja selbst Menschen, die weder an ihrem Gewicht, noch
an ihrer Figur etwas auszusetzen haben, sondern einfach so bleiben möchten, wie sie sind.

Besonders wichtig sind die Richtlinien für diejenigen, die zu
Beginn der Entgiftungsdiät sehr übergewichtig sind. Dieser Per-
sonenkreis muss die Diät zunächst über einen längeren Zeitraum
einhalten, einfach weil mehr Gewicht abzubauen ist. In der Zeit
zwischen zwei aktiven Diätphasen – und natürlich auch, nachdem das Wunschgewicht erreicht ist – sollten sie sich streng an
die Richtlinien halten.

Ein Leben möglichst ohne Chemie

Um einer neuerlichen Gewichtszunahme vorzubeugen und auch künftige Schäden vom Schlankheitssystem abzuhalten, ist es sehr wichtig, dass Sie sich möglichst wenig chemischen Kalorien aussetzen. Haben Sie erst einmal die für das Diätprogramm empfohlenen Umstellungen vorgenommen hat, fällt es Ihnen zunehmend leicht, so wenig wie möglich mit chemischen Kalorien in Berührung zu kommen.

Wenn Sie zu Hause Um- oder Einbauten planen, sollten Sie die Gelegenheit beim Schopf packen und von vornherein nur Material verwenden, das wenig künstliche Chemikalien enthält. Versuchen Sie eine Baufirma zu finden, die einschlägige Erfahrungen hat oder zumindest bereit ist, entsprechende Erkundigungen einzuziehen.

Wenn Sie die Arbeiten selbst durchführen, sollten Sie beim Materialkauf stets nach der Produktbeschreibung fragen, in der alle in dem Produkt enthaltenen Chemikalien aufgelistet sind. Noch besser ist es natürlich, wenn Sie eine Firma finden, die ökologisches Baumaterial vertreibt. Dort können Sie sich auch über den richtigen Gebrauch beraten lassen.

Wo es keine umweltverträglichen Alternativen gibt, müssen Sie leider mit Produkten auf chemischer Grundlage vorlieb nehmen. Allerdings können Sie versuchen, den Anteil konventioneller Erzeugnisse möglichst gering zu halten, damit alle Bewohner des Hauses schlank und gesund bleiben.

Weshalb Sie weiterhin Ergänzungsmittel einnehmen müssen

Vielleicht halten Sie weitere Ergänzungsmittel für überflüssig, sobald Sie Ihr Idealgewicht erreicht haben. Das stimmt nicht ganz: Zwar werden Sie nach Beendigung der Diät weitgehend darauf verzichten können, doch um sich auch künftig gegen unerwünschte Pfunde zu wappnen, sind Ergänzungsmittel unerlässlich. Dies hat zwei Gründe.

Erstens können Sie Ihren Körper lediglich zu einem großen Teil und niemals ganz von chemischen Kalorien befreien; auch künftige Kontaminationen lassen sich nie gänzlich vermeiden. Unsere Erde ist so verseucht, dass es unmöglich geworden ist, chemischen Kalorien völlig aus dem Weg zu gehen. Doch wenn Sie Ergänzungsmittel einnehmen, sind Sie gegen vorhandene und künftige chemische Kalorien weit besser gefeit.

Zweitens müssen Sie Ihrem Schlankheitssystem weiterhin alle Nährstoffe zuführen, die es benötigt, um leistungsfähig zu bleiben. Sie sollten daher langfristig die nachstehend aufgelisteten Ergänzungsmittel einnehmen. Am besten ist es, sich ein Multivitaminpräparat auszusuchen und mit Einzelpräparaten zu ergänzen. Zwar kann der Bedarf individuell variieren, doch sollten Sie trotzdem versuchen, sich an die angegebenen Dosen zu halten.

essenzielle Ergänzungsmittel	Gesamtmenge pro Tag
Vitamin A (Retinol oder Betakarotin)	3.000 – 5.000 iE (internat. Einheiten)*
Vitamin B1 (Thiamin)	5 – 25 mg
Vitamin B2 (Riboflavin)	5 – 25 mg
Vitamin B3 (Niacin)	20 – 25 mg
Vitamin B5	20 – 25 mg
Vitamin B6	10 – 50 mg
Vitamin B12	5 – 25 µg
Vitamin C	500 – 2.000 mg
Vitamin E	100 – 200 iE
Folsäure	200 – 400 µg
Cholin	25 – 75 mg
Zink	15 – 20 mg

essenzielle Ergänzungsmittel	Gesamtmenge pro Tag
Magnesium	100 – 200 mg
Eisen	10 – 20 mg
Coenzym Q10	10 – 25 mg
* schwangere oder empfängniswillige Frauen maximal 10.000 iE Retinol	

essenzielle Fettsäuren	Gesamtmenge pro Tag
Omega-3-Fettsäuren	
Leinöl	5 – 10 g (ca. 1 – 2 Teelöffel)

Entgiftungshilfen	Gesamtmenge pro Tag
Lösliche Ballaststoffe (z. B. Grape-fruit-Pektin, Psyllium o. ä.)	ca. 3 g

Sie können sämtliche Ergänzungsmittel morgens einnehmen, die löslichen Ballaststoffe jedoch auf alle Fälle mindestens eine halbe, besser eine Stunde vor den übrigen Mitteln. Alternativ können Sie die löslichen Ballaststoffe vor einer Mahlzeit oder kurz vor dem Schlafengehen einnehmen.

Fakultative Ergänzungsmittel:

essenzielle Fettsäuren	Gesamtmenge pro Tag
Omega-6-Fettsäuren (z. B. Nachtkerzenöl)	250 – 500 mg

Aminosäuren (Eiweiß)*	Gesamtmenge pro Tag
Tyrosin	100 – 200 mg
L-5-Hydroxytryptophan (= 5 HTP, natürliche Serotonin-Vorstufe)	25 – 50 mg
Methionin	100 – 200 mg
Glutathion	100 – 200 mg
*diese Mittel sind möglicherweise schwer zu erhalten	

Die Omega-6-Fettsäuren helfen Ihnen, Ihr Gewicht auch nach der Diät zu halten, doch wenn Sie lieber weniger Ergänzungsmittel nehmen möchten, können Sie auf Omega-6-Fettsäuren verzichten, so lange Sie das Leinöl nehmen, das ein gewisses Quantum Omega-6-Fettsäuren enthält.

Wenn Sie die Entgiftungsdiät jedoch nicht befolgt haben und sich nur an das allgemeine Programm halten, empfehle ich Ihnen, sämtliche Ergänzungsmittel einzunehmen. Auf unserer Website www.chemicalcalories.com erfahren Sie, wo Sie die für das Programm geeigneten Ergänzungsmittel erhalten. Wie Sie die Ergänzungsmittel am besten in Ihren Tagesablauf integrieren, steht in Kapitel 15.

Essen und trotzdem immer schlank bleiben

Anders als bei manchen »Wunderdiäten« bilden die für das Programm empfohlenen Lebensmittel die Grundlage für Essgewohnheiten, die Sie auch nach der Diät beibehalten sollten. Dann können Sie jedoch rund ein Drittel mehr essen. Natürlich ist die Menge individuell verschieden, je nachdem, ob Sie weiblich oder männlich, größer oder kleiner, aktiver oder inaktiver sind; es ist ein Durchschnittswert.

Essen Sie mehr Lebensmittel, die dem Schlankheitssystem zuträglich sind

Damit Ihr Schlankheitssystem einwandfrei funktioniert, müssen Sie ihm die nötigen »Treibstoffe« zuführen.

Sie sollten möglichst viele der folgenden Lebensmittel essen – vorausgesetzt natürlich, sie enthalten möglichst wenig chemische Kalorien:

- Frischkost, die viele schlankheitsfördernde Nährstoffe enthält, wie Salate, Obst, Gemüse, Nüsse und Kerne.
- Lebensmittel, die reichlich lösliche Ballaststoffe enthalten, zum Beispiel Hafer, Äpfel, Zitrusfrüchte.

Damit kräftigen Sie Ihr Schlankheitssystem und kurbeln Ihre Fettverdauung an.

Frisches Obst und rohes Gemüse enthalten zudem wertvolle pflanzliche Nährstoffe, so genannte Phytonährstoffe. Ein Zweig der Ernährungswissenschaft beschäftigt sich mit der Identifizierung und Isolierung von Phytonährstoffen im Hinblick auf ihren Einsatz als Ergänzungsmittel. Bis es so weit ist, halten wir uns einfach an die Nährstofflieferanten aus der Natur!

Mit dem Verzehr von Lebensmitteln, die viele lösliche Ballaststoffe enthalten, senken Sie zusätzlich die Belastung durch chemische Kalorien. Gleichzeitig nehmen Sie unlösliche Ballaststoffe auf und beschleunigen damit die Ausscheidung der bereits durch die löslichen Ballaststoffe gebundenen chemischen Kalorien.

Essen Sie weniger Fett und Zucker

Manche Lebensmittel nützen dem Körper nichts oder wenig und enthalten nur »leere Kalorien«. Das heißt, sie sind reich an konventionellen Kalorien und arm an Nährstoffen. Und je mehr Sie davon essen, desto mehr schlankheitsfördernde Nährstoffe verbrauchen Sie für deren Verarbeitung. Für das Schlankheitssystem sind sie also von keinerlei Nutzen.

Sie brauchen nicht ganz auf diese Lebensmittel zu verzichten, sollten sie jedoch weitgehend reduzieren. Dazu gehören Mayonnaise, Margarine und andere Brotaufstriche, Kuchen und Torten, Süßigkeiten, Schokolade, Kekse, Eis, zuckerhaltige Getränke, Kartoffelchips und fetthaltige Soßen.

Versuchen Sie Ihre Essgewohnheiten zu ändern

Anfangs fällt es natürlich schwer, weniger zu essen, besonders dann, wenn das Schlankheitssystem stark mit chemischen Kalorien kontaminiert ist, denn die durch Chemikalien verursachten hormonellen Störungen steigern den Appetit. Sie können jedoch einiges tun, damit es Ihnen ein bisschen leichter fällt – vor allem an den ersten paar Tagen, wenn der Appetit anregende Effekt am stärksten ist. Wichtig ist vor allem eine Änderung der Essgewohnheiten.

Wenn Sie sich zum Beispiel eine ganze Pizza auf den Teller laden, ist die Versuchung natürlich groß, sie aufzuessen. Wenn Sie die Pizza aber in Stücke teilen und sich eines nach dem anderen auf den Teller legen, ist es einfacher, aufzuhören, bevor die gesamte Pizza vertilgt ist. Hier noch weitere Anregungen:

- Trinken Sie kurz vor dem Essen ein Glas Wasser, damit Sie nicht mehr heißhungrig sind.
- Essen Sie bei nagendem Hungergefühl etwas Obst oder rohes Gemüse.
- Mahlzeiten für die ganze Familie sollten möglichst viele Lebensmittel enthalten, die auch Sie während der Diät essen dürfen. Gehaltvolle Soßen servieren Sie am besten in einer Extraschale.
- Essen Sie langsam und kauen Sie gründlich, damit Ihr Körper Zeit hat, jeden einzelnen Bissen zu registrieren.
- Lassen Sie sich von Ihrem Körper leiten und hören Sie zu essen auf, wenn Sie satt sind, nicht erst dann, wenn Sie keinen Bissen mehr hinunterbringen.
- Lassen Sie immer einen kleinen Rest auf dem Teller übrig.

Wie sich bei Experimenten herausstellte, sind diese und andere Verhaltensmethoden durchaus erfolgreich, allerdings nur kurzfristig.[354] Dass sie langfristig nicht wirken, könnte vielleicht darauf beruhen, dass wir es nicht schaffen, einen der grundlegenden Mechanismen des Schlankheitssystems maßgeblich zu beeinflussen, nämlich den Appetit.

In Kombination mit meinem Programm sind diese Methoden dennoch höchst effizient. Wenn Sie sich an das Programm halten, werden Sie merken, dass Sie mit der Zeit immer weniger Lust auf Fettes und Süßes haben, weil in Ihrem Organismus immer weniger chemische Kalorien vorhanden sind, die den Appetit auf Fett und zuckerhaltige Kohlenhydrate lenken. Zudem funktioniert Ihr Schlankheitssystem wieder und hemmt die Gier auf fette und süße Speisen.

Das kann ich aus eigener Erfahrung bestätigen. Bevor ich mit dem Programm begann, konnte ich ohne Nachtisch unmöglich vom Tisch aufstehen. Jetzt sind Süßigkeiten nach der Mahlzeit kein Thema mehr und ich habe nur noch selten Lust auf ein Dessert. Im Gegenteil, die meisten Süßigkeiten, die ich früher so liebte, schmecken mir inzwischen gar nicht mehr.

Natürlich dauert es eine Zeit lang, bis dieser Zustand erreicht ist, je nachdem, wie stark das Schlankheitssystem geschädigt ist; irgendwann aber stellt er sich ein, und dann fällt es Ihnen leichter, weniger zu essen. Am Ende wird Ihr regeneriertes Schlankheitssystem Ihren Appetit insgesamt senken.

Körperliche Bewegung ist wesentlich!

Körperliche Bewegung hilft nicht nur beim Abnehmen, sondern ist unverzichtbar, um das erreichte Gewicht zu halten. Wussten Sie, dass Bewegung anscheinend eine der wenigen Möglichkeiten ist, das natürliche Sollgewicht zu senken?[355]

Auch wenn Sie Ihr angestrebtes Gewicht bereits erreicht haben, können Sie es noch weiter senken, indem Sie Ihre körperlichen Aktivitäten steigern. Genauere Ausführungen zum Thema Bewegung finden Sie in Kapitel 20. Zur Gedächtnisauffrischung: Sie sollten sich drei Mal wöchentlich mindestens dreißig Minuten lang so intensiv bewegen, dass Ihnen heiß wird und Sie leicht außer Atem geraten. Langfristig sollten Sie diese Aktivitäten auf fünf Mal pro Woche ausweiten. So bleibt Ihr Schlankheitssystem in Form, auch wenn Sie nach der Diät wieder mehr essen.

Fünf Mal wöchentlich mag abschreckend klingen, ist aber gar nicht so schwer zu bewerkstelligen. Sie können den Garten umgraben, einen Hausputz veranstalten oder einen flotten Spaziergang unternehmen. Ideal ist ein reguläres Training, aber in welcher Form Sie Ihre Bewegung ausüben, ist allein Ihre Sache.

Überlegen Sie, wie Sie regelmäßige Bewegung am besten in Ihren Tagesablauf integrieren. Beispielsweise können Sie, statt Auto zu fahren, kürzere Strecken zu Fuß gehen oder mit dem Fahrrad zurücklegen: Womöglich haben Sie damit bereits zwei bis drei halbe Stunden pro Woche abgedeckt.

Grundsätzlich gilt: Sie halten Ihr Gewicht wesentlich leichter, wenn Sie auch nach der Diät körperlich aktiv bleiben. Wenn Sie Ihren neu gefundenen Körper behalten wollen, müssen Sie weiter an ihm arbeiten!

Rückfälle vermeiden

Wenn es Ihnen gelungen ist, Ihr Idealgewicht zu erreichen, dürfen Sie mit sich zufrieden sein. Wahrscheinlich werden Sie auch jede Menge Komplimente für Ihr neues, besseres Aussehen erhalten. Sie sind also in Hochstimmung – und weshalb auch nicht? Schließlich haben Sie eine sehr positive Veränderung in Ihr Leben gebracht. Aber gerade jetzt ist Vorsicht am Platz! Mit einer Diät abzunehmen ist eine Sache; eine andere ist es, das Gewicht auch dann aufrechtzuerhalten, wenn Sie sich nicht mehr so intensiv darauf konzentrieren.

Mit der Zeit werden die körperlichen Aktivitäten, die Sie zuvor ganz selbstverständlich betrieben, vielleicht nicht mehr so konsequent durchgeführt, bis sie irgendwann keine Rolle mehr spielen. Vielleicht gehen Ihnen die Ergänzungsmittel aus, und Sie vergessen, neue zu bestellen. Sie geben sich nicht mehr so viel Mühe, Lebensmittel mit möglichst wenig chemischen Kalorien einzukaufen und entsprechend zuzubereiten, und Sie greifen wieder öfter auf Fertiggerichte zurück. Statt zwei bis drei Liter Wasser täglich trinken Sie wieder mehr zuckerhaltige Getränke und Kaffee. Und irgendwann beginnen die neuen Kleider, die Sie nach der Diät stolz erstanden haben, zu drücken, und Sie geraten in Panik: Soll denn nach all der Mühe alles wieder so werden wie zuvor – birnenförmig?

Ist es so weit gekommen, müssen Sie die Lage neu überdenken und sich eines klar machen: Wenn Sie nicht ständig bestrebt sind, Ihren Kontakt mit chemischen Kalorien so gering wie möglich zu halten, und auf die regelmäßige Einnahme Ihrer Ergänzungsmittel zu achten, wird Ihr Schlankheitssystem erneut geschädigt, und Sie setzen wieder das alte Gewicht an.

Wenn Sie mehr als nur ein paar Kilo zugenommen haben, können Sie die Entgiftungsdiät noch einmal durchführen. Es könnte sein, dass Sie immer noch relativ stark mit chemischen Kalorien belastet sind und noch mehr dafür tun müssen, um sie loszuwerden. Vergessen Sie nicht, dass sich die toxischen Substanzen ein Leben lang in Ihrem Körper angereichert haben – vielleicht dauert es also länger als ein paar Wochen, um sich von ihnen zu befreien.

Sollten Sie Ihr Gewicht nicht halten können, obwohl Sie sich so genau wie möglich an sämtliche Regeln halten, gibt es dafür zwei denkbare Gründe. Erstens sind Sie vielleicht, ohne es zu wissen, kontinuierlich Chemikalien ausgesetzt, zum Beispiel an Ihrem Arbeitsplatz oder zu Hause. Erkundigen Sie sich bei Ihrem Arbeitgeber oder konsultieren Sie einen Umweltexperten, der Ihnen hilft, dem Problem auf den Grund zu gehen.

Zweitens könnte Ihr Entgiftungsvermögen beeinträchtigt sein. Bis chemische Kalorien aus dem Organismus ausgeschieden sind, finden im Körper eine Reihe von Reaktionen statt, und wenn auch nur ein Glied in der Kette ausfällt oder gestört ist, nimmt die Entgiftungsfähigkeit im Ganzen ab. Um herauszufinden, ob das bei Ihnen der Fall ist, sollten Sie einen Ernährungswissenschaftler oder, noch besser, einen Umweltmediziner konsultieren. Dort können Sie sich auf etwaige Entgiftungsstörungen testen und entsprechend behandeln lassen.

Zu guter Letzt

Für alle, die jahrelang Tag für Tag mit sich und Ihrem Gewicht gekämpft haben, könnte das Entgiftungsprogramm die Lösung sein: Nachdem wir nun nicht mehr nur den Symptomen, sondern der Ursache des Übergewichts zu Leibe rücken können, ist ein dauerhafter Diäterfolg keine unerfüllbare Hoffnung mehr!

Das in diesem Kapitel dargestellte langfristige Programm hilft Ihnen nicht nur, Ihr Gewicht zu halten, sondern Sie können damit auch nach beendeter Diät noch weiter abnehmen. Je mehr chemische Kalorien Sie aus Ihrem Organismus ausscheiden, desto besser wird Ihr Schlankheitssystem in der Lage sein, sich zu regenerieren. Und mit einem effizienten Schlankheitssystem werden Sie so lange weiter abnehmen, bis Sie Ihr individuelles niedrigstmögliches Sollgewicht erreicht haben.

Ich hoffe, es ist mir gelungen, Ihnen begreiflich zu machen, weshalb Sie Ihre gesamte Lebensweise ändern müssen, wenn Sie langfristig abnehmen wollen. Was Sie mit diesen Erkenntnissen anfangen, ob Sie die Theorie in die Praxis umsetzen – das ist natürlich ganz allein Ihre Sache. Es ist an Ihnen, Ihre Träume zu verwirklichen. Also machen Sie sich ans Werk – Sie können es!

Natürlich wäre es schon längst an der Zeit, uns mit der zunehmenden Umweltverschmutzung zu befassen und uns zu fragen, was sich dagegen unternehmen lässt. Solange das Problem nicht gelöst ist, nimmt der Ansturm der chemischen Kalorien immer weiter zu, und es wird immer schwerer, gesund zu bleiben und nicht übergewichtig zu werden.

25.
Wie geht es weiter?

Das vorliegende Buch ist das Ergebnis jahrelanger gründlicher Forschung über die Ursachen der wachsenden Übergewichtigkeit und präsentiert die Schlussfolgerungen, die ich aus meinen Erkenntnissen gewonnen habe. Ich habe persönlich sehr davon profitiert: Mein Gewicht reguliert sich inzwischen von selbst und macht mir kaum noch Mühe, ich habe viel mehr Energie und bin viel seltener erkältet. Und ich hoffe, dass dieselben Informationen über toxische Chemikalien und den Kampf gegen ihre dick machende Wirkung nun auch anderen helfen wird, ihr Leben von Grund auf umzugestalten.

Inzwischen ist Ihnen gewiss klar geworden, dass mein Ansatz sich von allen herkömmlichen Diäten, die lediglich auf der reduzierten Nahrungszufuhr in der einen oder anderen Form beruhen, fundamental unterscheidet. Meiner Meinung nach ist die simple Nahrungseinschränkung heutzutage nicht nur veraltet, sondern sogar gefährlich. Im Laufe der letzten fünfzig Jahre hat sich zur Genüge erwiesen, dass man mit dieser Methode nicht nur nicht ab-, sondern langfristig sogar zunimmt und zudem der Gesundheit schadet.

Wenn wir erkennen, dass wir alle mit chemischen Kalorien belastet sind, ist das schon ein großer Schritt vorwärts. Sobald wir uns darüber im Klaren sind, können wir auch leichter verstehen, warum wir zunehmen und warum wir uns speziell beim Abnehmen vor der Freisetzung von Chemikalien schützen müssen.

In den folgenden Abschnitten beschreibe ich, wie wir in unserer zunehmend kontaminierten Umwelt auf sichere Weise abnehmen können.

Schuld sind nicht die Übergewichtigen, sondern die toxischen Chemikalien

Was mich die ganze Zeit über motiviert hat, war mein brennender Wunsch, anderen Menschen bei ihren Gewichtsproblemen zu helfen. Ich weiß, es klingt sentimental, aber es bringt mich wirklich aus der Fassung, andere leiden zu sehen. Wahrscheinlich war das mein Hauptbeweggrund, Ärztin zu werden.

Ich unterschätze keinen Augenblick, wie sehr Übergewichtige leiden. Übergewichtigkeit ist ein soziales Stigma, weil sie allgemein als selbst verschuldet gilt. Ich hoffe, die vielfältigen Informationen über toxische Chemikalien werden zum Abbau dieses Vorurteils beitragen.

Übergewicht bringt allerdings noch eine Reihe weiterer Benachteiligungen mit sich, zum Beispiel ein ziemliches Defizit an medizinischer Unterstützung. Die Ärzteschaft bietet bei Gewichtsproblemen wenig aktive Hilfe und kaum Lösungsvorschläge an – natürlich nicht aus Boshaftigkeit, sondern weil es am Verständnis für das Problem und der einschlägigen Ausbildung mangelt.

Glücklicherweise ist es mir gelungen, den Vorwurf vom Individuum abzulenken und auf die zunehmende Kontamination mit toxischen Chemikalien zu richten: In Zukunft wird Übergewicht hoffentlich als medizinisches Problem gesehen, das aus der Anfälligkeit gegenüber Chemikalien sowie einem Mangel an bestimmten Nährstoffen resultiert, und nicht als Zustand, den man sich selbst eingebrockt hat.

Wenn mir das gelingt, entschädigt es mich für die viele Arbeit, die ich in den letzten Jahren in die Recherche und die Niederschrift dieses Buchs investiert habe.

Eine bessere Zukunft für alle

Gegen die bereits bestehende weltweite Umweltverschmutzung können wir leider kaum etwas tun. Aber wir können darauf Einfluss nehmen, dass künftig weniger giftige, dick machende Stoffe produziert werden. Mit dem Kauf kontrolliert biologischer Nahrungsmittel und umweltfreundlicher Produkte leisten wir nicht nur einen – wenn auch geringen – ökologischen Beitrag, sondern geben auch der Wirtschaft und Industrie ein Signal.

Die Macht der Verbraucher ist nicht zu unterschätzen. Wenn Firmen weniger Umsatz machen, weil ihre Produkte in der Gunst der Käufer gesunken sind, werden sie über kurz oder lang Alternativprodukte auf den Markt bringen, die weniger chemische Kalorien enthalten. Mit wachsender Nachfrage wird daher auch das Angebot steigen.

Wenn Sie Waren kaufen, die mit möglichst wenig chemischen Kalorien belastet sind, tun Sie damit nicht nur etwas für Ihre Gesundheit und Ihre Figur, sondern Sie tragen dazu bei, dass sich die Belastung der Umwelt mit toxischen Chemikalien insgesamt verringert. Je mehr Menschen sich umstellen, desto größer ist die Wirkung. Also tun auch Sie das Ihre und helfen Sie mit, den Planeten zu retten!

Die wichtigsten Punkte im Überblick

Da meine Erkenntnisse wirklich bahnbrechend sind, rechne ich damit, dass sie eine umfassende Diskussion über die toxische Wirkung von Chemikalien auslösen werden. Und je mehr Diskussion stattfindet, je mehr Forschung zu diesem Thema geleistet wird, desto besser. Hier noch einmal die wichtigsten Thesen im Überblick:

- *Die gegenwärtige epidemische Fettleibigkeit ist haupt-sächlich auf toxische Chemikalien zurückzuführen.* Der Grund dafür: Toxische Chemikalien beeinträchtigen und schädigen das Schlankheitssystem des Körpers, das sich im Laufe von Jahrmillionen entwickelt hat und das Körpergewicht steuert. Störungen äußern sich in einem langsameren Stoffwechsel, einer reduzierten Fett-verdauung, gesteigertem Appetit und eingeschränktem Bewegungsvermögen. All diese Faktoren fördern die Gewichtszunahme.

- *Nur durch die Wiederherstellung und Verjüngung des Schlankheitssystems lässt sich auf Dauer Gewicht abbauen.* Wir verfügen von Natur aus über ein hoch entwickeltes System, das dafür sorgt, dass der Körper kein überflüssiges Gewicht mit sich herumschleppt. Wenn man ihm die Substanzen zuführt, die das System benötigt, um einwandfrei zu arbeiten, und den Körper vor weiteren Schädigungen schützt, ist er besser in der Lage, Gewicht abzubauen und auf Dauer zu halten, weil das Schlank-heitssystem Appetit, Stoffwechsel und körperliche Aktivität entsprechend steuert.

- *Was sind chemische Kalorien und weshalb haben sie eine so große Bedeutung?* Ich habe eine neue Maßeinheit mit der Bezeichnung chemische Kalorie geschaffen, mit der sich das Ausmaß der dick machenden Wirkung der unterschiedlichen, überall in unserer Umwelt vorhan-denen toxischen Chemikalien einschätzen lässt. Wenn wir wissen, welche Produkte nur wenige chemische Kalorien enthalten, können wir zielgerichteter einkaufen.

- *Der wachsende Verbrauch von Fertigkost hat die epide-mische Zunahme des Übergewichts zusätzlich verschärft.* Fertigkost und verarbeiteten Lebensmitteln fehlen viele Vitamine, Mineralstoffe und essenzielle Fettsäuren, die für das Schlankheitssystem und die Ausscheidung toxischer

Chemikalien aus dem Körper wesentlich sind. Eine vorwiegend aus Fertigkost bestehende Ernährung führt
zu einer vermehrten Anreicherung chemischer Kalorien
im Körper und damit zur Ablagerung von überschüssigem Fett.
Die in meinem Programm empfohlenen Lebensmittel sind
dem Schlankheitssystem zuträglich. Sie enthalten viele
schlankheitsfördernde Nährstoffe und wenig chemische
Kalorien.

- *Pestizide und andere synthetische Chemikalien verschlimmern bestehende Vitamin- und Mineralstoffdefizite.*
Die Präsenz chemischer Kalorien in unserem gesamten
Lebensumfeld ließ und lässt den Bedarf des Körpers
an bestimmten Nährstoffen ständig steigen. Daher brauchen wir auch bei ausgewogener Ernährung Ergänzungsmittel, um das Schlankheitssystem in Gang zu halten.

- *Herkömmliche Diäten machen uns noch dicker und schädigen unsere Gesundheit.* Das Problem der chemischen
Kalorien erfordert eine völlig neue Form der Ernährung
und der Diät. Die bloße Nahrungseinschränkung führt
dazu, dass große Mengen von Toxinen aus den Fettdepots
des Körpers in den Blutkreislauf gelangen. Die daraus
resultierende Schädigung des Schlankheitssystems und
des gesamten Körpers bedeutet einerseits eine zusätzliche Einschränkung der Fettverdauung und erhöht andererseits das Risiko gefährlicher Erkrankungen.
Unter den richtigen Bedingungen ist eine Nahrungseinschränkung allerdings eine gute Methode, um selbst
langlebige chemische Kalorien aus dem Körper auszuscheiden.

- *Um die Fettverdauung des Körpers zu optimieren, müssen
wir insgesamt den Kontakt mit chemischen Kalorien
verringern.* Mit einer Ernährung vorwiegend aus Biokost
und Lebensmitteln, die wenig chemische Kalorien ent-

halten, sowie der Beseitigung möglichst vieler chemischer Kalorien aus unserem persönlichen Umfeld, können wir die dem Schlankheitssystem zugefügten Schäden weitgehend rückgängig machen. Die Belastung des Körpers mit chemischen Kalorien nimmt ab, die Fettverdauung wird aktiviert.

- *Wenn maximal Gewicht abgebaut werden soll, müssen die chemischen Kalorien auf gefahrlose Weise aus dem Körper ausgeschieden werden.* Die einzig wirksame Methode, einen Großteil der langlebigen dick machenden Toxine aus dem Organismus zu beseitigen, besteht in der Einnahme von Bindemitteln wie löslichen Ballaststoffen, die mit Nährstoff-Ergänzungsmitteln einhergehen sollte, damit das körpereigene Entgiftungssystem gekräftigt und das Schlankheitssystem vor Schäden bewahrt wird. Mit dieser Kombination lassen sich die chemischen Kalorien, die sich im Laufe der Jahre im Körper angereichert haben, auf zuverlässige und gefahrlose Weise entfernen.

- *Ein optimal funktionierendes Schlankheitssystem erhöht die Lebensqualität insgesamt.* Mit einem leistungsfähigen Schlankheitssystem baut der Körper nicht nur überflüssiges Fett ab, sondern es verbessert sich auch die Figur, weil an Stelle des Fetts mehr mageres Muskelfleisch gebildet wird. Das körperliche Leistungsvermögen steigt beträchtlich, der allgemeine Gesundheitszustand bessert sich.

Die Mühe lohnt sich

Wer ein Ziel erreichen will, muss sich anstrengen. Das gilt auch hier. Wenn Sie von dem Programm profitieren wollen, müssen Sie zum Teil einschneidende Änderungen vornehmen, zum Beispiel an Ihren Einkaufs- und Essgewohnheiten. Außerdem müssen Sie eine gehörige Menge Ergänzungsmittel schlucken.

Natürlich geht das alles nicht über Nacht, sondern braucht seine Zeit. Je nachdem, wo Sie leben, kann es ganz einfach oder sehr schwierig sein, ökologische Produkte aufzutreiben. Auch müssen Sie sich erst daran gewöhnen, mit der Tabelle der chemischen Kalorien einkaufen zu gehen.

Das Schöne an dem Programm ist, dass Sie bereits abnehmen können, wenn Sie nur Ihre Lebensweise ändern, ohne dass Sie deshalb weniger zu essen brauchen: Es hilft schon, wenn Sie nur Ihr Wasser filtern oder ökologische Haushaltsreiniger verwenden.

Und je mehr Sie erreichen, desto deutlicher merken Sie, dass Ihre Anstrengungen belohnt werden. Das ständige positive Feedback wiederum wird Sie in Ihrem Entschluss bestärken, nicht aufzugeben. Ich habe erlebt, wie auch die größten Skeptiker bekehrt wurden, weil sie von den Ergebnissen des Programms völlig verblüfft waren.

Jonathan Gold, der ein großer Skeptiker war, äußerte sich sehr kritisch, als seine Frau Fiona mit dem Programm begann. Als sie einige stark belastete Lebensmittel wie zum Beispiel Lachs einfach nicht mehr kaufte, war er wenig begeistert, denn Lachs gehörte zu seinen Leibspeisen. Er selbst, sagte er, werde nie aufhören, Lachs zu essen und werde sich nie auf derart verschrobene Ideen einlassen. Zum Beweis besorgte er sich eine besonders große Portion Lachs, die er über die Weihnachts- und Neujahrstage verzehrte.

Als er den letzten Bissen hinuntergeschluckt hatte, hörte er im Radio einen Bericht über die extreme Belastung von Lachs mit hochtoxischen Chemikalien, die in engem Zusammenhang mit Krebs standen. Danach ging das Thema tagelang durch die Presse, Jonathan wurde jedes Mal mulmig zumute, und auf einmal interessierte er sich näher dafür, worum es in meinem Programm überhaupt ging.

Kurz danach begann er selbst damit, und obwohl er nie weniger aß, sondern nur den chemischen Kalorien so weit wie möglich aus dem Weg ging und außerdem die erforderlichen Ergänzungsmittel einnahm, entdeckte er nach einigen Monaten zu seinem Entzücken, dass er völlig mühelos viereinhalb Kilo abgenommen hatte. Die alten Anzüge passten langsam wieder, und er heimste Komplimente für sein guten Aussehen ein. Und das Beste war: Die schlimmen Symptome des Heuschnupfens, die ihn sein halbes Leben geplagt hatten, waren praktisch verschwunden. Zum ersten Mal in all den Jahren ihres Zusammenlebens benötigte er keinerlei Medikamente!

Heute ist er ein neuer Mensch und ein seliger, überzeugter Anhänger meines Programms. Und zur ständigen Belustigung seiner Frau – die seine anfänglich feindselige Haltung ja täglich miterlebt hatte – ist er jetzt noch eifriger darauf bedacht als sie, chemische Kalorien so weit wie möglich aus seinem Leben, seiner Ernährung, seiner Umgebung zu verbannen. Wie Sie sehen, sind gute persönliche Erfahrungen die allerbeste Motivation!

Danksagung

Keiner arbeitet für sich alleine, und auch dieses Buch wäre ohne die Unterstützung und Hilfe anderer nie möglich gewesen. Als Erstes möchte ich meiner Familie danken, angefangen bei meinem Mann Mike. Er hat mir stets Mut gemacht, mir wertvolle Anregungen gegeben und mir finanziell den Rücken freigehalten, so dass ich mich ganz auf meine Arbeit konzentrieren konnte. Ohne seine uneingeschränkte Unterstützung während der letzten drei Jahre wäre dieses Buch sicher nicht zustande gekommen.

Zu großem Dank verpflichtet bin ich auch meiner Schwester Julia, die das Manuskript gelesen und mir konstruktive und hilfreiche Ratschläge gegeben hat, meinen Eltern Pat und John, weil sie mich Selbstvertrauen lehrten, meiner Schwester Claire, die mir als Resonanzboden diente, und meinen Kindern, die das alles überhaupt erst lohnenswert machen.

Die allergrößte Dankbarkeit empfinde ich auch gegenüber folgenden Personen:

Fiona Gold, meiner Lektorin, für ihre sachkundige Hilfe bei der Strukturierung und Abfassung des Manuskripts und ihrem Mann Jonathon, der als einer der Ersten die Wirksamkeit des Entgiftungsprogramms demonstriert hat.

Robert Kirby, meinem literarischen Agenten bei Fraser & Dunlop, der von Anfang an von meiner Arbeit überzeugt war.

Eileen Campbell, meiner Lektorin bei Michael Joseph / Penguin, deren Weitblick und tiefgreifendes Verständnis dieses Projekt unermesslich bereichert haben.

Dem überaus scharfsinnigen Tom Weldon und natürlich den übrigen Mitarbeitern des Michael-Joseph-Verlags in der Verlagsgruppe Penguin Books, Lucy Chavasse, Pippa Wright, Victoria Standing und Abigail Hanna, die mich mit unglaublichem Eifer unterstützten und mir immer wieder Mut machten, ebenso wie Kate Raffan, die sich als großartige Organisatorin und Kommunikatorin erwies.

Professor Kim Jobst, der mir mit dem nötigen Rat und der Sachkenntnis zur Seite stand, damit ich meiner Intuition folgen konnte, und seiner Frau Belinda, der ich die Bekanntschaft mit ihm verdanke.

Professor Sir George Radda für seine wertvollen Ratschläge zu meiner Dissertation und seiner Frau Sue, die mir eine gute Freundin war.

Dr. Basil Shepstone von der Universität Oxford, meinem ersten Mentor, der mich in die Methodik der wissenschaftlichen Forschung einführte und zu weiteren Projekten ermutigte.

Professor Roger Watt und Professor Andrew Watterson, stellvertretend für das Forschungsteam Arbeits- und Umweltmedizin an der Stirling-Universität, für die volle Unterstützung meiner Forschungsarbeiten.

Dem Personal der Callander-Bibliothek, das es in bewundernswerter Weise schaffte, mir Unmengen wissenschaftlicher Publikationen zu übersenden.

Elizabeth R. Nesbitt von der Internationalen Handelskommission der Vereinigten Staaten, die mir freundlicherweise und über ihre Dienstpflichten hinaus ungeheure Datenmengen kopierte und schickte, auf Grund derer ich einige meiner Diagramme erstellte.

Überaus dankbar bin ich außerdem Sam Edenborough, Nicki Kennedy, Neeti Madan, Annie Lee, Professor Desmond Hammerton, Professor Vyvyan Howard, Julian Peck, Dr. Gera Troisi, David Allan und Alison Craig (von PAN), Dr. Philippa Darbre, Dr. Graham Kemp, Francis Blake (Soil Association), Terry Spratt,

Neil, Gill und Alex Baillie-Hamilton und ebenso allen anderen hier nicht Genannten, die mich persönlich oder beruflich unterstützten und mir halfen, meine Ziele zu erreichen. Dank an alle!

Anhang

Verbreitete toxische Chemikalien

Wir kommen täglich mit einer großen Anzahl von Chemikalien in Berührung, die viele chemische Kalorien enthalten. Da es unmöglich ist, auf alle im Einzelnen einzugehen, habe ich einige der verbreitetsten Chemikalien ausgesucht und angegeben, wo sie am häufigsten auftreten. Je mehr Sie über den umfassenden Einsatz dieser Substanzen wissen, desto deutlicher wird Ihnen bewusst, weshalb wir so stark kontaminiert sind.

Organochlorine und andere Organohalogene

Beschreibung: Synthetische Chemikalien.

Beispiele: Organochlorinhaltige Pestizide wie DDT, Chlordecon, Aldrin, Dieldrin, Endrin, Toxaphen, Heptachlor, Lindan und dessen Isomere, HCB (Hexachlorbenzen); organochlorinhaltige Schadstoffe wie Dioxin, PCB (polychlorierte Biphenyle); organohalogenhaltige feuerhemmende Substanzen wie PBB (polybromierte Biphenyle, hauptsächlich in den USA verwendet) und PBDE (polybromierte Diphenyläther, hauptsächlich in den USA und Nordeuropa verwendet).

Hintergrundinformation: In den meisten entwickelten Ländern ist inzwischen ein Großteil der organochlorinhaltigen Pestizide verboten, doch da sie vorher so extensiv zum Einsatz kamen und sehr langlebig sind, ist die gesamte Erde wahrscheinlich für immer damit verseucht.

Außerdem werden diese Pestizide, obwohl man um ihre Gefährlichkeit weiß, in Entwicklungsländern weiterhin produziert und verwendet, da sie relativ wenig kosten. Sie reichern sich in der Nahrungskette an und konzentrieren sich aufgrund ihrer hohen Fettlöslichkeit vor allem im Fettgewebe.

Verbindungen, die den organochlorinhaltigen Industriechemikalien (PCB) und Pestiziden (DDT) sehr ähnlich sind, dienen als Flammschutzmittel. Diese Substanzen, PBDE und PBB, sind in entwickelten Ländern und Entwicklungsländern gleichermaßen verbreitet. Auch sie sind hochgradig fettlöslich und reichern sich in Fettgewebe an. Sie sind fast ebenso giftig wie die organochlorinhaltigen Substanzen.

Anwendungsbereiche: Pestizide, Herbizide, Insektizide und Fungizide, Holz- und Termitenschutzmittel, Anti-Malaria-Spray, Elektro-Isolierungen, Flammschutzmittel, Farben und Tönungen, Arzneimittel.

Wo sie sich finden: In Lebensmitteln, zum Beispiel Schokolade, in Form von Pestizidrückständen; als Umweltschadstoffe in Raubfischen, fetthaltigem Fleisch, Milchprodukten und in menschlichem Gewebe, in der Nähe von Verseuchungsquellen in Boden, Wasser und Luft, als Umweltschadstoffe in Schädlingsbekämpfungsmitteln; als Flammschutzmittel auf Stoffen, Kleidungsstücken, Vorhängen, Möbelbezügen, Kunststoffen und Holz; in elektrischen Dichtungen, Kleinkondensatoren, alten Kühlaggregaten, Zündern für Neonlampen; in Teppichen, kohlefreiem Durchschlagpapier, Oberflächenverkleidungen, Druckfarben und Klebemitteln, in Arzneimitteln wie Nissenshampoo oder Behandlungsmitteln gegen Kopf- und Filzläuse.

Dick machende Wirkung: Extrem, da sie äußerst stabil sind, vom Körper nicht ausgeschieden werden können und das körpereigene Schlankheitssystem mehrfach schädigen.

Organophosphate
Beschreibung: Synthetische Chemikalien.
Beispiele: Organophosphathaltige Insektizide.
Hintergrundinformation: Organophosphate wurden erstmals 1845 produziert. Später wurden sie zu einem Nervengas weiterent-

wickelt und kamen im Zweiten Weltkrieg zum Einsatz. Danach fanden sie umfassende Anwendung auf diversen Herstellungsgebieten, in der Lebensmittelproduktion und sogar in Arzneien. Organophospate gehören zu den am weitesten verbreiteten Pestizid-Rückständen in Lebensmitteln.

Anwendungsbereiche: Nervengas, Schädlingsbekämpfungsmittel im Getreideanbau, Desinfektionsbäder für Schafe, Behandlungsmittel für Rinder, Flohbekämpfung bei Haustieren, Holzbehandlungsmittel gegen Ungezieferbefall, Wachstumsförderer in der Tierzucht, Arzneimittel, vor allem Behandlungsmittel gegen Nissen, Kopf- und Filzläuse, Zusatzmittel für Treibstoffe, Stabilisatoren für Schmier- und Hydrauliköl, Zusatzmittel für Kunststoffe und Gummis, Flammschutzmittel.

Wo sie sich finden: Als Pestizid-Rückstände in Lebensmitteln, besonders in weichen Früchten und Gemüsen sowie in Getreideprodukten, als Pestizide in der Landwirtschaft, in Schädlingsbekämpfungsmitteln für Haushalt und Garten, in Behandlungsmitteln für Haustiere, auf behandeltem Holz, in Motoröl, Treibstoffabgasen, Kunststoffen und Gummis.

Dick machende Wirkung: Sehr hoch. Organophosphate wurden früher bei Tieren als Wachstumsförderer eingesetzt. Sie sind zwar nicht so hochgradig fettlöslich und langlebig wie organochlorinhaltige Pestizide, haben jedoch trotzdem verschiedene toxische Wirkungen und scheinen besonders das Bewegungsvermögen zu beeinträchtigen.

Carbamate

Beschreibung: Synthetische Chemikalien.

Beispiele: Carbamathaltige Insektizide, dithiocarbamathaltige Fungizide, ETU (Äthylenätiourea)

Hintergrundinformation: Carbamate agieren ähnlich wie Organophosphate, sind jedoch weniger toxisch. Manche Wirkungen halten kürzer an als bei Organophosphaten, andere sind nachhaltiger und können dauerhafte Schäden anrichten.

Anwendungsbereiche: Pestizide wie Insektizide, Herbizide, Fungizide, antibakterielle Mittel, Austreibhemmer bei Kartoffeln, Anti-Parasitenmittel für Vieh und Geflügel, Flohbekämpfung bei Haustieren, Vorbeugung gegen Ungezieferbefall von Holz, Wachstumsförderer für Tiere, bei der Herstellung von synthetischem Kautschuk, in Kunststoffen, als Metallchelatbildner.

Wo sie sich finden: In einer Reihe von Lebensmitteln und Getränken wie zum Beispiel Kartoffeln, Sojabohnen, Zitrusfrüchten, Erdnüssen, Tomaten, Bier und Wein, in Zigaretten und Zigarren, in Baumwolle, in Schädlingsbekämpfungsmitteln für Haushalt und Garten wie Fliegenspray und Mottenkugeln, in Behandlungsmitteln für Haustiere, in behandeltem Holz, als Verseuchungsstoffe im Wasser, in Arzneimitteln (siehe unten).

Dick machende Wirkung: Sehr hoch. Carbamate wurden in der Massentierhaltung als Wachstumsförderer eingesetzt, da sie den Grundumsatz senken.

In der Medizin finden sie Anwendung als Thyreostatika, also schilddrüsenhemmende Substanzen.

Kunststoffe und Weichmacher

Beschreibung: Synthetische Chemikalien.

Beispiele: Allgemein gebräuchliche Zusatzmittel für Kunststoffe wie Phenole (zum Beispiel Bisphenol), Phthalate und Phthalatester.

Hintergrundinformation: Die Hauptfunktion von Phthalaten besteht darin, Kunststoffen Elastizität zu verleihen, und da Kunststoffe so umfassend eingesetzt werden, sind Phathalate die in der Umwelt am weitesten verbreiteten Industrieschadstoffe. Bisphenol wurde ursprünglich in den dreißiger Jahren des zwanzigsten Jahrhunderts als östrogenähnlich wirkendes Mittel konzipiert, wird heute jedoch allgemein als Weichmacher für Lebensmittelverpackungen verwendet, zum Beispiel zur Beschichtung der Innenseite von Lebensmittelbehältern aus Weißblech.

Anwendungsbereiche: Phthalate, Phthalatester und Phenole dienen als Zusatzstoffe für PVC und praktisch alle anderen Kunststoffarten, als Verdünnungsmittel für Pestizide, als oberflächenwirksame Mittel (reinigende Verbindungen auf Petroleumbasis), bei der Gummi- und Kunststoffherstellung, als Industriereinigungsmittel, als Schmier- und Rostschutzmittel.

Wo sie sich finden: In Lebensmittelverpackungen aus Kunststoff, in Lebensmittelbehältern aus Pappe und Aluminium, in Plastikflaschen für Babymilch, in Konservendosen, als Umweltschadstoffe in Lebensmitteln und Wasser, in manchen Fischsorten, in fetthaltigen Lebensmitteln wie Eiern und Milchprodukten, in Muttermilch, als Umweltschadstoffe in menschlichem Gewebe, in Schädlingsbekämpfungsmitteln für Haushalt und Garten, in Kosmetika, Parfüms, Shampoos und sonstigen Haarpflegeprodukten, in Nagellack, Druckfarben, Kunstleder, Vinylteppichen, Teppichunterlagen, Wasserrohren, Klebemitteln, Leim und wasserdichter Kleidung, in klinischem Material wie Katheter- und Blutbeuteln, in allen Arten von Rohren, in Zahnversiegelungen und -abgussmaterial, in Reinigungsmitteln und Farben.

Dick machende Wirkung: Hoch. Besonders schädigend wirken sie sich auf die schlankheitsfördernden Hormone aus.

Schwermetalle

Beschreibung: Natürlich vorkommende toxische Metalle.

Beispiele: Kadmium, Blei, Quecksilber, Methylquecksilber, Tributyl-Zinn (TBT).

Hintergrundinformation: Es handelt sich um giftige Substanzen aus der Natur. Da diese inzwischen intensiv in der Industrie eingesetzt werden, kommen wir in einem Ausmaß mit ihnen in Berührung, das den natürlichen Rahmen weit übersteigt.

Anwendungsbereiche: In der Industrie zur Galvanisierung und Vernickelung, als Schweiß- und Lötmittel, in Metalllegierungen, in Fotozellen und Akkus. Werden beim Bergbau freigesetzt. Für sanitäre Installationen, Baumaterialien, Kabelverkleidungen und Farben. In der Zahnmedizin. Als Treibstoffzusatz und in Insektiziden.

Wo sie sich finden: Als Umweltschadstoffe im Trinkwasser und in Obst, Gemüse und Getreide von Feldern in der Nähe viel befahrener Straßen. Im Abwasser stark verschmutzter Gebiete. In Amalgamfüllungen, Treibstoffen, Batterien und Bedachungen. *Dick machende Wirkung:* Gemäßigt. Da sie sich jedoch im Laufe der Jahre im Körper anreichern, darf man sie nicht unterschätzen.

Lösungsmittel
Beschreibung: Synthetisch hergestellte Chemikalien.
Beispiele: Organische Lösungsmittel (Styrole und Polystyrole), chlorierte Lösungsmittel (Trichloräthylen), Industrielösungsmittel.
Hintergrundinformation: Diese Chemikalien werden für eine Reihe von Produkten verwendet. Bestimmte flüssige Lösungsmittel wie zum Beispiel Styrol können in Polystyrol transformiert werden.
Anwendungsbereiche: In der Industrie zur Verflüssigung oder Verdünnung von Ölen und Fetten. Zusatzmittel für Treibstoffe. Kunststoffhärter. Hauptbestandteil von Verpackungs- und Haushaltsmaterialien. Eine der wichtigsten Substanzen bei der chemischen Reinigung. Bei der Herstellung von Kunststoffen, synthetischem Kautschuk, Latex und Harzen.
Wo sie sich finden: Als synthetische Duftstoffe in Toilettenartikeln, Reinigungsmitteln, Hautpflegeprodukten, Parfüms und Aftershaves, in Kunststoffen und synthetischem Kautschuk, als Heißsiegelbeschläge auf Metallfolien (zum Beispiel bei Joghurt- und Sahnebechern), in Styroportassen und -tellern, in Polystyrolverpackungen, in Farben, Terpentinersatzstoffen, Schuhcremes, Bodenwachsen und -polituren, in Haushaltspestiziden, in Arzneimitteln, als Umweltschadstoffe in Wasser, in der Luft (besonders in Städten), in frei lebenden Tieren, in Lebensmitteln aus Polystyrolverpackungen, in Glasfaser, Treibstoffdämpfen und Auspuffgasen.
Dick machende Wirkung: Gemäßigt; da sie jedoch überall in der Umwelt präsent sind, darf man auch sie nicht unterschätzen. Besonders schädlich wirken sie auf die schlankheitsfördernden Hormone.

Gewicht und Körperfettanteil
(= Körper-Masse-Index)

Gewicht

Das Normalgewicht errechnet sich bei Männern und Frauen nach
der Formel:

Körpergröße in Zentimetern minus 100.

Das Idealgewicht entspricht bei Frauen dem Wert

Normalgewicht minus 15 Prozent,

bei Männern dem Wert

Normalgewicht minus 10 Prozent.

Körperfettanteil (= Körper-Masse-Index)

Der Körperfettanteil hat mehr Aussagekraft als das reine Körpergewicht, da er Aufschluss darüber gibt, wie viel überschüssiges
Fett Sie mit sich herumtragen.

Wenn der Körper Fett verbrennt und in Muskelmasse umwan-
delt, kann es sein, dass das Körpergewicht weniger schnell sinkt.
An Ihrem Körperfettanteil können Sie die Erfolge sehen, die auf
der Waage nicht zu erkennen sind. Bei Männern beträgt der
ideale Körperfettanteil rund 15 Prozent, bei Frauen rund 22 Prozent.

Es gibt Waagen zu kaufen, die den Körperfettanteil messen;
auch in Fitnessstudios besteht häufig die Möglichkeit, Ihren

Körperfettanteil messen zu lassen. Sind Ihnen diese Möglichkeiten verschlossen, können Sie alternativ den Körper-Masse-Index (BMI, *body mass index*) ausrechnen, der den Grad der Fettleibigkeit angibt und mit der Masse des Körperfetts korreliert. Er wird nach folgender Formel berechnet:

$$BMI = \frac{\text{Gewicht in kg}}{\text{Größe (m)}^2}$$

Als Normalgewicht gilt ein BMI zwischen 18,5 und 24. Als Übergewicht wird ein BMI zwischen 25 und 29 definiert, und von Adipositas (Fettleibigkeit) ersten Grades spricht man bei einem BMI zwischen 30 und 34. BMI 35 bis 40 bedeutet Adipositas zweiten Grades, und ein BMI von über 40 ist extreme Fettleibigkeit.

Nach anderen Kriterien hängt das Normalgewicht auch vom Alter ab, wie folgende Tabelle zeigt:

Altersgruppe	BMI
19 – 24 Jahre	19 – 24
25 – 34 Jahre	20 – 25
35 – 44 Jahre	21 – 26
45 – 54 Jahre	22 – 27
55 – 64 Jahre	23 – 28
über 64 Jahre	24 – 29

Glossar

Adrenalin (Epinephrin) Zu den Katecholaminen gehörender
Neurotransmitter. Eines der wichtigsten schlankheits-
fördernden Hormone des Organismus. Beeinflusst Puls und
Atemfrequenz sowie den Stoffwechsel. Spielt eine große
Rolle bei der Verdauung von überschüssigem Fett und
Kohlenhydraten. Reagiert sehr empfindlich auf Schädigun-
gen durch toxische Chemikalien.

Aminosäuren Die Hauptbausteine von Proteinen.

Antioxidantien Leicht oxidierbare Stoffe, die andere Stoffe
vor unerwünschter Oxidation schützen und die Entstehung
von freien Radikalen verhindern können. Antioxidantien sind zum Beispiel die Vitamine A, B und E, Betakarotin, Zink, Selen, das Coenzym Q10 und die Aminosäure
Glutathion.

Bioakkumulation Anreicherung chemischer Substanzen, die
der Organismus nicht aus eigener Kraft ausscheiden kann,
was zu einer steigenden Konzentration führt.

Carbamate Ester der Carbaminsäure, die als Insektizide verwendet werden. Weit verbreiteter Gebrauch in der Landwirtschaft, in der Veterinär- und Humanmedizin und als
Konservierungsstoffe für Holz.

Chemische Kalorie™ Maßeinheit für den Grad der schädigenden Wirkung toxischer Chemikalien auf das körpereigene Schlankheitssystem. Lebensmittel, die viele chemische
Kalorien enthalten, weisen eine stärkere dick machende
Wirkung auf als solche mit wenigen chemischen Kalorien.

Chemischer Kalorienwert™ Der Wert, der den Grad der Toxizität und der schädigenden Wirkung einer Chemikalie auf das Schlankheitssystem angibt. Je höher der Wert, desto dick machender die Chemikalie.

Coenzym Q10 Halbessenzieller Nährstoff, der eine zentrale Rolle bei der Energieankurbelung spielt. Wie Vitamine und Mineralstoffe als Ergänzungsmittel erhältlich.

Entgiftung Die Beseitigung toxischer Substanzen aus dem Körper über das körpereigene Ausscheidungssystem.

Ergänzungsmittel Eine Substanz, die ergänzend zur Nahrung eingenommen wird, um den Mangel an bestimmten Nährstoffen auszugleichen.

freie Radikale Hoch aggressive instabile Sauerstoffmoleküle, die während des Energie-Erzeugungsprozesses und bei der Entgiftung bestimmter Toxine in den Zellen entstehen. Sie schädigen das umgebende Gewebe, indem sie Zellen zerstören, und beschleunigen dadurch den Alterungsprozess. Folgende Faktoren fördern die Entstehung freier Radikale: Pestizide, Rauchen, Auspuffgase, Umweltverschmutzung, Infektionen, angebrannte Lebensmittel, gebratene Lebensmittel, Sonnenbrand.

Fungizide Chemische Mittel zur Vernichtung von Pilzen.

Glutathion Eine Aminosäure, die an verschiedenen Entgiftungs-, Transport- und Stoffwechselprozessen beteiligt ist.

Grundumsatz Die Geschwindigkeit, mit der infolge der Stoffwechselreaktionen Wärme erzeugt und vom Körper freigesetzt wird.

Herbizide Chemische Mittel zur Vernichtung von Pflanzen, als Unkrautvertilgungsmittel eingesetzt.

Hormone Chemische Signalstoffe, die meist in anatomisch abgegrenzten und histologisch definierten Strukturen des Organismus, den so genannten endokrinen Organen, produziert werden, über das Blut ihre Erfolgsorgane erreichen

und bereits in sehr geringen Konzentrationen deren Stoffwechsel in charakteristischer Weise beeinflussen. Die spezifische Hormonwirkung wird über Hormonrezeptoren vermittelt.

Insektizide   Chemische Mittel zur Vernichtung von Insekten.

Insulin   In der Bauchspeicheldrüse gebildetes Hormon, das
vor allem für die Aufrechterhaltung eines normalen Blutzuckerspiegels verantwortlich ist. Spielt auch beim Fettstoffwechsel eine Rolle.

Jojo-Effekt   Wenn das während einer Diät abgebaute Gewicht,
(eventuell sogar noch mehr) nach deren Beendigung oder
Abbruch bald wieder erreicht ist.

Kalorie   Einheit der Wärmemenge (Wärmeenergie). 1 Kalorie
ist die erforderliche Wärmemenge, um 1 Gramm Wasser um
1 °C zu erwärmen. Inzwischen abgelöst durch die Einheit
Joule: 1 Kalorie = 4,187 Joule.

Kalorienwert   Die Energiemenge, die der Körper aus der Nahrung zieht.

Mineralstoffe   Anorganische Stoffe, die für Steuerungsmecha-
nismen des Körpers sowie für den Aufbau von Körper-
substanzen notwendig sind und die regelmäßig über die
Nahrung aufgenommen werden müssen.

Nährstoffe   Die Stoffe, aus denen Lebewesen ihre Körper auf-
bauen.

Noradrenalin (Norepinephrin)   Im Nebennierenmark und im
gesamten sympathischen Nervensystem gebildetes Hormon.
Eines der wichtigsten schlankheitsfördernden Hormone.
Unterdrückt den Appetit und ist absolut unerlässlich für
den Fettstoffwechsel. Reagiert sehr empfindlich auf Schädigungen durch Chemikalien.

Organobromine   Gruppe synthetischer Chemikalien, zu denen
die Flammschutzmittel PBB und PBDE gehören. Äußerst
langlebig, fettlöslich und toxisch. Nicht natürlich vorkommend. Siehe PBB und PBDE.

Organochlorine/organische Chlorverbindungen   Gruppe
synthetischer Chemikalien, die das Element Chlor enthalten.
Nicht natürlich vorkommend. Reichern sich im Fettgewebe
an. Sehr langlebig, nicht aus dem Körper auszuscheiden
und daher nicht nur sehr giftig, sondern auch sehr nachhaltig. Dazu gehören Chemikalien wie DDT, PCB und Lindan.

Organohalogene   Gruppe synthetischer Chemikalien, zu denen
die Organochlorine sowie Pestizide, PCB und das Flammschutzmittel PBB gehören. Nicht natürlich vorkommend.
Sehr giftig und langlebig. Wegen ihrer spezifischen Mole-
külform (bedingt durch den Halogen-Bestandteil) nur sehr
schwer aus dem Körper auszuscheiden.

Organophosphate/organische Phosphorverbindungen
Gruppe synthetischer Chemikalien, die Phosphor enthalten. Bestandteil hoch giftiger Pestizide und Nervengase.

Östrogene   Weibliche Sexualhormone, die auch bei Männern
in geringerer Menge vorhanden sind. Das Absinken des
Östrogenspiegels nach der Menopause verringert bei Frauen
die Leistungsfähigkeit des *Schlankheitssystems*.

PBB (polybromierte Biphenyle)   Verbindungen, die das Element Brom enthalten. Nicht natürlich vorkommend. Enthalten eine Reihe hoch beständiger und hitzeresistenter
Komponenten, weswegen sie als Flammschutzmittel eingesetzt werden. Können nur relativ schwer aus dem
Organismus ausgeschieden werden, daher lebenslange
Anreicherung im Körper.

PBDE (polybromierte Diphenyläther)   siehe PBB.

PCB (polychlorierte Biphenyle)   Gehören zu den Organochlorinen. Herstellung inzwischen verboten, doch aufgrund
ihrer Langlebigkeit immer noch in der Umwelt vorhanden.
Auch im menschlichen Körper sehr langlebig.

Pestizide (Schädlingsbekämpfungsmittel)   Chemische Mittel
zur Vernichtung von pflanzlichen und tierischen Schädlingen aller Art.

Schadstoffe Stoffe, die die Umwelt kontaminieren, speziell schädliche Chemikalien oder Abfälle, die in Atmosphäre und Gewässer strömen, zum Beispiel Gase, Pestizide, radioaktive Isotope, Abwässer und so weiter.

Schilddrüsenhormone In der Schilddrüse gebildete Gruppe von Hormonen, die unter anderem den Stoffwechsel steuern.

Schlankheitssystem™ Ein System hoch entwickelter Körperfunktionen zur Gewichtsregulation.

Sollgewicht (auch Setpoint) Das individuelle Körpergewicht, das der Körper stets aufrecht zu erhalten versucht.

Stoffwechsel (Metabolismus) Die Gesamtheit der chemischen Reaktionen des Organismus, die an Abbau und Umwandlung von aufgenommenen Stoffen (Nahrungsmittel, Sauerstoff) sowie Auf-, Um- und Abbau körpereigener Substanzen beteiligt sind.

Sympathisches Nervensystem (SNS) Teil des vegetativen Nervensystems, dessen Funktion vorwiegend in Richtung auf Energieentladung und abbauende Stoffwechselprozesse wirksam wird.

Synthetische Chemikalie Eine durch chemische Synthese erzeugte Substanz, die die Wirkung natürlich vorkommender Stoffe nachahmt.

Testosteron Männliches Sexualhormon. Reagiert sehr empfindlich auf Chemikalien.

Thermogenese Die gezielte Wärmeproduktion des Körpers durch Kältezittern (Regulation der Körpertemperatur) und die Erzeugung von Nebenwärme, ein Produkt verschiedener Stoffwechselreaktionen, die im Grunde nicht der Wärmeproduktion dienen. Viele Chemikalien können sich negativ auf die Fähigkeit des Körpers auswirken, Fett in Wärmeenergie umzuwandeln, und eine Senkung der Körpertemperatur verursachen.

Vitamine Organische Verbindungen, die vom Organismus für lebenswichtige Funktionen benötigt werden, aber im Stoffwechsel nicht oder nicht in ausreichendem Umfang synthetisiert werden können und regelmäßig mit der Nahrung zugeführt werden müssen.

Wachstumsförderer Chemikalien, die bei Tieren das Wachstum fördern.

Weichmacher Chemikalien, die Kunststoffe elastisch oder biegsam und weniger brüchig machen.

Xenobiotika 1. Substanzen, die den Körper zu Abwehrreaktionen veranlassen (Antigene, Toxine und andere), 2. für ein ökologisches System fremde Substanzen, zum Beispiel die Umwelt verunreinigende Stoffe.

Xenoöstrogene Künstliche Stoffe mit östrogenartiger Wirkung.

Information

Aktuelle Informationen über chemische Kalorien sowie über
Produkte und Dienstleistungen von Paula Baillie-Hamiltons Un-
ternehmen Slimming Systems Ltd erhalten Sie, wenn Sie an
folgende Adresse schreiben:
Dr. Paula Baillie-Hamilton
Slimming Systems Ltd.
PO Box 14
Callander
FK17 8WA
Großbritannien
Wenn Sie sich auf eine Mailingliste setzen lassen, werden Ihnen
die neuesten Informationen automatisch zugesandt.
Im Internet finden Sie Slimming Systems Ltd. unter der Adresse
www.chemicalcalories.com

Anmerkungen

Einführung: Wie ich darauf kam

[1] G. Gardner, B. Halwell, »Overfed and Underfed: The Global Epidemic of Malnutrition«, World Watch Paper (2000), 150, S. 7–11.

Kapitel 1: Die Fettepidemie

[2] G. Critser, »Let them eat fat: The heavy truths about American obesity«, Harpers, USA (2000), April.
[3] Ebd.
[4] Ebd.
[5] M. S. Tremblay et al., »Secular trends in the body mass index of Canadian children«, Canadian Medical Association Journal (2000), Bd. 163 (11), S. 1429–33.
[6] R. J. Kuczmarski et al., »Increasing prevalence of overweight among US adults«, Journal of the American Medical Association (1994), 272 (3), S. 205 bis 211.
[7] D. Collcutt, C. Evans, »Yes girls. It's true. You really are bigger these days«, Daily Mail, London, 2. Februar 2000.
[8] B. Marsh, »A two-inch pinch as men lose war of the waistline«, Daily Mail, London, 15. Juni 2000.
[9] K. D. Brownell, C. G. Fairburn (Hrsg.), Eating disorders and obesity: A comprehensive handbook, Guildford Press, New York, 1995.
[10] S. N. Steen et al., »Are obese adolescent boys ignoring an important health risk?«, International Journal of Eating Disorders (1996), 20 (3), S. 281 bis 286.
[11] A. G. Dulloo, »Regulation of body composition during weight recovery and thermogenesis«, Clinical Nutrition (1997), 16 (1), S. 25–35.
[12] Ebd.
[13] G. A. Colditz, »Economic costs of obesity«, American Journal of Clinical Nutrition (1992), 55, S. 503s–507s.
[14] L. Lissner et al., »Body weight variability in men: Metabolic rate, health and longevity«, International Journal of Obesity (1990), 14 (4), S. 373 bis 383.
[15] J. Baxter, »Obesity surgery – another unmet need«, British Medical Journal (2000), 321 (2), S. 523–533.
[16] K. M. Flegal, »Overweight and obesity in the United States: prevalence and

trends, 1960-1994«, *International Journal of Obesity and Related Metabolic Disorders* (1998), 22 (1), S. 39 – 47.

[17] C. A. Dell et al., »Lipid and fatty acid profiles in rats consuming different high-fat ketogenic diets«, *Lipids* (2001), 36 (4), S. 373 – 378.

[18] H. Tarnower, S. S. Baker, *The Complete Scarsdale Medical Diet*, Bantam Books, London, 1993.

[19] B. Sears, B. Lawren, *Enter the zone: A dietary road map*, Regan Books, New York 1995.

[20] R. Atkins, *Dr. Atkins' New Diet Revolution*, Avon Books, New York, 1999.

[21] A. M. Prentice, S. A. Jebb, »Obesity in Britain: gluttony or sloth?«, British Medical Journal (1995), 311 (12), S. 437 – 439.

[22] HMGO (Her Majesty's Government Offices), »Health of the Nation; Obesity results«, Health Survey of England (1998), S. 282 – 303.

[23] E. Ravussin, »Rising trend may be due to ›pathoenvironment‹«, *British Medical Journal* (1995), 311, S. 1569.

[24] Ebd.

[25] *Allied Dunbar National Fitness Survey*, Sports Council, London, 1992.

[26] R. B. Harris, »Role of set-point theory in regulation of body weight«, *FASEB Journal* (1990), 415, S. 3310 – 3318.

[27] E. Alleva et al., »Statement from the work session on Environmental endocrine-disrupting chemicals: neural, endocrine and behavioural effects«, *Toxicology and Industrial Health* (1998), 14 (1 – 2), S. 1 – 7.

[28] United States Tariff Commission, »Synthetic Organic Chemicals«, US Government Printing Office, Washington, 1918 – 1994.

Kapitel 2: Die synthetische Revolution

[29] T. Colborn et al. »Environmental neurotoxic effects: the search for new protocols in functional teratology«, *Toxicology and Industrial Health* (1998), 14 (1/2), S. 9 – 23.

[30] B. Holdsworth et al., *New Civil Engineer Supplement*, 25. 9. 2000.

[31] D. V. Bailey, »Vyvyan Howard in bullet points«, *Living Earth* (2001), 211 (Juli – Sept.).

[32] Health and Safety Executive, *Annual Report of the Working Party on Pesticide Residues*, Ministry of Agriculture, Fisheries and Food, HMSO, London, 1996, S. 97 und 129 – 134.

[33] J. L. Jacobson, S. W. Jacobson, »Dose-response in perinatal exposure to polychlorinated biphenyls (PCBs): The Michigan and North Carolina cohort studies«, *Toxicology and Industrial Health* (1996), 12 (3/4), S. 435 – 445.

[34] L. S. Birnbaum, »Endocrine effects of prenatal exposure to PCBs, dioxins, and other xenobiotics: implications for policy and future«, *Environmental Health Perspectives* (1994), 102 (August), S. 676 – 679.

[35] F. Bordet et al., »Organochlorine pesticide and PCB congener content of French human milk«, *Bulletin of Environmental Contamination and Toxicology* (1993), 50, S. 425 – 432.

[36] J. L. Jacobson, S. W. Jacobson, »Sources and implications of interstudy and interindividual variability in the developmental neurotoxicity of PCBs«, *Neurology and Teratology* (1996), 18 (3), 257 – 264.

[37] Health and Safety Executive, *Annual Report of the Working Party on Pe-*

sticide Residues, Ministry of Agriculture, Fisheries and Food, HMSO, London, S. 157 – 159 und 55.

[38] Border et al., »Organochlorine pesticide and PCB congener content«.

[39] P. Beaumont, »The chronic effects of pesticides«, *Pesticides, Policies and People; a guide to the issues*, Pesticides Trust, London, 1993, S. 83 – 92.

[40] L. R. Goldman, »Children – unique and vulnerable. Environmental risks facing children and recommendations for response«, *Environmental Health Perspectives* (1995), 103 (Erg. 6), S. 13 – 18.

[41] W. Rea, *Chemical Sensivity*, Bd. 2, CR C Press, Boca Ration, Florida, 1994, S. 1935 – 2006.

[42] A. L. Rodrigues et al., »Effect of perinatal lead exposure on rat behaviour in open-field and two-way avoidance tasks«, *Pharmacology and Toxicology* (1996), 79 (3), S. 50 – 56.

[43] United States Tariff Commission, »Synthetic Organic Chemicals«.

[44] S. Steingraber, *Living Downstream*, Virago Press, London, 1998, S. 90 – 93.

[45] Ebd.

[46] J. A. Thomas, H. D. Colby (Hrsg.), *Endocrine Toxology*, Taylor & Francis, Washington DC, 1996, S. 190.

[47] L. E. Sever et al., »Reproductive and developmental effects of occupational pesticide exposure: the epidemiologic evidence«, *Occupational Medicine* (1997), 12 (2), S. 305 – 325.

[48] K. Rozman et al., »Histopathology of interscapular brown adipose tissue, thyroid, and pancreas in 2, 3, 7, 8-tetrachlorodibenzo-p-dioxin«, *Toxicology and Applied Pharmacology* (1986), 82 (3), S. 551 – 559.

[49] J. R. Brown, »The effect of environmental and dietary stress on the concentration of 1,1-bis(4-chlorophenyl)-2,2,2-trichlorethane«, Toxicology and Applied Pharmacology (1970), 17, S. 504 – 510.

[50] D. W. Nebert, *Human genetic variation in the enzymes of detoxification. Enzymatic Basis of Detoxification*, 1, Hrsg. W. B. Jakoby, Academic Press, Orlando, 1980, S. 32.

[51] O. A. Iakovleva et al., »Vitamin A and E allowance of the body in xenobiotic exposure«, *Voprosy Pitaniia* (1987), 3, S. 27 – 29.

[52] R. W. Chadwick et al., »Effects of age and obesity on the metabolism of lindane by black a/a, yellow Avy/a, and pseudoagouti Avy/a phenotypes of (ys xvy) F1 hybrid mice«, *Journal of Toxicology and Environmental Health* (1985), 16, S. 771 – 796.

[53] C. Denzlinger et al., »Modulation of the endogenous leukotriene production by fish oil and vitamin E«, *Journal of Lipid Mediators and Cell Signalling* (1995), 11 (2), S. 119 – 132.

[54] P. Beaumont, *Pesticides, Policies and People; a guide to the issues*, Pesticides Trust, London, 1993, S. 121.

[55] Health and Safety Executive, *Annual Report of the Working Party on Pesticide Residues*, 1997, S. 49.

Kapitel 3: Chemikalien machen dick

[56] J. Turner, »The welfare of broiler chickens – an analysis of the European Scientific Committee report of March 2000«, Compassion in World Farming Trust (2000).

[57] J. F. Hancock, »Effects of Estrogens and Androgens on Animal growth«, A. M. Pearson, T. R. Dutson (Hrsg.), *Growth regulation in farm animals*, Elsevier Applied Science, London, 1991, S. 267.

[58] T. Baptista et al., »Mechanism of the neuroleptic-induced obesity in female rats«, *Progress in Neuro-Psychopharmacology and Biological Psychiatry* (1998), 22, S. 187 – 198.

[59] J. Gawecki et al., »The effect of poisoning with dithane M-45 on oxygen uptake and energy balance in adult rats«, *Acta Physiologica Polonica* (1976), 27 (2), S. 169 – 174.

[60] M. L. Trankina et al., »Effects of in vitro Ronnel on metabolic activity in subcutaneous adipose tissue and skeletal muscle from steers«, *Journal of Animal Science* (1985), 60 (3), S. 652 – 658.

[61] United States Tariff Commission, »Synthetic Organ Chemicals«, K. M. Flegal, »Overweight and obesity in the United States«.

[62] G. Critser, »Let them eat fat: The heavy truths about American Obesity«, *Harpers, USA* (2000), April.

[63] S. D. Stellman et al., »Adipose and serum levels of organochlorinated pesticides and PCB residues in Long Island women: Association with age and body mass«, *American Journal of Epidemiology* (1997), SER Abstract S21, S. 81.

[64] J. Ashby et al., »Lack of effects for low dose levels of bisphenol A and diethylstilbestrol on the prostate gland of CFI mice exposed in utero«, *Regulatory Toxicology and Pharmacology* (1999), 30 (2, Pkt. 1), S. 156 – 166.

[65] B. D. Hardin et al., »Evaluation of 60 chemicals in a preliminary developmental toxicity test«, *Carcinogens, Mutagens and Teratogens* (198), 7, S. 29 – 48.

[66] D. R. Clark, »Bats and environmental contaminants: A review«, US Department of the Interior: Fish and Wildlife Service, Special Scientific Report, Washington, DC, Wildlife Nr. 235 (1981), S. 1 – 29.

[67] K. Takahama et al., »Toxicological studies on organochlorine pesticides 1. Effect of long term administration of organochlorine pesticides on rabbit weight and organ weight«, *Nippon Hoigaku Zasshi* (1972), 26 (1), S. 5 – 10.

[68] J. C. Lamb et al., »Reproductive effects of four phthalic acid esters in the mouse«, *Toxicology and Applied Pharmacology* (1987), 88 (2), S. 255 – 269.

[69] Ashby et al., »Lack of effects for low dose levels of bisphenol A and diethylstilbestrol on the prostate gland of CFI mice exposed in utero«.

[70] Trankina et al., »Effects of in vitro Ronnel«.

[71] J. E. Morley, »Anorexia in older persons«, *Epidemiology* (1996), 8 (2), S. 134 – 155.

[72] P. B. Kaplowitz, S. Jennings, »Enhancement of linear growth and weight gain by cyproheptadine in children with hypopituitarism receiving growth hormone therapy«, *Journal of Pediatrics* (1987), 110 (1), S. 140 – 143.

[73] M. T. Antonio et al., »Neurochemical changes in newborn rat's brain after gestational cadmium and lead exposure«, *Toxicology Letters* (1999), 104 (1 – 2), S. 1 – 9.

[74] E. A. Field et al., »Developmental toxicology evaluation of diethyl and dimethyl phthalate in rats«, *Teratology* (1993), 48 (1), S. 33 – 44.

[75] B. N. Gupta et al., »Effects of a polybrominated biphenyl mixture in the rat and mouse. I. Six-month exposure«, *Toxicology and Applied Pharmacology* (1983), 68 (1), S. 1 – 18.

[76] Trankina et al., »Effects of in vitro Ronnel«.

[77] J. L. De Bleecker et al., »Neurological aspects of organophosphate poisoning«, *Clinical Neurology and Neurosurgery* (1992), 94, S. 93 – 103.

[78] S. F. Ali et al., »Effect of an organophosphate (Dichlorvos) on open field behaviour and locomotor activity: correlation with regional brain monoamine levels«, *Psychopharmacology* (1980), 68 (1), S. 37 – 42.

[79] J. T. Yen et al., »Effect of carbadox on growth, fasting metabolism, thyroid function and gastrointestinal tract in young pigs«, *American Institute of Nutrition* (1984), 115, S. 970 – 979.

[80] T. Tanaka, »Reproductive and neurobehavioural effects of chlorpropham administered to mice in the diet«, *Toxicology and Industrial Health* (1997), 13 (6), S. 715 – 726.

[81] A. Heeremans et al., »Elimination profile of methylthiouracil in cows after oral administration«, *Analyst* (1998), 123, S. 2625 – 2628.

[82] A. L. Sawaya, P. G. Lunn, »Lowering of plasma triiodothyronine level and symphathetic activity does not alter hypoalbuminaemian rats fed a low protein diet«, *British Journal of Nutrition* (1998), 79 (5), S. 455 – 462.

[83] K. J. van den Berg et al., »Interactions of halogenated industrial chemicals with transthyretin and effects of thyroid hormone levels in vivo«, Archives of Toxicology (1991), 65, S. 15 – 19.

[84] A. Vigano et al., »Anorexia and cachexia in advanced cancer patients«, *Cancer Surveys* (1994), 21, S. 99 – 115.

[85] M. C. Nesheim, »Some observations on the effectiveness of anabolic agents in increasing the growth rate of poultry«, *Environmental Quality and Safety. Supplement* (1976), 5, S. 110 – 114.

[86] J. S. Cranmer, D. L. Avery, »Postnatal endocrine dysfunction resulting from prenatal exposure to carbofuran, diazinon or chlordane«, *Journal of Environmental Pathology and Toxicology* (1978), 2, S. 375 – 67.

[87] J. F. Hancock, »Effects of estrogens and androgens on animal growths«, S. 271.

[88] V. W. Hays, »Effect of antibiotics«, A. M. Pearson (Hrsg.), *Growth regulation in farm animals*, Elsevier Applied Science, London, 1991, S. 299 – 320.

[89] Ebd.

[90] Vigano et al., »Anorexia and cachexia«.

[91] S. H. Kennedy, D. S. Goldbloom, »Current perspectives on drug therapies for anorexia nervosa and bulimia nervosa«, *Practical Therapeutics* (1991), 41 (3), S. 367 – 377.

[92] Ebd.

[93] Morley, »Anorexia in older persons«.

[94] E. M. Walker Jr. et al., »Prevention of cisplatin-induced toxicology by selected dithiocarbamates«, *Annals of Clinical and Laboratory Science* (1994), 24 (2), S. 121 – 133.

[95] E. van Ganse et al., »Effects of antihistamines in adult asthma: a meta-analysis of clinical trials«, *European Respiratory Journal* (1997), 10 (10), S. 2216 bis 2224.

[96] Bailey, »Vyvyan Howard in bullet points«.

[97] Alleva et al., »Statement from the work session«.

[98] Nebert, *Human genetic variation*, S. 32.

[99] W. B. Deichmann et al., »Effects of starvation in rats with elevated DDT

and dieldrin tissue levels«, *Internationales Archiv für Arbeitsmedizin* (1972), 29, S. 233 – 252.

[100] R. W. Chadwick et al., »Possible antiestrogenic activity of lindane in female rats«, *Journal of Biochemical Toxicology* (1988), 3, S. 147 – 158.

[101] D. C. Villeneuve et al., »Effect of food deprivation on low level hexachlorobenzene exposure in rats«, *Science of the Total Environment* (1977), 8 (2), S. 179 – 186.

[102] Stellman et al., »Adipose and serum levels«.

[103] Hovinga, M. E. et al., »Environmental exposure and lifestyle predictors of lead, cadmium, PCB, and DDT levels in great lakes fish eaters«, *Archives of Environmental Health* (1993), 48, s. 98 – 104.

[104] E. Dar et al., »Fish consumption and reproductive outcomes in Green Bay, Wisconsin«, *Environmental Research* (1992), 59 (1), S. 189 – 201.

[105] E. Lonky et al., »Neonatal behaviour assessment scale performance in humans influenced by maternal consumption of environmentally contaminated Lake Ontario fish«, *Journal of Great Lakes Research* (1996), 22 (2), S. 198 – 212.

[106] A. Bernhoft et al., »Effects of pre- and postnatal exposure to 3, 3″, 3, 4″, 5-pentachlorobiphenyl on physical development, neurobehaviour and xenobiotic metabolising enzymes in rats«, *Environmental Toxicology and Chemistry* (1994), 13 (10), S. 1589 – 1597.

Kapitel 4: Das natürliche Schlankheitssystem

[107] Harris, »Role of the set-point theory«.

[108] C. Michel, M. Cabanac, »Effects of dexamethasone on the body weight set point of rats«, *Physiology and Behavior* (1999), 68 (1 – 2), S. 145 – 150.

[109] R. E. Keesey, M. D. Hirvonen, »Body weight set-points: determination and adjustment«, *Journal of Nutrition* (1997), 127 (9), S. 1875s – 1883s.

[110] M. E. Hadley, *Endocrinology*, Prentice-Hall International (Hrsg..), New Jersey, 3. Aufl., 1992, S. 19 – 21.

[111] Ebd., S. 362 – 390.

[112] K. D. Brownell, C. G. Fairburn (Hrsg.), *Eating disorders and obesity: A comprehensive handbook*, Guildford Press, New York, 1995, S. 3 – 7.

[113] J. Clarke, *Body foods for life*, Weidenfeld & Nicolson, London, 1998, S. 200.

[114] Harris, »Role of set-point theory«.

[115] P. Bjorntorp, »Endocrine abnormalities of obesity«, *Metabolism* (1995), 44: 9 (Erg. 3), S. 21 – 23.

[116] P. T. Williams, »Weight set-point theory predicts HDL-cholesterol levels in previously obese long-distance runners«, *International Journal of Obesity* (1990), 14 (5), S. 421 – 427.

[117] Y. Hu et al., »Comparisons of serum testosterone and corticosterone between exercise training during normoxia and hypobaric hypoxia in rats«, *European Journal of Applied Physiology* (1998), 78, s. 417 – 421.

[118] S. V. Roberts et al., »Energy expenditure and intake in infants born to lean and overweight mothers«, *New England Journal of Medicine* (1988), 318, S. 461.

[119] T. Archer, A. Fredriksson, »Functional changes implicating dopaminergic systems following perinatal treatments«, *Developmental Pharmacology and Therapeutics* (1992), 18 (3 – 4), S. 201 – 202.

[120] J. A. Levine et al., »Role of nonexercise activity thermogenesis in resistance to fat gain in humans«, *Science* (1999), 283 (5399), S. 212 – 214.

[121] D. S. Miller, P. Mumford, »Obesity: physical activity and nutrition«, *Proceedings of the Nutritional Society* (1966), 25 (2), S. 100 – 107.

[122] R. Scott van Zant, »Influence of diet and exercise on energy expenditure – a review«, *International Journal of Sport Nutrition* (1992), 2, S. 1 – 19.

[123] C. Bouchard et al., »Genetic effect in resting and exercise metabolic rates«, *Metabolism* (1989), 38, S. 364.

[124] L. Landsberg et al., »Sympathoadrenal system and regulation of thermogenesis«, *American Journal of Physiology* (1984), 247 (2 pt 1), E181 – 189.

[125] G. R. Goldberg et al., »Longitudinal assessment of the components of energy balance in well-nourished lactating women«, *American Journal of Clinical Nutrition* (1991), 54, s. 788 – 798.

[126] A. G. Dulloo, D. S. Miller, »The effect of parasympathetic drugs on energy expenditure: Relevance to the autonomic hypothesis«, *Canadian Journal of Physiology and Pharmacology* (1986), 64, S. 586 – 591.

[127] R. T. Jung et al., »Reduced thermogenesis in obesity«, *Nature* (1979), 279, S. 322 – 323.

[128] B. Zahorska-Markiewicz, »Thermic effect of food and exercise in obesity«, *European Journal of Applied Physiology* (1980), 44, S. 231 – 235.

[129] Ali et al., »Effect of an organophosphate (Dichlorvos)«.

[130] A. Moor de Burgos et al., »Blood vitamin and lipid levels in overweight and obese women«, *European Journal of Clinical Nutrition* (1992), 46, S. 803 bis 808.

[131] S. Klaus, »Functional differentiation of white and brown adiposities«, *Bioessays* (1997), 19 (3), S. 215 – 223.

[132] Moor de Burgos et al., »Blood vitamin and lipid levels«.

[133] T. Decsi et al., »Reduced plasma concentrations of alpha-tocopherol and beta-carotene in obese boys«, *Journal of Pediatrics* (1997), 130 (4), S. 653 – 655.

[134] G. J. Naylor et al., »A double blind placebo controlled trial of ascorbic acid in obesity«, *Nutrition and Health* (1985), 4 (1), S. 25 – 28

[135] Garnder, Halweil, »Overfed and Underfed«.

[136] M. Ohrvall et al., »Lower tocopherol serum levels in subjects with abdominal adiposity«, *Journal of Internal Medicine* (1993), 234 (1), S. 53 – 60.

[137] R. B. Singh et al., »Association of low plasma concentrations of antioxidant vitamins, magnesium and zinc with high body fat percent measured by bioelectrical impedance analysis in Indian men«, *Magnesium Research* (1998), 11 (1), S. 3 – 10.

Kapitel 5: Wie chemische Substanzen uns dick machen

[138] H. D. Colby et al., »Toxicology of the adrenal cortex: Role of metabolic activation«, *Endocrine Toxicology*, 2. Aufl., Hrs. J. A. Thomas, H. D. Colby, Frances and Taylor, Washington, 1997, S. 81 – 131.

[139] W. Rea, »Nervous system«, *Chemical Sensivity*, Bd. 3, CR C Press, Boca Raton, Florida, 1995, S. 1727 – 1885.

[140] M. B. Abou-Donia, D. M. Lapadula, »Mechanisms of organophosphorus ester-induced delayed neurotoxicity: Type I and type II«, *Annual Review of Pharmacology and Toxicology* (1990), 30, S. 405 – 440.

[141] N. C. Rawlings et al., »Effects of the pesticides carbofuran, chlorpyrifos, dimethoate, lindane, triallate, 2,4-D, and pentachlorophenol on the metabolic endocrine and reproductive endocrine system in ewes«, *Journal of Toxicology and Environmental Health* (1998), 64 (Teil A), S. 21 – 36.

[142] M. J. DeVito, L. S. Birnbaum, »Dioxins: Model chemicals for assessing receptor-mediated toxicity«, Toxicology (1995), 102, S. 115 – 123; G. Cehovic et al., »Paraxon: Effects on rat brain cholinesterase and on growth hormone and prolactin of pituitary«, *Science* (1972), 175, S. 1256 – 1258.

[143] J. A. Richardson et al., »Catecholamine metabolism in humans exposed to pesticides«, *Environmental Research* (1975), 3 (9. Juni), S. 290 – 294.

[144] Colby et al., Toxicology of the adrenal cortex«.

[145] J. R. Beach et al., »Abnormalities on neurological examination among sheep farmers exposed to organophosphorous pesticides«, *Occupational and Environmental Medicine* (1996), 53, S. 520 – 525.

[146] T. Namaba et al., »Poisoning due to organophosphate insecticides«, *American Journal of Medicine* (1971), 50, S. 475 – 492.

[147] J. R. Zwiener, C. M. Ginsburg, »Organophosphate and carbamate poisoning in infants and children«, *Pediatrics* (1988), 81 (5), S. 683.

[148] Iakovleva et al., »Vitamin A and E allowance«.

[149] E. J. Cheraskin, »Antioxidants in health and disease«, *Journal of the Optometric Association* (1996), 67 (1), S. 50 – 57.

[150] P. Holford, »The myth of the well balanced diet«, *The Optimum Nutrition Bible*, Piatkus, London, 1999, S. 27 – 33.

[151] Field et al., »Developmental toxicology evaluation«.

[152] Vigano et al., »Anorexia and cachexia«.

[153] R. Husain et al., »Differential responses of regional brain polyamines following in utero exposure to synthetic pyrethroid insecticides: a preliminary report«, *Bulletin of Environmental Contamination and Toxicology* (1992), 49 (3), S. 402 – 409.

[154] Gawecki et al., »The effect of poisoning with dithane M-45«.

[155] F. P. Guengerich, »Influence of nutrients and other dietary materials on cytochrome P-450 enzymes«, *American Journal of Clinical Nutrition* (1995), 61 (3), S. 651s – 658s.

[156] Cehovic et al., »Paraxon«.

[157] Guengerich, »Influence of nutrients«.

[158] W. B. Deichmann et al., »Dieldrin and DDT in the Tissues of mice fed aldrin and DDT for seven generations«, *Archives of Toxicology* (1975), 34 (3), S. 173 – 182.

[159] P. D. Hrdina et al., »Role of noradrenaline, 5-hydroxytryptamine and acetylcholine in the hypothermic and convulsive effects of alphachlordane in rats«, *European Journal of Pharmacology* (1974), 26 (2), S. 306 – 312.

[160] Richardson et al., »Catecholamine metabolism«.

[161] W. Rea, »Nutritional status and pollutant overload«, *Chemical Sensitivity*, Bd. 1, CR C Press, Boca Raton, Florida, 1992, S. 395 – 396.

[162] Deichmann et al., »Dieldrin and DDT«.

[163] Nebert, *Human genetic variation*, S. 32.

[164] J. L. Jacobson, S. W. Jacobson, »Intellectual impairment in children exposed to polychlorinated biphenyls in utero«, *New England Journal of Medicine* (1996), 355 (11), S. 783 – 789.

[165] Hancock, »Effects of estrogens and androgens«.

[166] E. Showalter, A. Griffin, »Commentary: all women should have a choice«, British Medical Journal (1999), 319 (27. November), S. 1401.

[167] P. Bundred et al., »Prevalence of overweight and obese children between 1989 and 1998: population based series of cross sectional studies«, British Medical Journal (2001), 322 (7282), S. 326–328.

[168] Chadwick et al., »Effects of age and obesity«.

[169] Holford, »The myth of the well balanced diet«.

[170] J. To-Figueras et al., »Mobilization of stored hexachlorobenzene and p,p-dichlordphenyldichloroethylene during partial starvation in rats«, Toxicology Letters (1988), 42 (1), S. 79–86.

[171] S. N. Blair et al., »Body weight change, all-cause mortality, and cause-specific mortality in the multiple risk factor intervention trial«, Annals of Internal Medicine (1993), 119, 7 (Teil 2), S. 749–757.

Kapitel 6: Alles über chemische Kalorien

[172] Harris, »Role of set-point theory«.

[173] A. C. Casey et al., »Aroclor 1242 inhalation and ingestion by Sprague-Dawley rats«, Journal of Toxicology and Environmental Health (1999), 56 (5), S. 311–342.

[174] B. N. Gupta, »Effects of a polybrominated biphenyl mixture in the rat and mouse. 1. Six-month exposure«.

[175] K. N. Chetty et al., »Effect of cadmium on ATPase activities in rats fed on iron-deficient and sufficient diets«, Journal of Environmental Science and Health (1980), 15 (4), S. 379–393.

[176] I. Chu et al., »Long term toxicity of octachlorostyrene in the rat«, Fundamental and Applied Toxicology (1986), 6 (1), S. 69–77.

[177] V. C. Moser et al., »A multidisciplinary approach to toxicological screening: III. Neurobehavioural toxicology«, Journal of Toxicology and Environmental Health (1995), 45 (2), S. 173–210.

[178] Health and Safety Executive, Annual Report of the Working Party on Pesticide Redidues, Ministry of Agriculture, Fisheries and Food, HMSO, London, 1995–1998.

Kapitel 7: Warum macht Kopfsalat dicker als Avocado?

[179] Health and Safety Executive, Annual Report of the Working Party on Pesticide Residues, 1995–1998.

[180] J. E. Bjerk, E. M. Brevik, »Organochclorine compounds in aquatic environments«, Archives of Environmental Contamination and Toxicology (1980), 9 (6), S. 743–750.

[181] J. Leake, »How farming turned salmon into a high fat food«, Sunday Times, London, 22. Juli 2001.

[182] R. Young, A. Craig, »Too hard to swallow«, Soil Association, Bristol, 4. Juni 2001.

[183] P. M. Friar, S. L. Reynolds, »The effect of home processing on post-harvest fungicide residues in citrus fruit«, Food Additives and Contaminants (1994), 11 (1), S. 57–70.

[184] Ebd.

[185] Trankina et al., »Effects of in vitro Ronnel«.

[186] A. Watterson, *Pesticides and Your Food*, Greenprint, Merlin Press, London, 1991.

[187] B. J. Liska, W. J. Stadelman, »Effects of processing on pesticides in foods«, *Residue Reviews* (1969), 29, S. 61 – 72.

Kapitel 8: Bioprodukte sind die Lösung

[188] V. Worthington, »Effect of agricultural methods on nutritional quality: A comparison of organic with conventional crops«, *Alternative Therapies* (1998), 4 (1), S. 58 – 69.

[189] S. S. Schiffman et al., »Environmental pollutants alter taste responses in the gerbil«, *Pharmacology Biochemistry and Behaviour* (1994), 52 (1), S. 189 – 194.

[190] P. Kendall, »Why eating fruit and vegetables was better for us 50 years ago«, *Daily Mail*, London, 5. März 2001.

[191] V. Worthington, »Nutritional quality of organic versus conventional fruits, vegetables, and grains«, *Journal of Alternative and Complementary Medicine* (2001), 7 (2), S. 161 – 173.

[192] J. B. Pangborn, B. Smith, »Elemental content of some organic foods vs. commercial foods«, Vortrag enthalten in *The 13th Annual International Symposium on Man and his Environment in Health and Disease*, Dallas, Texas, 1995.

[193] Ebd.

[194] Soil Association, »Standards for organic food and farming«, Bristol (1999), September, S. 52 – 57.

[195] Soil Association, »Standards for organic food and farming«, Bristol (1999), September, S. 57 – 59.

Kapitel 9: Weniger Chemie auf dem Teller

[196] M. N. Jacobs, »Organochlorine residues in fish oil dietary supplements: Comparison with industrial grade oils«, *Chemosphere* (1998), 37 (9-12), S. 1709 bis 1721.

[197] M. E. Zabik, R. Schemmel, »Influence of diet on hexachlorobenzene accumulation in Osborne Mendel rats«, *Journal of Environmental Pathology and Toxicology* (1980), 4 (5-6), S. 97 – 103.

[198] S. S. Rizvi, »Requirements for food packaged in polymeric films«, *Critical Reviews in Food Science and Nutrition* (1981), 14 (2), S. 111 – 134.

[199] F. A. Arcadi et al., »Oral toxicity of bis(2-ethylhexyl) phthalate during pregnancy and suckling in the long-evans rat«, *Food and Chemical Toxicology* (1998), 36 (11), S. 963 – 970.

[200] L. Castle et al., »Migration of plasticizers from printing inks into foods«, *Food Additives and Contaminants* (1989), 6 (4), S. 437 – 443.

[201] M. Karstadt, »PVC: health implications and production trends«, *Environmental Health Perspectives* (1976), 17, S. 107 – 115.

[202] L. Fishbein, »Toxicity of the components of poly (vinylchloride) polymers additives«, *Progress in Clinical and Biological Research* (1984), 141, S. 113 – 136.

[203] M. S. Tawfik, A. Huyghebaert, »Polystyrene cups and containers: styrene migration«, *Food Additives and Contaminants* (1998), 15 (5), S. 592 – 599.

[204] F. Farabollini et al., »Perinatal exposure to the estrogenic pollutant bisphenol A affects behaviour in male and female rats«, *Pharmacology, Biochemistry, and Behavior* (1999), 64 (4), S. 687 – 694.

[205] L. Castle, »Migration of plasticizers from printing inks into foods«.

[206] Fishbein, »Toxicity of the components of poly (vinylchloride) polymers additives«.

[207] Y. Okai, K. Higashiokai, »A simple estimation method for the embryonic toxicity of plastic wrapping sheets using an egg shell free culture system of chick embryos«, *Sangyo Ika Daigaku Zasshi* (1999), 21 (3), S. 191 – 198.

[208] A. B. Badeka, M. G. Kontominas, »Effect of microwave heating on the migration of dioctyladipate and acetyltributylcitrate plasticers from food-grade PVC and PVDC/PVC films into olive oil and water«, *Zeitschrift für Lebensmitteluntersuchung und -forschung* (1996), 202 (4), S. 313 – 317.

[209] B. Aurela et al., »Phthalates in paper and board packaging and their migration into Tenax and sugar«, *Food Additives and Contaminants* (1999), 16 (12), S. 571 – 577.

[210] L. Castle et al., »Migration from plasticized films into food. 2. Migration of di-(2-ethylhexyl) adipate from PVC films used for retail food packaging«, *Food Additives and Contaminants* (1987), 4 (4), S. 399 – 406.

[211] Ebd.

[212] Ebd.

[213] J. H. Petersen et al., »PVC cling film in contact with cheese: health aspects related to global migration and specific migratin of DEHA«, *Food Additives and Contaminants* (195), 12 (2), S. 245 – 253.

[214] Aurela et al., »Phthalates in paper and board packaging«.

[215] L. Gramiccioni et al., »Aluminium levels in Italian diets and in selected foods from aluminium utensils«, *Food Additives and Contaminants* (1996), 13 (7), S. 767 – 774.

[216] P. Rajwanshi et al., »Aluminium leaching from surrogate aluminium food containers under different pH and fluoride concentration«, *Bulletin of Environmental Contamination and Toxicology* (1999), 63 (2), S. 271 – 276.

[217] Aurela et al., »Phthalates in paper and board packaging«.

[218] Castle et al., »Migration of plasticizers from printing inks«.

[219] Farabollini et al., »Perinatal exposure to the estrogenic pollutant bisphenol A«.

[220] H. J. Schattenberg et al., »Effect of household preparation on levels of pesticide residues in produce«, *Journal of AOAC International* (1996), 79 (6), S. 1447 – 1453.

[221] Friar and Reynolds, »The effect of home processing«.

[222] J. C. Street, »Methods of removal of pesticide residues«, *Canadian Medical Association Journal* (1969), 100, S. 154 – 160.

[223] Ebd.

[224] Liska und Stadelman, »Effects of processing«.

[225] Friar und Reynolds, »The effect of home processing«.

[226] D. D. Hemphill et al., »Effect of washing, trimming and cooking on levels of DDT and derivatives in green beans«, *Journal of Agricultural and Food Chemistry* (1967), 15, S. 290.

[227] Parents for Safe Food and Friends of the Earth, »Dangerous Agrochemicals in Supermarket Foods«, Presseverlautbarung vom 14. Februar 1990 der Parents for Safe Food and Friends of the Earth Press, Großbritannien.

[228] A. Schecter et al., »A comparison of dioxins, dibenzofurans and coplanar PCBs in uncooked and broiled ground beef, catfish, and bacon«, Chemosphere (1998), 37 (9-12), S. 1723 – 1730.

[229] M. D. Rose et al., »The effect of cooking on veterinary drug residues in food: 7. Ivermectin«, Food Additives and Contaminants (1998), 15 (2), S. 157 – 161.

[230] Tawfik and Huyghebaert, »Polystyrene cups and containers«.

Kapitel 10: Reines Wasser, der beste Begleiter bei jeder Diät

[231] L. McTaggart, »Assault on a generation«, What Your Doctor Doesn't Tell You (2000), 11 (6), S. 5.

[232] G. Lean, F. Pearce, »Your tap water – pure or poisoned«, Observer, London, 8. August 1989.

[233] J. M. Esch, »Hydrological Investigation, Nottawa Sepee Site, Village of Napoleon, Jackson County«, Michigan Department of Natural Resources, 1995.

[234] M. A. Medinsky et al., »Effects of a thirteen-week inhalation exposure to ethyl tertiary butyl ether on fischer-344 rats and CD-1 mice«, Toxicological Science (1999), 51 (1), S. 108 – 118.

[235] K. Cooke, M. H. Gould, »The Health effects of aluminium – a review«, Journal of the Royal Society of Health (1991), 111 (5), S. 163 – 168.

[236] C. F. Mello et al., »Effect of lead acetate on neurobehavioural development of rats«, Brazilian Journal of Medical and Biological Research (1998), 31 (7), S. 943 – 950.

[237] W. Rea, »Avoidance-Water«, Chemical Sensitivity, Bd. 4, CR C Press, Boca RAton, Florida, 1996, S. 2359 – 2382.

[238] Lean, Pearce, »Your tap-water – pure or poisoned«.

[239] F. Craig, P. Craig, »The poison in the pipes, Britain's Poisoned Water, Penguin books, London, 1989, S. 31 – 44.

[240] A. L. Gittelman, »Water: The Chlorine Connection«, The Living Beauty Detox Program, HarperCollins, San Francisco, 2000.

[241] S. Clark, »Water, the drink of life«, The Times 2 Alternative Health, London, 21. März 2000.

[242] S. Welle et al., »Increased plasma norepinephrine concentrations and metabolic rates following glucose ingestion in man«, Metabolism (1980), 29 (9), S. 806 – 809.

Kapitel 11: Chemische Kalorien lauern überall

[243] E. J. Routledge et al., »Some alkyl hydroxy benzoate preservatives (parabens) are estrogenic«, Toxicology and Applied Pharmacology (1998), 153 (1), S. 12 – 19.

[244] G. M. Currado, S. Harrad, »The significance of indoor air inhalation as a pathway of human exposure to PCBs«, Organohalogen Compounds (1997), 33, S. 377 – 381.

[245] R. P. Benedetti, »Understanding fire retardant and flame resistant materials«, Journal of the American College Health Association (1979), 27 (6), S. 311 – 41.

[246] K. Nesaretnam et al., »3,3,3´,4´-Tetrachlorobiphenyl acts as an estrogen in vitro and in vivo«, *Molecular Endocrinology* (1996), 10, S. 912 – 936.

[247] H. M. Haynes et. al., »Case control study of canine malignant lymphoma: Positive association with dog owners' use of 2,4-D«, *Journal of the National Cancer Institute* (1991), 83, S. 1226 – 1231.

[248] M. Levy, »Dental Amalgam: toxicological evaluation and health risk assessment«, *Journal of the Canadian Association* (1995), 61 (8), S. 667 – 668 und 671 – 674.

[249] A. Boehncke, A. Curtis, »Volatilisation of selected pesticides from glass, leaf, and soil surfaces«, *Proceedings of IUPAC Congress*, Hamburg, 1990.

Kapitel 12: Schlagen Sie den chemischen Kalorien ein Schnippchen

[250] P. Dingle et al., »Reducing formaldehyde exposure in office environments using plants«, *Bulletin of Environmental Contamination and Toxicology* (2000), 64 (2), S. 302 – 308.

[251] A. R. Seyal et al., »A relationship of quality of garments to blood pressure in young school children«, *Clinical Ecology* (1986 / 87), 4 (3), S. 115 – 119.

[252] A. R. Seyal et al., »Systolic blood pressure, heart rate, and premature ventricular contractions in a population sample: Relationship to cotton and synthetic clothing«, *Clinical Ecology* (1986/87), 4 (2), S. 69 – 74.

[253] A. Clarke et al., »Organic home«, *Living Organic: Easy steps to an organic family lifestyle*, Time-Life books, London, 2001, S. 98.

Kapitel 13: Reparieren und revitalisieren Sie
Ihr natürliches Schlankheitssystem

[254] C. S. Hun et al., »Increased uncoupling protein2 mRNA in white adipose tissue, and decrease in leptin, visceral fat, blood glucose, and cholesterol in KK-Ay mice fed with eicosapentaenoic and docosahexaenoic acids in addition to linolenic acid«, *Biochemical and Biophysical Research Communications* (199), 259 (1), S. 85 – 90.

[255] G. V. Skuladottir, M. Johannsson, »Inotropic response of rat heart papillary muscle to alpha 1-and beta-adrenoceptor stimulation in relation to dietary Ω-6 and Ω-3 polyunsaturated fatty acids (PUFA) and age«, *Pharmacology and Toxicology* (1997), 80 (2), S. 85 – 90.

[256] T. Horie et al., »Docosahexaenoic acid exhibits a potent protection of small intestine from methotrexate-inducec damage in mice«, *Life Science* (1998), 62 (15), S. 1333 – 1338.

[257] S. M. Watkins et al., »DHA reduces free radicals generation in the fetal rat brain«, *Journal of Lipid Research* (1998), 39 (8), S. 1583 – 1588.

[258] A. P. Simopoulous, »Omega-3 fatty acids in health and disease and in growth and development«, *American Journal of Clinical Nutrition* (1991), 54 (3), S. 438 – 463.

[259] Jacobs, »Organochlorine residues in fish oil dietary supplements«.

[260] L. H. Garthoff et al., »Blood chemistry alterations in rats after single and multiple gavage administration of polychlorinated biphenyl«, *Toxicology and Applied Pharmacology* (1981), 60 (1), S. 33 – 44.

[261] Ebd.

[262] P. Pittet et al., »Thermic effect of glucose in obese subjects studied by direct and indirect calorimetry«, *British Journal of Nutrition* (1976), 35, S. 281.

[263] Ebd.

[264] Zabik, Schemmel, »Influence of diet on hexachlorobenzene accumulation«.

[265] Guengerich, »Influence of nutrients«.

[266] W. Rea, ›Nutritional status and pollutant overload‹, in *Chemical Sensitivity*, vol. 1, CRC Press, Boca Raton, Forida, 1992, S. 345 – 393.

[267] Ebd.

[268] G. Y. Nicolau, »Circadian rhythms of RNA, DNA and protein in the rat thyroid, adrenal and testis in chronic pesticide exposure. II. Effect of the herbicides, aminotriazole and alachlor«, *Endocrinologie* (1983), 21 (2), S. 105 – 112.

[269] Rea, »Nutritional status and pollutant overload«.

[270] J. C. Street, R. W. Chadwick, »Ascorbic acid requirements and metabolism in relation to organochlorine pesticides«, *Annals of the New York Academy of Sciences* (1975), 258 (30. September), S. 132 – 143.

[271] *»A square meal for Britain?«*, Forschungsbericht der Bateman Catering Organization, 1981.

Kapitel 14: Bauen Sie Ihre Depots chemischer Kalorien ab

[272] Street, Chadwick, »Ascorbic acid requirements and metabolism«.

[273] P. J. Korytko et al., »Induction of hepatic cytochromes P450 in dogs exposed to a chronic low dose of polychlorinated biphenyls«, *Toxicological Sciences* (1999), 47 (1), S. 52 – 61.

[274] W. Rea, »Thermal chamber depuration and physical therapy«, *Chemical Sensitivity*, Bd. 4, CRC Press, Boca Raton, Florida, 1996, S. 2433-2479.

[275] R. M. Cook, K. A. Wilson, »Removal of pesticide residues from dairy cattle«, *Journal of Dairy Science* (1971), 54 (5), S. 712 – 718.

[276] R. M. Cook, »Metabolism of xenobiotics in ruminants. Dieldrin recycling from the blood to the gastro-intestinal tract«, *Journal of Agriculture and Food* (1970), 18 (3), *Chemistry*, S. 434 – 436.

[277] G. F. Fries et al., »Effect of activated Carbon on elimination of organochlorine pesticides from rats and cows«, *Journal of Dairy Science* (1970), 53 (11), S. 1632 – 1637.

[278] Ebd.

[279] W. Rea, »Nutrient replacement: Alkalization«, *Chemical Sensitivity*, Bd. 4, CRC Press, Boca Raton, Florida, 1996, S. 2563 – 2567.

[280] Goldman, »Children – unique and vulnerable«.

[281] Chadwick et al., »The effects of age and obesity«.

[282] L. E. Holt, P. H. Holz, »The black bottle«, *Journal of Pediatrics* (1963), 63 (2), S. 306 – 314.

[283] Ebd.

[284] S. J. Stohs, »The role of free radicals in toxicity and disease«, *Journal of Basic and Clinical Physiology and Pharmacology* (1995), 6 (3 – 4), S. 205 bis 228.

[285] M. S. Desole et al., »Neuronal antioxidant system and MPTP induced oxidative stress in the striatum and brain stem of the rat«, *Pharmacology, Biochemistry, and Behavior* (1995), 51 (4), S. 581 – 692.

[286] Cheraskin, »Antioxidants in health and disease«.

[287] Moor de Burgos et al., »Blood vitamin and lipid levels«.

[288] Rea, »Nutritional status and pollutant overload«.

[289] Ebd.

[290] Guengerich, »Influence of nutrients«.

[291] S. D. Phinney et al., »Reduced adipose 18:3 omega 3 with weight loss by very low calorie dieting«, Lipids (1990), 25 (12), S. 798–806.

[292] Department of Health, Dietary Reference Values for Food Energy and Nutrients for the United Kingdom (41): Report on Health and Social Subjects, 1997, Stationery Office, London, S. 61–71.

[293] T. J. Meredith, J. A. Vale, »Treatment of paraquat poisoning in man: Methods to prevent absorption«, Human Toxicology (1987), 6, s. 49–55.

[294] M. von Ardenne, Sauerstoff-Mehrschritt-Therapie: Physiologische und technische Grundlagen, George Thieme Verlag, Stuttgart/New York, 1990.

[295] Rea, »Thermal chamber depuration«.

Kapitel 15: Anleitung zur Entgiftungsdiät

[296] Jacobson, Jacobson, »Dose-response in perinatal exposure«.

[297] M. Schland et al., »Organochlorine residues in human breast milk: Analysis through a sentinel practice network«, Journal of Epidemiology and Community Health (1995), 49 (Erg. 1), S. 17–21.

[298] Cheraskin, »Antioxidants in health and disease«.

[299] W. Rea, »Nutritional Replacement«, Chemical Sensitivity, Bd. 4, CRC Press, Boca Raton, Florida, 1996, S. 2541–2684.

[300] Department of Health, »Dietary Reference Values«.

Kapitel 18: Die chemischen Kalorien in unseren Nahrungsmitteln

[301] Health and Safety Executive, Annual Report of the Working Party on Pesticide Residues, 1995–1998.

Kapitel 19: Führen Sie über Ihre Fortschritte Buch

[302] E. Bender, A. Bender, »Body Composition«, Nutrition: a reference handbook, Oxford University Press, Oxford, 1997, S. 11–17.

Kapitel 20: Häufig gestellte Fragen

[303] Moor de Burgos et al., »Blood vitamin and lipid levels«.

[304] R. V. Patwardhan et al., »Effects of caffeine on plasma free fatty acids, urinary catecholamines, and drug binding«, Clinical Pharmacology and Therapeutics (1980), 28 (3), S. 398–503.

[305] Hovinga et al., »Environmental exposure and lifestyle predictors«.

[306] Alleva et al., »Statement from the work session at Environmental endocrine disrupting chemicals«.

[307] Schland et al., »Organochlorine residues in human breast milk.«

[308] Birnbaum, »Endocrine effects of prenatal exposure to PCBs, dioxins, and other xenobiotics«.

[309] L. Brabin, B. J. Brabin, »The cost of successful adolescent growth and deve-

lopment in girls in relation to iron and vitamin A status, *American Journal of Clinical Nutrition* (1992), 55 (5), s. 955 – 958.

[310] T. Baptista et al., »Antipsychotic drugs and reproductive hormones: Relationship to body weight regulation«, *Pharmacology, Biochemistry, and Behavior* (1999), 62 (3), S. 409 – 417.

[311] A. N. E. Birch et al., »Tri-trophic interactions involving pest aphids, predatory 2-spot ladybirds and transgenic potatoes expressing snowdrop lectin for aphid resistance«, *Molecular Breeding* (1998), 5, S. 75 – 83.

Kapitel 21: Maximieren Sie Ihre Fitness

[312] Prentice, Jebb, »Obesity in Britain«.

[313] Namba et al., »Poisoning due to Organophosphate insecticides«.

[314] R. A. Cassidy et al., »The effects of chlordane exposure during pre- and postnatal periods at environmentally relevant levels on sex steroid mediated behaviours and functions in the rat«, *Toxicology and Applied Pharmacology* (1994), 126 (2), S. 326 – 337.

[315] F. Janik, H. U. Wolf, »The Ca2+-transport-ATPase of human erythrocytes as an in vitro toxicity test system – Acute effects of some chlorinated compounds«, *Journal of Applied Toxicology* (1992), 12 (5), S. 351 – 358.

[316] P. Schrauwen et al., »Human uncoupling proteins and obesity«, *Obesity Research* (1999), 7 (1), S. 97 – 105.

[317] Ali et al., »Effect of an organophosphate (Dichlorvos)«.

[318] Zahovska-Mankiewicz, »Thermic effect of food and exercise«.

[319] H. Itoh et al., »Vitamin E supplementation attenuates leakage of enzymes following 6 successive days of running training«, *International Journal of Sports Medicine* (2000), 21 (5), S. 369 – 374.

[320] Namba et al., »Poisoning due to...«.

[321] M. Battino et al., »Oxidative injury and inflammatory periodontal diseases: the challenge of anti-oxidants to free radicals and reactive oxygen species«, *Crit Rev Oral Biol Med* (1999), 10 (4), S. 458 – 476.

[322] Y. Mori et al., »Influence of highly purified eicosapentaenoic acid ethy ester on insulin resistance in the Otsuka Long-Evans Tokushima Fatty rat, a model of spontaneous non-insulin-dependent diabetes mellitus«, *Metabolism* (1997), 46 (12), S. 1468 – 1464.

[323] Hu et al., »Comparisons of serum testosterone and corticosterone«; M. Lafontan, M. Berlan, »Fat cell adrenergic receptors and the control of white and brown cell function«, *Journal of Lipid Research* (1993), 34 (7), S. 1057 – 1091.

[324] Miller, Mumford, »Obesity«.

[325] N. L. Keim et al., »Effect of exercise and dietary restraint on energy intake of reduced obese women«, *Appetite*, 26, S. 55 – 70.

[326] J. L. Thompson et al., »Effects of diet and diet-plus-exercise programs on resting metabolic rate: a meta-analysis«, *International Journal of Sport Nutrition* (1996), 6, S. 41 – 61.

[327] Ebd.

[328] D. L. Ballor et al., »Resistance weight training during caloric restriction enhances lean body weight maintenance«, *American Journal of Clinical Nutrition* (1988), 47, S. 19 – 25.

Kapitel 22: Bekämpfen Sie die Krankheit des 21. Jahrhunderts

[329] Beaumont, »The chronic effects of pesticides«.

[330] Gardner, Halweil, »Overweight and Underfed«.

[331] S. Y. Young et al, »Body mass index and asthma in the military population of the northwestern United States«, *Archives of Internal Medicine* (2001), 161 (13), S. 1605–1611.

[332] Baxter, »Obesity Surgery«.

[333] W. J. Rea, *Chemical Sensitivity*, Bd. 3, Lewis Publishers, Boca Raton, Florida, 1995.

[334] Ebd.

[335] P. Beaumont, »Acute pesticide poisoning«, *Pesticides, Policies and People; a guide to the issues*, Pesticides Trust, London, 1993, S. 62–82.

[336] Beaumont, »The chronic effects of pesticides«.

[337] Beaumont, »Acute pesticide poisoning«.

[338] World Health Organization, *Public health impact of pesticides used in agriculture*, WHO/UNEP, Genf 1990.

[339] G. L. Henriksen et al., »Serum dioxin and diabetes mellitus in vetarans of Operation Ranch Hand«, *Epidemiology* (1997), 8 (3), S. 252–258.

[340] M. Hooiveld et al., »Second follow-up of a Dutch cohort occupationally exposed to phenoxy herbicides, chlorophenols, and contaminants«, *American Journal of Epidemiology* (1998), 147 (9), S. 891–901.

[341] I. Voccia et al., »Immunotoxicity of pesticides: a review«, *Toxicology and Industrial Health* (1999), 15 (1–2), S. 119–132.

[342] K. S. Korach et al., »Xenoestrogens and estrogen receptor action«, J. A. Thomas, H. D. Colby (Hrsg.), *Endocrine Toxicology*, Taylor & Francis, Washington DC, 1996, S. 181–211; E. C. Dodds, W. Lawson, »Synthetic oestrogenic agents without the phenanthrene nucleus, *Nature* (1936), 13. Juni 1996.

[343] G. B. Phillips, »Hyperestrogenemia, diet, and disorders of western societies«, *American Journal of Medicine* (1985), 78, S. 363–366.

[344] L. W. Frim-Titulaer et al., »Premature thelarche in Puerto Rico: a search for environmental factors«, *American Journal of Diseases of Children* (1986), 140, S. 1263–1267.

[345] Korach et al., »Xenoestrogens and estrogen receptor action«.

[346] Rea, *Chemical Sensitivity*, Bd. 3.

[347] R. Falck Jr. et al., »Pesticides and polychlorinated biphenyl residues in human breast lipids and their relation to breast cancer«, *Environmental Health* (1993), 5 (5), S. 143–146.

[348] E. J. Duell et al., »A population-based case-control study of farming and breast cancer in North Carolina«, *Epidemiology* (2000), 11 (5), S. 523 bis 531.

[349] J. F. Dorgan et al., »Serum organochlorine pesticides and PCBs and breast cancer risk: results from a prospective analysis (USA), *Cancer Causes and Control* (1999), 10, S. 1–11.

[350] Lissner et al., *Body weight variability in men*.

[351] A. Vidal-Puig, S. O'Rahilly, »Resistin: a new link between obesity and insulin resistance?«, *Clinical Endocrinology* (2001), 55 (4), S. 437–438.

[352] L. Lissner et al., »Variability of body weight and health outcomes in the

Framingham population«, *The New England Journal of Medicine* (1991), 324 (26), S. 1839 – 1844.
[353] Stohs, »The role of free radicals«.

Kapitel 24: Schlank fürs Leben

[354] K. D. Brownell, F. M. Kramer, »Behavioural Management of Obesity«, Medical Clinics of North America (1989), 73 (1), S. 185 – 201.
[355] Williams, »Weight set-point theory«.